運動障害 診療マニュアル
不随意運動のみかた

監訳　服部信孝　順天堂大学脳神経内科 教授
訳　大山彦光　順天堂大学脳神経内科 助教/フロリダ大学神経学 客員助教
下　泰司　順天堂大学脳神経内科/運動障害疾患病態研究·治療講座 准教授
梅村　淳　順天堂大学脳神経外科/運動障害疾患病態研究·治療講座 先任准教授

A PRACTICAL APPROACH TO MOVEMENT DISORDERS
Diagnosis and Medical and Surgical Management

Hubert H. Fernandez
Ramon L. Rodriguez
Frank M. Skidmore
Michael S. Okun

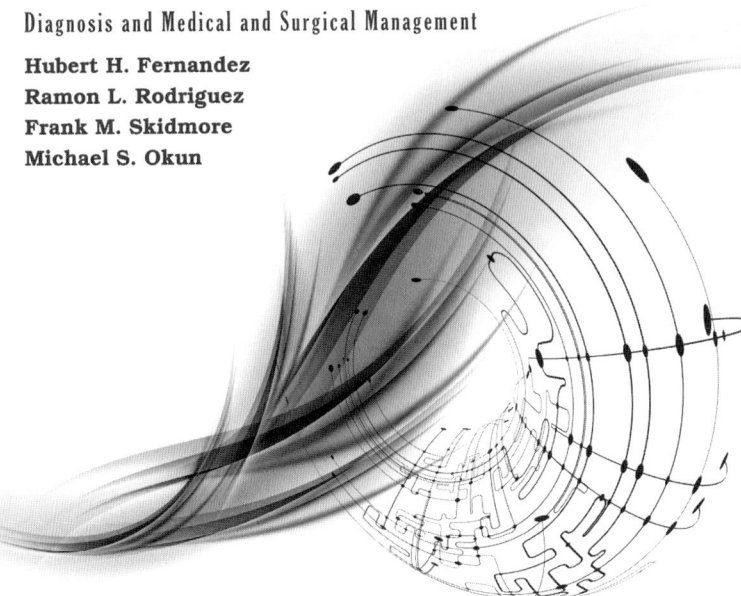

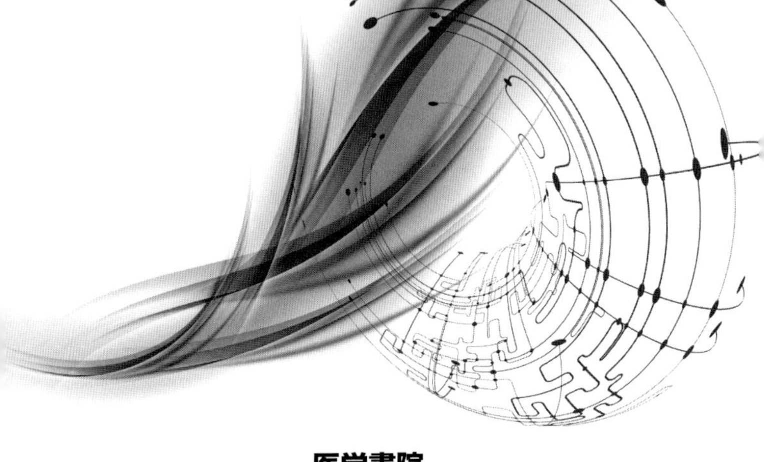

医学書院

運動障害診療マニュアル―不随意運動のみかた

発　行　2013年5月1日　第1版第1刷

著　者　ヒューバート・フェルナンデス／ラモン・ロドリゲス／フランク・スキッドモア／マイケル・オークン

監訳者　服部信孝(はっとりのぶたか)

訳　者　大山彦光(おおやまげんこう)・下　泰司(しもやすし)・梅村　淳(うめむらあつし)

発行者　株式会社　医学書院
代表取締役　金原　優
〒113-8719　東京都文京区本郷1-28-23
電話　03-3817-5600(社内案内)

組　版　ビーコム

印刷・製本　日経印刷

ISBN978-4-260-01762-6

執筆者

HUBERT H. FERNANDEZ, MD

Associate Professor
Co-Director, Movement Disorders Center
Co-Director, Residency Training Program
Department of Neurology
McKnight Brain Institute
University of Florida College of Medicine
Gainesville, Florida

RAMON L. RODRIGUEZ, MD

Clinical Assistant Professor
Director, Clinical Services
Department of Neurology
McKnight Brain Institute
University of Florida College of Medicine
Gainesville, Florida

FRANK M. SKIDMORE, MD

Assistant Professor
Department of Neurology
University of Florida College of Medicine
Gainesville, Florida
Director, Movement Disorders Clinic
North Florida/South Georgia Veterans Health System
Gainesville, Florida

MICHAEL S. OKUN, MD

Assistant Professor
Co-Director, Movement Disorders Center
Departments of Neurology, Neurosugery, and Psychiatry
McKnight Brain Institute
University of Florida College of Medicine
Gainesville, Florida

献辞

私たちの人生において，私たちを常に信頼し，私たちの能力を信じ続けてくれている人たちに，本書を心より捧げる．

私たちの誇れる両親，Henry と Julie Fernandez，Ramon と Juanita Rodriguez，Francis と Dorethe Skidmore，Jack と Rosalind Okun に．

また私たちの愛する妻，Cecilia Fernandez，Jennifer Rodriguez，Tracy Skidmore，Leslie Okun に．

そして，フロリダ大学運動障害疾患・神経再生センターの親愛なる患者たちに．

訳者 序

本邦では神経内科疾患をまとめたマニュアルは多数出版されているが，運動障害疾患，とくに不随意運動疾患に焦点を当てたマニュアルはほとんどなく，現在出版されている不随意運動疾患の本は専門的で高価なものが多い．

本書は運動障害疾患をより実践的に,「見た目」で分類することで，神経内科専門医以外でも容易に運動障害疾患，不随意運動疾患にアプローチしやすいように工夫されている．このコンパクトにまとまったポケットサイズマニュアルの訳本を出版することにより，神経内科専門医のみならず，一般内科医や神経内科をローテートする研修医や医学生の皆さまが忙しい病棟業務・実習のなかで手軽に参照していただけるのではないかと信じている．

翻訳にあたって，原則的に日本語用語は，日本神経学会による『神経学用語集(改訂第3版)』に従ったが，一部変更したものもある．また本書の特徴上，本邦未承認薬および用法・用量外使用についての情報も含まれている．本邦未承認薬はアルファベットで表記し，極力，注釈をつけるなどしたが，実臨床においては，本邦における最新の適用，用法，用量をご確認いただきたい．

運動障害分野は新たな疾患概念が提唱されたり，新たな原因遺伝子が発見されたりなど，進歩の速い学問領域であり，本書の出版時点ですでにやや古くなっている内容もあるかもしれない．また，本書の特徴からややくだけた表現をしている部分もあるが，諸先生方のご意見・ご批判をいただければまた幸いである．

2013年3月　吉日

訳者一同

序

運動障害疾患 movement disorder の包括的な成書はいくつか存在しているが，たいていは文章が長く，分厚いハードカバーの本であり，いろいろな運動障害疾患の診断方法や治療の簡便な指針を求める忙しい臨床家にとってはあまり有用ではない．パーキンソン病に関しては簡便な治療ハンドブックはいくつかあるが，舞踏病，ジストニア，ミオクローヌス，運動失調症などのような，他の運動障害疾患まで含めたものはない．

このニーズに応えるために，我々は白衣のポケットに入るサイズの手ごろなペーパーバックでありながら，すべての運動障害疾患の症候をベースとした，臨床家にとって信頼のおけるハンドブックを作成した．本書では，臨床症状，診断，検査，対処法を強調した，箇条書きスタイルを用いた．このハンドブックの使命は，臨床家にとって簡便でありながら，主要な種類の運動障害疾患の評価，検査，対処法を包括的に提供することである．

今日，臨床家は多くのことが期待されており，治療は薬物療法だけではなくなっている．したがって，このハンドブックは，①内科的，②外科的，③その他の非薬物治療的アプローチの３つのパートから構成されている．最初のパートでは，まだ診断がついていないが，運動障害疾患を呈している患者を前にした臨床家が，まず最初にすべき薬物治療的アプローチが，疾患ベースではなく症候ベースで記載されている．また２番目のパートで，パーキンソン病だけでなく他の運動障害疾患も含む外科的治療の要点が記載されていることがこの本の特徴である．最後のパートでは，栄養や理学療法，作業療法，言語療法・嚥下法を含む包括的なアプローチの必要性を紹介している．

このハンドブックによって，忙しい臨床家にとって，主要な運動障害疾患の評価と治療が，より馴染みやすく，やりがいのあるものになることを期待する．

Hubert H. Fernandez, MD
Ramon L. Rodriguez, MD
Frank M. Skidmore, MD
Michael S. Okun, MD

目次

運動障害疾患の外科的アプローチ

運動障害疾患の包括的アプローチ

装丁：永井むつ子/Zippy Design

1

はじめに：運動障害疾患の症候学

The Phenomenology of Movement Disorder

運動障害疾患 movement disorder は，運動の過剰 hyperkinetic movement，または，随意運動や自動運動の欠乏 hypokinetic movement を呈する神経学的症候群と定義される（**図 1.1**）．運動障害疾患には通常，筋力低下や痙縮によるものは含めない．

運動減少（症）hypokinesia（運動の振幅の低下）はしばしば運動緩慢/寡動 bradykinesia（運動の速度低下）や無動 akinesia（運動の消失）と呼ばれる．パーキンソニズム parkinsonism は運動減少症の最も多い原因であるが，脱力発作 cataplexy，転倒発作 drop attack，緊張病 catatonia，甲状腺機能低下症性緩慢 hypothyroid slowness，固縮/筋強剛 rigidity，筋硬直 stiff muscle など他の原因

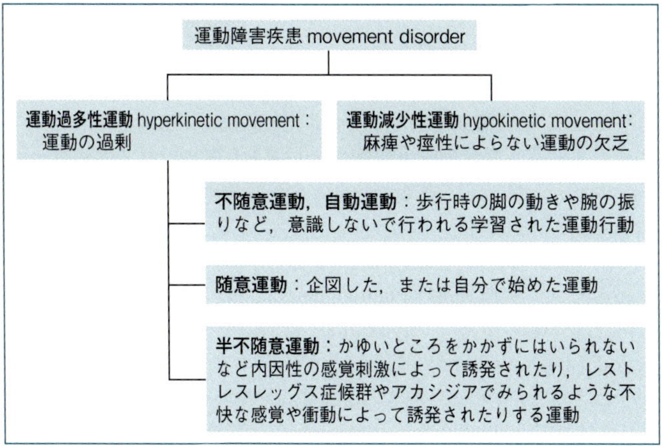
運動障害疾患 movement disorder
運動過多性運動 hyperkinetic movement：運動の過剰
運動減少性運動 hypokinetic movement：麻痺や痙性によらない運動の欠乏
不随意運動，自動運動：歩行時の脚の動きや腕の振りなど，意識しないで行われる学習された運動行動
随意運動：企図した，または自分で始めた運動
半不随意運動：かゆいところをかかずにはいられないなど内因性の感覚刺激によって誘発されたり，レストレスレッグス症候群やアカシジアでみられるような不快な感覚や衝動によって誘発されたりする運動

図 1.1　運動障害疾患の分類

運動減少性運動障害疾患

- **パーキンソニズム** parkinsonism：静止時振戦，運動緩慢/寡動，固縮，歩行/姿勢反射障害の組み合わせ（振戦か運動緩慢を含む少なくとも2つがあること）．
- **転倒発作** drop attack：意識消失の有無にかかわらず，姿勢保持筋の筋緊張の虚脱または下肢筋の異常な筋収縮によっておこる突然の転倒．
- **脱力発作** cataplexy：転倒発作の原因の1つ；意識障害なしで突然転倒するが，発作中は話せない．
- **緊張病** catatonia：脱力発作（姿勢保持の異常），ろう屈症（四肢をある位置にもっていくとしばらく保持される），無言，奇異な動作が特徴．
- **甲状腺機能低下症性緩慢** hypothyroid slowness：しばしばパーキンソニズムや運動緩慢に間違えられる；代謝率の低下，低体温，徐脈，粘液水腫などがみられ，固縮がないことなどが診断の手がかり．
- **固縮/筋強剛** rigidity：受動運動に対して筋緊張の亢進した状態．しばしばパーキンソニズムの一部だが，単独でもみられる．

図1.2　運動減少性運動障害疾患の分類

によっても運動減少症をきたすことがある（**図1.2**）．

　運動過多（症） hyperkinesia は異常運動/ジスキネジア dyskinesia もしくは異常不随意運動 abnormal involuntary movement とも呼ばれ，運動過多性運動障害疾患は，**レストレスレッグス症候群** restless legs syndrome，**振戦** tremor，**舞踏病** chorea，**ジストニア** dystonia，**ミオクローヌス** myoclonus，**チック** tic の主に6つのカテゴリーに分類される（**図1.3**）．しかし，その他にも，アカシジア akathisia，片側顔面攣縮 hemifacial spasm，過剰驚愕症 hyperekplexia，ミオキミア myokimia，睡眠時周期性四肢運動障害 periodic leg movement of sleep，痛む脚と動く足趾症候群 painful legs and moving toes，他人の手徴候 alien hand，ベリーダンサー・ジスキネジア belly dancer's dyskinesia，常同（症）stereotypy などもある（**図1.4**）．

主な運動過多性運動障害疾患

- **舞踏運動/舞踏病** chorea：不随意，不規則，無目的，非律動性，突然の，素早い，持続しない，体の一部から他の部位に流れる運動；運動のタイミング，方向，分布は予測不可能．
  - **アテトーゼ** athetosis：ゆっくりとした，もがくような持続的な運動．
  - **バリスム** ballism：四肢近位部の非常に大きな振幅の舞踏様運動で，四肢を投げ出したり振り回したりする運動を生じる．
- **ジストニア** dystonia：協同筋と拮抗筋が同時に収縮して，四肢，頸部，体幹のねじれた姿勢をとる．不規則に起こる舞踏運動とは逆に，ジストニア運動は通常，同一筋群が繰り返し関与する．
- **ミオクローヌス** myoclonus：突然の，素早い，電撃的な筋収縮であり，筋の収縮（陽性ミオクローヌス positive myoclonus）または筋の抑制（陰性ミオクローヌス negative myoclonus）によっておこる．
- **レストレスレッグス症候群/下肢静止不能症候群** restless legs syndrome：特に座っている時や夜間リラックスしている時に生じ，不快なむずむずするような脚の感覚のために脚を動かしたくなる．歩行により消失する．
- **チック** tic：異常な常同運動，繰り返す運動（運動チック），異常音声（音声チック）からなる；一時的に抑制可能だが，ある時点では“放出 release”される必要がある．そうすることによって，次の“衝動 urge”を感じるまでの間，精神的“解放 relief”が得られる．
- **振戦** tremor：振動性で，一般に律動的な運動で，四肢や頸部，舌，顎，声帯など，体の 1 か所もしくはそれ以上でおこる．振戦の種類によって速度や，部位，振幅，定常性が異なる．
  - 静止時振戦 resting tremor
  - 姿勢時振戦 postural/sustention tremor
  - 動作時/企図振戦 action/intention tremor

図 1.3　主な運動過多性運動障害疾患の分類

その他の運動過多性運動障害疾患

- **アカシジア** akathisia：内因性の落ち着きのなさのためにじっとしていることができない.
- **過剰驚愕症** hyperekplexia：突然の予期しない刺激に対する驚愕反応が異常に亢進した状態．びっくり病（家族性または孤発性），驚愕てんかん，Maine 症候群の jumping Frenchmen の３疾患でみられる.
- **片側顔面攣縮** hemifacial spasms：眼瞼，頬，口角を含む，顔面筋の片側性の収縮.
- **筋波動** myokimia：持続的な筋収縮によるさざ波が立つようにみえる運動.
- **常同（症）** stereotypy：不随意で，協調し，パターン化した，繰り返す，律動的，無目的だが表面上目的があるようにみえる，儀式的な運動，姿勢，発言.
- **他人の手（徴候）** alien hand（sign）：患肢が，動作の際に“自分のものではない”ような感覚で動く，もしくはその動作をうまく認識できていない状態.
- **睡眠時周期性四肢運動障害** periodic leg movement of sleep（かつて夜間ミオクローヌスと呼ばれていた）：睡眠中に群発する，繰り返す，常同的な，足趾伸展から始まる母趾，足首，膝，股関節の伸展.
- **痛む脚と動く足趾症候群** painful legs and moving toes：持続的で，常同的な，足趾が伸展・屈曲または内転・外転する不随意運動．自ら動かしたい欲求はない．感覚症状は軽度なこともあれば，耐え難い痛みを伴うこともある.

図 1.4　その他の運動過多性運動障害疾患の症候学

これらの運動過多性疾患は不随意運動のみでなく，自動運動（歩行や歩行時の腕振りの動作のような意識下に努力しないでもできる学習された動作）や，随意運動（企図して自ら始める運動），半随意運動（かゆいところをかかずにはいられないなど内因性の感覚刺激によって誘発されたり，レストレスレッグス症候群やアカシジアでみられるような不快な感覚や衝動によって誘発されたりする運動）でもおこりうる.

表 1.1 主な運動障害疾患の一般人口 10 万人あたりの推定有病率

レストレスレッグス症候群	9,800
本態性振戦	415
パーキンソン病	187
トゥレット症候群	29～1,052
特発性捻転ジストニア	33
片側顔面攣縮	7.4～14.5
眼瞼攣縮	13.3
遺伝性運動失調	6
ハンチントン病	2～12
ウィルソン病	3
進行性核上性麻痺	2～6.4
多系統萎縮症	4.4

多くの運動障害疾患は基底核の異常が原因であり，しばしば，“錐体外路疾患 extrapyramidal disorder”と呼ばれることがあるが，運動障害は，大脳皮質，小脳，脳幹，脊髄，末梢神経や，その他の神経系の構成要素の異常でもおこりうる．

運動障害疾患の有病率

運動障害疾患はかなり一般的にみられる．レストレスレッグス症候群 restless legs syndrome（RLS）が知られるようになる前は，本態性振戦 essential tremor（ET）が最も多い運動障害疾患であった．主な運動障害疾患の一般人口 10 万人あたりの推定有病率[1)]を**表 1.1** にあげた．

運動減少性運動の種類

パーキンソニズム parkinsonism は，最もよく知られた運動減少症であり，すべての運動減少性運動障害疾患 hypokinetic movement disorder の約半分を占め，静止時振戦 resting tremor，運動緩慢/寡動 bradykinesia（運動速度の低下），固縮 rigidity（こわばり stiffness），そして歩行/姿勢バランス異常 gait/postural instability の4つの基本症状が種々に組み合わさって現れる．パーキンソニズムと診断するためには，少なくとも4つのうち2つの症状があり，1つは静止時振戦か運動緩慢があることが必要である．

■パーキンソニズムの原因：一次性，二次性，パーキンソン・プラス，遺伝性変性疾患など．

- **一次性パーキンソニズム** primary parkinsonism（パーキンソン病 Parkinson's disease；PD）は原因不明の進行性疾患であり，診断は他のパーキンソニズムをきたす疾患を除外して行われる．このため特発性パーキンソン病とも呼ばれ，おそらく神経内科医がみることになるパーキンソニズムのなかで最も多いタイプである．
- **二次性パーキンソニズム** secondary parkinsonism は薬剤性パーキンソニズム（抗精神病薬や制吐薬などのドパミン受容体遮断薬の内服によっておこる）や基底核領域の脳卒中，感染症，腫瘍などによるパーキンソニズムなど，同定できる原因によっておきる疾患である．
- **パーキンソン・プラス症候群** Parkinson-plus syndrome も主な症状としてパーキンソニズムをきたすが，その他の症状も合併する進行性の神経変性疾患である．例として，進行性核上性麻痺（初期からの認知症状，垂直眼球運動障害，初期から頻回の転倒），多系統萎縮症（振戦を欠くことがあり，運動失調や協調運動障害などの小脳症状や，尿失禁，勃起障害，起立性低血圧などの自律神経障害が優位），大脳皮質基底核変性症（初期からの認知症状，皮質性感覚障害，失行，肢節ジストニア，手足が自立して動いてしまう「他人の手現象 alien hand phenomenon」など）などがあげられる．
- 他の神経変性疾患も同様にパーキンソニズムをきたすが，パーキンソン・プラス症候群との違いは，パーキンソニズムが主な症状ではないことである．例えば，アルツハイマー病では主に記憶障害をきたす神経変性疾患であるが，病期の進行とともにパーキンソニズムもきたしうる．

その他の運動減少性運動

■**転倒発作** drop attack は，意識障害の有無にかかわらず，姿勢保持筋の筋トーヌスの虚脱や下肢の異常な筋収縮によっておこる突然くずれ落ちるような発作と定義される．約2/3の症例で原因は不明である．原因が判明しているものには，てんかん，ミオクローヌス，驚愕反応，中枢神経系病変などがある．失神 syncope は最も一般的な非神経学的原因である．

■**脱力発作** cataplexy は，症候性転倒発作のもう1つの原因である．意識障害を伴わずに突然倒れるが，発作中は話せなくなる．通常，笑いや感情的刺激などトリガーがしばしば先行する．ナルコレプシーの4徴(その他に，睡眠発作，睡眠麻痺，入眠時幻覚)の1つである．

■**緊張病/カタトニア** catatonia は，特定の診断ではなく症候群であり，カタレプシー catalepsy(固定した姿勢になる)，ろう屈症/ろう様可撓性 waxy flexibility(四肢がある位置のまましばらくの間保持される)，無言 mutism，奇異な動作 bizarre mannerism が特徴である．患者は数時間一定の肢位のままとなり，指示に対して非常にゆっくりと動くが，自発的に動く場合(かゆい所をかくなど)は素早く動くことができる．カタトニアは古典的には統合失調症の特徴とされるが，重度のうつやヒステリー性疾患，器質性脳疾患でもみられることがある．

■**甲状腺機能低下症性緩慢** hypothyroid slowness は，パーキンソニズムや運動緩慢に間違えられることがある．代謝率の低下，低体温，徐脈，粘液水腫，固縮がないことなどの追加情報が診断を示唆する手がかりとなる．

■**固縮/筋強剛** rigidity：受動運動に対して筋緊張の亢進した状態と特徴づけられる．錐体路徴候である痙縮とは異なり全方向性の受動運動に等しく存在し，速度依存性でない(したがって，“折りたたみナイフ”現象は呈さない)ことから区別される．固縮はしばしばパーキンソニズムの一部だが，単独でもみられる．

運動過多性運動の種類

■舞踏運動/舞踏病 chorea は，不随意で，不規則で，無目的で，非律動性の，突然の，素早い，非持続的な，体の一部から他の部位に流れる運動である．運動のタイミング，方向，分布は予測不可能である．部分的に抑制することは可能で，患者はしばしば，半意図的な運動(運動錯誤 parakinesia)を織り込むことで，いくつかの運動をカモフラージュすることができる．舞踏運動を主に呈する運動障害疾患の例としてハンチントン病がある．

- 運動が遅く，もがくような，持続的な場合，しばしば，アテトーゼ athetosis と呼ばれることがある．
- 四肢を投げ出したり振り回したりする四肢近位部の振幅が非常に大きい舞踏運動の場合，バリスム ballism と呼ばれる．バリスムはほとんどの場合，片側性で，古典的には対側の視床下核の病変によって生じるといわれている．
- アテトーゼ，舞踏運動，およびバリスムは，連続した1つの運動過多性運動障害疾患かもしれず，しばしば並存する(舞踏アテトーゼ choreoathetosis や舞踏バリスム chorea-ballism など)．

■ジストニア dystonia は不随意で，持続的な，パターン化した，しばしば拮抗筋の繰り返す筋収縮があり，ねじれる動きや異常肢位を呈する運動である．不規則におこる舞踏運動とは逆に，ジストニア運動は通常，同一筋群が繰り返し関与する．

- 体の一部でおこる場合，局所性ジストニア focal dystonia と呼ばれる．例えば，眼瞼攣縮/眼瞼痙攣 blepharospasm(まぶたのジストニア)，攣縮性斜頸/痙性斜頸 spasmodic torticollis(首のジストニア)，攣縮性発声障害 spasmodic dystonia(声帯のジストニア)，書痙 writer's cramp(手のジストニア)などがある．
- 2か所以上の隣接する部位に及ぶ場合は分節性ジストニア segmental dystonia と呼ばれる．
- **全身性ジストニア** generalized dystonia は体幹や，四肢，その他の部位に及ぶジストニアである．例えば，特発性捻転性ジストニアは，アシュケナージ系ユダヤ人によくみられ，幼児期に局所性または分節性ジストニアで発症し，全身に進行する(不完全浸透性の）常染色体優性遺伝性疾患である．

■ミオクローヌス myoclonus は，突然の，素早い，電撃的な筋収縮であり，筋の収縮（陽性ミオクローヌス positive myoclonus）または筋の抑制（陰性ミオクローヌス negative myoclonus）によっておこる．

- 陰性ミオクローヌスで最も一般的なものは，肝機能障害や腎機能障害でおこる固定姿勢保持困難 asterixis である．ミオクローヌスの原因は多様で，てんかん性症候群から，薬剤の副作用，代謝異常，中枢神経系病変まで種々である．

■レストレスレッグス症候群/下肢静止不能症候群/むずむず脚症候群 restless legs syndrome（RLS）は脚を動かしたくなる欲求が特徴の症候群である．国際 RLS 研究グループによる最新（＊2003年）の RLS の標準臨床診断基準は以下のとおりである．

- 脚を動かしたいという欲求があり（異常感覚の有無によらない），腕がおかされることもある．
- 動かしたいという衝動または違和感は動作によって改善し，症状は安静や休止で悪化する．
- 動かしたいという衝動または違和感は，一部もしくはすべてが，動作によって軽減する．
- 日内変動があり，夕方から夜にかけて，横になるとおこりやすい．患者は脚に，不快な，むずむずするような感覚を訴えることがある．特に座っている時や夕方リラックスしている時に出現し，歩き回ると消失する．

●RLS は非常に頻度の高い病気であり，一次性 primary（特発性 idiopathic）と二次性 secondary の 2 種類に分類できる．

- 一次性 RLS の患者のほとんどは家族歴が陽性であり，一卵性双生児において高い一致性がある．常染色体優性遺伝と考えられている．
- 二次性 RLS はしばしば，鉄欠乏性貧血，妊娠，末期腎不全，特定の薬物（抗うつ薬やドパミン遮断薬など）に関連する．

■チック tic は異常運動（運動チック motor tic）または異常音声（音声チック phonic tic）からなる．両方のタイプのチックが 21 歳以下におこり，強迫症状を伴う場合，一般的にトゥレット症候群 Tourette's syndrome と呼ばれる．チックは経過とともに重症度が頻繁に変わり，寛解と増悪を繰り返しうる．運動チックと音声チックはそれぞれ，単純と複雑に分けられる．ほとんどの場合，チックは反復性である．チックは一時的に抑制可能だが，ある時点では前駆感覚として感じる精神的緊張/衝動 inner tension/urge を“放出 release”する必要がある．そうすることによって，患者は次の“衝動 urge”を感じるまでの間，精神的“解放 relief”が得られる．チックの例として，肩をすくめる，頭を突き上げる，まばたき，鼻をひきつらせる，他人に触る，頭と肩を振る，脚で蹴る，わいせつな身振りをする，うなる，咳払いなどがある．

■振戦 tremor は振動性で，一般に律動性で，行ったり来たりするような規則的な運動で，四肢や頸部，舌，顎，声帯など，体の1か所もしくはそれ以上でおこる．振戦は，静止時(静止時振戦 resting tremor)や，姿勢を保っている時(姿勢時振戦 postural tremor)や，字を書いている時や水を注いでいる時(企図振戦 intention tremor/運動時振戦 kinetic tremor)などのいずれでも出現しうる．

- 静止時振戦は，それ自体は運動過多性運動ではあるが，しばしば，運動減少性運動障害疾患の1つであるパーキンソニズムの部分症でもある．
- 振戦が主に動作や企図によっておこる場合，最も一般的な原因は，遺伝性(通常，常染色体優性)または孤発性におこる非進行性疾患の，(良性)本態性振戦である．
- 振戦の周波数が速く，姿勢保持時に最も顕著である場合，誘発性生理学的振戦 enhanced physiologic tremor の徴候である可能性がある．すべての人に存在するともいわれる生理的振戦を“誘発/増強”するものとしては，甲状腺機能亢進症，不安，低血糖，ステロイドやテルブタリン，アルブテロールなどの抗喘息薬などがある．

参考文献

1) Schrag A. Epidemiology of movement disorders. In : Jankovic J, Tolosa E, eds. Parkinson's Disease and Movement Disorders, 4th ed. Philadelphia : Lippincott, Williams & Wilkins, 2002 : 73-89.

運動障害疾患の内科的アプローチ

2

「オドる」患者のみかた

The "Dancing" Patient

症候

舞踏運動/舞踏病，アテトーゼ，バリスムは，一般に，連続した1つの不随意の運動過多性運動障害疾患である．

舞踏運動/舞踏病 chorea は不随意で，連続的な，突然の，素早い，持続が短く維持できない，体の一部から別の部位にランダムに流れるような不規則な運動からなる．

バリスム ballism は激しく飛び出すような高振幅の粗大な舞踏運動で，バリスムと舞踏病はしばしば相互に関連して同一患者におこることがある．

アテトーゼ athetosis は舞踏運動の遅いタイプで，ジストニアに似た，もがくような動きであるが，ジストニアのように，動きが持続的かつ反復性でパターン化されていたり，痛みを伴ったりしない．

静坐不能/アカシジア akathisia は，座ったり，じっと立っていたりすることのできない，内的な落ち着きのなさやびくつき(イライラ)である．

レストレスレッグス症候群/下肢静止不能症候群 restless legs syndrome は，運動によって楽になることが特徴である脚(または腕)の不快感の症状群である．

舞踏運動/舞踏病

臨床的特徴

■患者は部分的か一時的に舞踏運動 chorea を抑制することができる.

■運動錯誤 parakinesia は，半意図的な運動に組み込むことにより舞踏運動の一部を“カモフラージュ”する行為である.

■運動維持困難 motor impersistence とは随意的な筋収縮を維持できないことであり，例えば，乳絞り徴候 milkmaid's grip や挺舌維持困難などがある.

■偽性舞踏アテトーゼ pseudochoreoathetosis(固有受容覚障害に伴う二次的な舞踏運動またはアテトーゼ)との鑑別が必要である.

■舞踏運動はハンチントン病のような原発性神経疾患だけでなく，全身性疾患や中毒性疾患などその他の疾患に合併することがある.

鑑別診断(図 2.1)

分類

遺伝性

1. ハンチントン病 Huntington's disease(HD)は常染色体優性の神経変性疾患(つまり，罹患患者の子は 50%の発病リスクがある)であり，Huntingtin 蛋白をコードする第 4 番染色体の IT-15 遺伝子の異常な伸長が原因である.
   - 多くの場合 30～54 歳で発症するが，4 歳から 80 歳まで幅がある.
   - CAG リピート病である：正常＝10～35 リピート，不確定＝36～39 リピート，確定＝40 リピート以上.
   - 運動，認知，精神症状の 3 徴がある.
   - 運動：不随意運動および随意運動障害；舞踏運動，巧緻運動障害，不明瞭言語 slurred speech，嚥下困難，バランス障害，

症状：不随意で，連続的な，突然の，素早い，持続しない，不規則な体の一部から他の部位に流れる運動

家族性を疑う（舞踏病の頻度としては低い）

- ハンチントン病
- ハンチントン病類症 1 型
- ハンチントン病類症 2 型
- ハンチントン病類症 3 型
- ハンチントン病類症 4 型
- 歯状核赤核淡蒼球ルイ体萎縮症
- 神経有棘赤血球症
- 脊髄小脳萎縮症 2 型
- 脊髄小脳萎縮症 3 型
- 脊髄小脳萎縮症 17 型
- 脳内鉄沈着に伴う神経変性（Hallervorden-Spatz 病など）
- 良性遺伝性舞踏病
- ウィルソン病
- ミトコンドリア病

家族歴がない（孤発性を疑う）

- 本態性/老人性舞踏病
- 血管性舞踏病
- シデナム舞踏病
- 真性多血症
- 孤発性クロイツフェルト・ヤコブ病
- 全身性エリテマトーゼス
- 抗リン脂質抗体症候群
- 傍腫瘍性舞踏病
- 甲状腺機能亢進症
- 代謝性脳症
- 後天性免疫不全症候群
- 遅発性ジスキネジア
- 薬剤誘発性（ドパミン作動薬，抗ドパミン受容体作動薬など）

図 2.1　舞踏運動の鑑別診断

転倒，パーキンソニズム，ジストニア(若年).

- 舞踏運動を治療する場合，非薬剤性介入を最初に検討する.
- 舞踏運動の薬理学的治療は運動障害の他の側面や認知，気分を悪化させうる.
- 舞踏運動は時間とともに減弱する可能性があり，治療の必要が少なくなることもある.

●認知：スピードと柔軟性が最初に障害され，その後，全般的に障害される.

●精神：うつ(最も多い)，躁，強迫性障害，易怒性，不安，不穏，衝動性，感情鈍麻，ひきこもりなど.

- 薬物乱用について問診すること.
- 常に自殺について問診すること.

●診断：臨床的特徴，家族歴，遺伝子検査(家族歴があって症状がない場合は遺伝カウンセリングが必要である).

- 結果は常に，患者の家族や介護者，友人とともに本人に開示

することと.

- 出生前診断(8～10 週以前)は技術的には可能である．非開示の出生前診断，つまり，胎児もしくはリスクのある方の親が実際に遺伝子を持っているかどうかを判定しないで，罹患している祖父母からの染色体を胎児が受け継いでいるか否かだけ判定する方法も可能であるが，複数人からの検体が必要となる．

● ハンチントン病における機能障害や行動障害に対する非薬理学的アプローチ(**表 2.1**).

2. ハンチントン病類縁症候群 Huntington-like syndrome(**表 2.2**)
3. 遺伝性"発作性"舞踏病(発作性ジスキネジア paroxysmal dyskinesia)(**表 2.3**)(詳細は第 6 章参照)

孤発性

1. 本態性舞踏病 essential chorea は成人発症の非進行性で，家族歴や他のハンチントン病を示唆する症状や線条体の萎縮がない舞踏運動である．"老人性舞踏病 senile chorea"は本態性舞踏病の一種で，通常 60 歳以降に発症するが認知症や精神障害を伴わない．
2. 感染性舞踏病 infectious chorea には，細菌性髄膜炎，脳炎，結核性髄膜炎，無菌性髄膜炎，HIV 脳症，トキソプラズマ症などの急性症状があげられる．
3. 感染後/自己免疫性舞踏病は，シデナム病と全身性エリテマトーデスによるものがある．

● シデナム(舞踏)病 Sydenham's disease(chorea)/聖ウィトゥス St.Vitus のダンス：A 群溶血性連鎖球菌感染に関連し，舞踏運動は 6 か月以降に遅れて現れ，分布は左右非対称性である；関節炎や心内膜炎，易怒性，感情不安定性，強迫神経症(OCD)，不安などを伴うことがあり，抗ストレプトリジン O(ASO)抗体価が上昇する．

● 全身性エリテマトーデス systemic lupus erythematosus(SLE)：抗リン脂質抗体症候群(片頭痛，舞踏病，静脈/動脈血栓症が特徴)に関連．抗リン脂質抗体と抗カルジオリピン抗体が陽性，複数の自然流産，レイノー現象，指骨折，一過性脳虚血発作(TIA)，脳血管障害など．

表 2.1　ハンチントン病における機能・行動問題に役立つ対処法

問題	解決法
嚥下障害	意識を集中してゆっくり食べる. 食物を適切な大きさと形で準備する. 食事の際に監督が必要な場合もある. すべての介護者はハイムリッヒ法を知っておくべきである.
コミュニケーション	質問に答える時間を十分に与える. 話し始めるきっかけを与えたり，助言をする. 質問を与えるだけでなく回答の選択肢も提示する. 作業や説明は細かな段階に分ける. 何を言おうとしているかがわかるように視覚的手がかりを示す. より進行した病期では，文字盤，イエス・ノーカードや他の道具を用いる.
無秩序な思考過程	空手の「型」のようなきまりごとを用いることで，思考を開始しやすくする. 作業をしやすくするためのリストをつくる. 活動ごとに外的手がかりを与え注意を促す. 質問をするだけではなく，ある程度限られた答えの選択肢を与える. 1 つか 2 つ程度の情報を含む短い文章を用いる.
衝動性	日々のスケジュールを予想しやすくすることで困惑や，恐れ，感情の爆発を減らせる. 行動は誰かに注意を払ってほしいことに対する反応であることがある. 冷静でいること. 大声で叫ぶことは誰かの注意を得るための最良の方法ではないことを理解させる. 傷つけるような，困らせるような言動は，必ずしもわざとではない．患者の謝ろうとする努力や後悔に対して敏感になること. おきてしまったことをしつこく責めないこと.
易怒性と気分の爆発	可能な限り環境を穏やかに保つ. 低いトーンかつやわらかい声で話す．手振りを控えめにする. 対立を避ける. 怒りの源から患者の注意をそらす. イライラは欲求不満の症状であることを知らせながら，上手に反応する.

出典：参考文献 1 から改変

表 2.2　ハンチントン病類縁症候群の概要

疾病	遺伝形式	染色体	遺伝子	三塩基リピート	蛋白	特徴
HLD 1[2]	AD	20p	HDL1	なし		HLD2 と同様だが，てんかん発作がある
HLD 2[3]	AD	16q23	HDL2	CTG/CAG	Junctophilin-3	40 代で発症；舞踏運動，ジストニア，パーキンソニズム，構音障害，腱反射亢進，歩行障害，精神症状，認知症，体重減少；有棘赤血球；アフリカ系アメリカ人に多い
HLD 3	AR	4p15.3		なし		3〜4 歳で発症；舞踏運動，運動失調，歩行障害，痙性，てんかん発作，無言，認知症
神経有棘赤血球症[4]	AR（一部ADまたは孤発性）	9q21−22	CHAC	なし	Chorein	HD について最も多い遺伝性舞踏病；30〜40 代で発症，咬舌/頬，口舌ジストニア，運動/音声チック，全般性舞踏運動，パーキンソニズム，垂直方向眼球運動障害，てんかん発作，認知・性格変化，嚥下障害，構音障害，筋萎縮，腱反射低下，軸索性末梢神経障害，CPK 上昇，末梢血スメアで有棘赤血球
McLeod 症候群[5]	XR	X	XK	なし	KX	神経有棘赤血球症の一型；うつ，双極性障害，パーソナリティ障害，舞踏運動，発声，てんかん発作，溶血，肝障害，CPK 上昇；咬舌/頬や嚥下障害はない
良性遺伝性舞踏病[6]	AD	14q13.1−21.1		なし		小児期発症の非進行性舞踏病；軽度の運動発達遅延，運動失調，治療せずに治ることがある
SCA2	AD	12q23−24.1	SCA2	CAG	Ataxin−2	米国では民間サービスで遺伝子検査可能
SCA3	AD	14q32.1	SCA3	CAG	Ataxin−3	Machado−Joseph 病；アゾレス諸島家系；パーキンソニズム，ジストニア，舞踏運動，末梢神経障害，運動失調，米国では民間サービスで遺伝子検査可能
SCA17	AD	6q27	SCA17	CAG	TATA−binding protein	米国では民間サービスで遺伝子検査可能
DRPLA[7]	AD	12		CAG	JNK	日本で最も報告が多い＞ヨーロッパ，アフリカ，米国南部（Haw River syndrome）；40 代で発症；舞踏アテトーゼとジストニア，振戦，パーキンソニズム，認知症の組み合わせ
NBIA 1 型	AR	20p112.3−13	PANK−2	なし	Pantothenate kinase	小児期発症の進行性固縮，ジストニア，舞踏アテトーゼ，痙性，視神経萎縮，認知症，有棘赤血球症；MRI で“eye of the tiger” sign
ウィルソン病	AR	13q14.3	ATB7B	なし	Cu−ATPase	振戦，パーキンソニズム，ジストニア，舞踏運動を呈しうる；通常 50 歳以前に発症（第 6 章も参照）

HLD：Huntington−like disease（ハンチントン病類症），AD：autosomal dominant（常染色体優性），AR：autosomal recessive（常染色体劣性），XR：X−linked recessive（伴性劣性），CPK：creatine phosphokinase，DRPLA：dentatorubropallidoluysian atrophy（歯状核赤核淡蒼球ルイ体萎縮症），MRI：magnetic resonance imaging，NBIA：neurodegeneration of the brain with iron accumulation（かつての Hallervorden−Spatz 病）[8]，SCA：spinocerebellar ataxia（脊髄小脳失調症）．

表 2.3　発作性ジスキネジアの主な原因と特徴の概要

	PKD	PND	PED
男女比	4：1	3：2	不詳
発症年齢	5〜15 歳	5 歳以下	2〜20 歳
遺伝形式	AD または孤発性	AD または孤発性	AD
発作の持続	<5 分	数分〜数時間	5〜30 分
頻度	頻回，100回/日〜1回/月	時折，3 回/日 〜 2 回/年	1 回/日〜 1 回/月
左右非対称性	多い	多くはない	
発作の自己抑制	可能	可能	
発作誘発因子	突然の動作，驚愕，過呼吸，疲労，ストレス	アルコール，カフェイン，運動，興奮	長時間の運動，ストレス，カフェイン，疲労
随伴症状	ジストニア，舞踏運動，てんかん	舞踏運動，ジストニア，運動失調	ジストニア，舞踏運動
治療	フェニトイン，カルバマゼピン，バルビツール剤，アセタゾラミド	クロナゼパム，オキサゼパム	

AD；autosomal dominant（常染色体優性），PKD；paroxysmal kinesogenic dyskinesia（発作性運動誘発性ジスキネジア），PND；paroxysmal nonkinesogenic dyskinesia（発作性非運動誘発性ジスキネジア），PED；paroxysmal exertional dyskinesia（発作性労作誘発性ジスキネジア）

- 妊娠舞踏病 chorea gravidarum：妊娠中の SLE やシデナム舞踏病の再発でおこる．

4. ポスト・ポンプ舞踏病 postpump chorea：小児における（先天性心疾患に対する）心臓手術の合併症．体外循環時間の遷延，極度の低体温，循環停止と関連．ドパミン受容体拮抗薬にいくらか反応する．
5. 真性多血症 polycythemia vera は男性に一般的であるが，女性にみられた場合，舞踏病を伴うことが多い．赤ら顔や脾腫があり，発症は 50 歳以降で，舞踏運動はしばしば両側性対称性である．治療は過粘稠度の低減（＊瀉血）と抗ドパミン作動薬である．
6. 血管性舞踏病 vascular chorea は，コンゴーレッド親和性血管障

表 2.4 遅発性症候群をおこすと報告されている薬剤

アモキサピン(三環系抗うつ薬)	オランザピン
クロルプロマジン	ペラジン
クロルプロチキセン	ピモジド
cinnarizine(カルシウムチャネル拮抗薬)	プロクロペラジン
clebopride	クエチアピン
クロザピン	レモキシプリド
ドロペリドール	リスペリドン
flunarizine(カルシウムチャネル拮抗薬)	スルピリド
フルフェナジン	チアプリド
ハロペリドール	トリフルオペラジン
ロキサピン	トリフルプロマジン
メソリダジン	チオリダジン
メトクロプラミド	チオチキセン
モリンドン	ベラリプリド

害(アミロイド血管症)や他の脳卒中で報告されている.

7. 傍腫瘍性舞踏病 paraneoplastic chorea は，主に CRMP-5 抗体や CV2 抗体と関連している(米国では民間サービスで測定可能).
8. 薬剤性舞踏病 drug-induced chorea には 2 種類ある.
    - 急性発症：ドパミン作動薬もしくは抗ドパミン作動薬，抗てんかん薬など
    - 遅発性舞踏病：慢性的なドパミン受容体拮抗薬の投与により常同性口舌ジスキネジアがおこる(**表 2.4**).
9. 代謝性舞踏病：代謝性の原因でも非対称的に舞踏運動がおきることがある.
    - 低カルシウム血症・高カルシウム血症
    - 低血糖症・高血糖症
    - 甲状腺機能亢進症
    - 低ナトリウム血症・高ナトリウム血症
    - 低マグネシウム血症
    - 副甲状腺機能低下症・副甲状腺機能亢進症
    - 肝疾患(後天性肝脳変性 acquired hepatocerebral degeneration)
10. 多発性硬化症：稀ではあるがすべての種類の運動障害を呈しうる. 舞踏運動や振戦は比較的多く，バリスムも報告されている.

診断・検査(図 2.2)

舞踏運動

遺伝性を疑う場合：
- ハンチントン病，脊髄小脳失調症，歯状核赤核淡蒼球ルイ体萎縮症の遺伝子検査
- 末梢血スメア，脳波，CPK 測定(神経有棘赤血球症の鑑別)
- MRI(Hallervorden-Spatz 病の eye of the tiger sign)
- 血清セルロプラスミン，尿中銅，スリットランプ検査(ウィルソン病の鑑別)
- 筋電図，筋生検(ミトコンドリア病の鑑別)

孤発性を疑う場合：
- 新生児期の病歴(脳性麻痺)；薬剤歴/毒物スクリーニング(急性/遅発性舞踏病)
- 抗ストレプトリシン O(ASO)抗体価(シデナム舞踏病)
- 血小板を含む血算(真性多血症)
- 抗リン脂質関連の検査
- 甲状腺機能検査，生化学検査(代謝性疾患)
- 造影 MRI(構造的原因の精査)
- 傍腫瘍性症候群の抗体検査・HIV 検査を検討

図 2.2　舞踏運動を呈する患者の初期検査

治療(表 2.5)

1. 最初のステップは，原因の同定である．
2. もし舞踏運動が QOL を障害している場合は，ドパミン受容体拮抗薬 dopamine receptor-blocking agent(DRBA)を考慮する(可能であれば定型よりも非定型抗精神病薬の方がよい)．
3. レセルピン
   ＊かつて本邦では降圧薬として頻用されたが，パーキンソニズムの副作用のため最近では降圧薬としてはほとんど使われていない．
4. tetrabenazine
   ＊米国ではハンチントン病にのみ適応があるが，種々の不随意運動に対して使用が試みられている(本邦では未承認)．
5. divalproex(Depakote®)
   ＊日本未発売，バルプロ酸製剤
6. 自己免疫性舞踏病に対して抗凝固療法，免疫抑制薬，血漿交換

表 2.5 舞踏運動を抑制するために用いる薬剤

分類	薬剤	初期投与量 (mg/日)	最大投与量 (mg/日)	副作用
神経遮断薬	ハロペリドール	0.5〜1	6〜8	鎮静，パーキンソニズム，ジストニア，アカシジア，筋緊張低下，便秘，口渇，体重増加，錯乱
	フルフェナジン	0.5〜1	6〜8	同上
	リスペリドン	0.5〜1	6	同上
	チオチキセン	1〜2	6	同上
	チオリザジン	10	100	同上
	クロザピン	12.5	600	パーキンソニズムは少ないが，稀に無顆粒球症があり，最初の6か月は2週に1回，血算のチェックが必要
	クエチアピン	25	800	パーキンソニズムは少ない
ベンゾジアゼピン系	クロナゼパム	0.5	4	鎮静，運動失調，アパシー，離脱時のてんかん発作
	ジアゼパム	1.25	20	同上
N-メチル-D-アスパラギン酸(NMDA)受容体作動薬	アマンタジン	100	400	幻覚，錯乱，下肢のむくみ，網状皮斑，抗コリン作用
ドパミン受容体拮抗薬	レセルピン	0.1	3	低血圧，鎮静，うつ
	tetrabenazine	25	100	筋緊張低下が少ない，カナダまたは英国から輸入*

＊米国でもハンチントン病に対しては適応となった(本邦でも治験が予定されている).

療法，ステロイドなどが有効なことがある．

7. 重症で障害が強い舞踏運動やバリスムに対しては定位脳手術を検討する[9)]（第9章参照）．
8. 遅発性ジスキネジア tardive dyskinesia（TD）では，
   - TDの重症度と，神経遮断薬治療の絶対的必要性を考慮して治療方針を決定する．
   - TD現象をおこす薬剤の継続的使用は最善の方法ではなく，原因となる薬剤減量が一時的な解決法である．
   - TD患者の一部はドパミン受容体拮抗薬を中止すると寛解するかもしれないので，治療の第1選択はすべての抗精神病薬を避けることである．これが不可能な場合（大抵の場合はそうなのだが），クロザピン（クロザリル®）*が最もよい選択であるが，用量と効果がロジスティックなので使用が難しい（血算のモニターが必要）．

     *本邦では2009年から発売されたが適応が統合失調症のみで使用には登録が必要．
   - 軽度のTDを抑制する目的には，クロザピンやクエチアピンに変更するのに加えて，低用量のベンゾジアゼピンやビタミンEが有効なことがある．
   - 中等度〜高度のTDの場合，tetrabenazineやレセルピンなどドパミン枯渇薬が最も有効な薬剤である．
   - 永続的で，障害が強く，治療抵抗性のTDに対しては，活動性の精神病がない場合，最後の手段としてTD治療のために神経遮断薬を再開する．

バリスム

バリスム ballismの根本的な原因として，視床下核と淡蒼球–視床下核経路のダメージが決定的に関与するが，他の構造物によっておこることも報告されている（特に視床）．

原因

1. 出血や梗塞によっておきた場合，バリスムは片麻痺に先行することが多い．

2. 前頭頂部の脳卒中でもおこることがある.
3. 稀な原因として, 膿瘍, 動静脈奇形, 脳外傷, 高血糖高浸透圧症候群, 多発性硬化症, 腫瘍, 基底核の脳卒中または石灰化, 脳炎, 血管炎などがある.

予後と治療

1. 自然寛解するため予後はよいことが多い.
2. DRBA(ハロペリドール, クロルプロマジン, ピモジド, 非定型神経遮断薬)が最も使用される.
3. レセルピンと tetrabenazine を考慮してもよい.
4. Depakote®とクロナゼパムはバリスムを改善すると報告されている.
5. 激しく, 治療抵抗性なバリスムに対しては, 視床 VL 核破壊術の報告があり, DBS は選択肢の 1 つになるかもしれない.

アテトーゼ

舞踏運動はしばしばアテトーゼ athetosis に変化し, またその逆や, 両者が併存する場合がある(舞踏アテトーゼ choreoathetosis).

■脳性麻痺に伴うことが最も多く, その他には, 酸性尿症, 脂質代謝障害, Lesch-Nyhan 症候群などの代謝の異常による.

■治療：通常は治療抵抗性である；レボドパをまず試してから(ドパ反応性ジストニアを除外するため), その後, 抗コリン薬を使用する(ベンズトロピン, トリヘキシフェニジルなどジストニアの治療と同様).

アカシジアとレストレスレッグス症候群

静坐不能/アカシジア akathisia は内因性のむずむずした感覚とじっと座ったり立ったりしていられない落ち着きのなさが特徴である.

■患者は自覚的には, そわそわした感じやイライラした感じを訴え, 他覚的には複雑な常同性運動を呈する.

■自覚的に最も多い訴えは, 脚をじっとしていられないことであるが，漠然とした内的緊張，心配な感じ，不安なども訴える．

■他覚的には，脚を揺らしたり，組みかえたり，同じ場所を歩き回ったり，座っている時に重心を揺らしたり，突然咽喉音を発したり，うなったり，体幹を揺らしたりすることがみられる．

■出現するタイミングによって，急性と慢性に分類できる．

- 慢性アカシジアは，さらに，神経遮断薬治療の早期からおこり持続する急性持続性アカシジア acute persistent akathisia と，長期の治療によっておこる遅発性アカシジア tardive akathisia に分類することができる．
- 神経遮断薬の開始時期に対するアカシジア発症の時期の情報が不正確なために，慢性アカシジアをこれらの下位分類に分けることは難しいことがしばしばある．

■遅発性アカシジアと遅発性ジストニアは遅発性症候群のなかで最もつらく，障害が強い．したがって，原因となる DRBA は可能であれば中止するべきである．残念ながら，多くの治療に関する報告は急性と遅発性アカシジアの区別をしておらず，おそらく急性アカシジアのことを指していることが多い．

- 抗コリン薬は通常無効である．急性アカシジアと違い，β遮断薬は遅発性アカシジアの治療にはあまり有効でない．
- オピオイドに関しては賛否両論である．
- レセルピンと tetrabenazine を考慮してもよいかもしれない．
- 電気痙攣療法は，難治性のアカシジアに有効である可能性がある．

レストレスレッグス症候群 restless legs syndrome (RLS) は，よくある感覚運動障害である．

■最近の研究によると，有病率は一般人口の 3〜15％で，女性に多く，加齢とともに有病率が上がるとされている．

■この疾患が認知されるようになったのは比較的最近なので，多くの場合，診断に至っていないか治療されていない．

■最新の「国際 RLS 研究グループによる RLS の標準臨床診断基準」[10]は以下のとおりである．

- 脚を動かしたいという欲求があり（異常感覚の有無によらない），腕がおかされることもある．

- 動かしたいという衝動または違和感は動作によって改善し，症状は安静や休止で悪化する．
- 動かしたいという衝動または違和感は，一部もしくはすべてが，動作によって消失する．
- 日内変動があり，夕方から夜にかけて，横になるとおこりやすい．

■RLSは一次性 primary（特発性 idiopathic）と二次性 secondary の2種類に分類できる．

- 一次性RLSの患者のほとんどは家族歴があり，一卵性双生児において高い一致性がある．常染色体優性遺伝と考えられている．
- 二次性RLSはしばしば，鉄欠乏性貧血，妊娠，末期腎不全，特定の薬物（抗うつ薬やドパミン遮断薬など）に関連する．

■一次性RLS病態生理の考えられる機序としては，鉄代謝異常や中枢性ドパミン作動性神経伝達系の機能的変化などがある．

■RLSの非薬物的治療には，睡眠衛生の改善，アルコールとカフェインを避ける，日々の中等度の運動などがある．

- 二次性RLSの治療のためには，原因薬剤の中止や鉄欠乏の補正が必要である．
- RLSには，ドパミン作動性薬剤が最も効果がある．
- 低用量レボドパは有効であるが，症状の重症化（夕方早い時間に発生する，より重度の症状の発生など）や，リバウンド現象（早朝に症状が再発するなど）や，耐性がおこることがある．ドパミン作動薬は重症化は生じにくいが，耐性が時に急速に生じる可能性がある．
- ガバペンチンはドパミン作動性薬剤が使用できない場合の第2選択薬である．
- オピオイドは第3選択として試してもよいだろう．ベンゾジアゼピンは多少効果があるかもしれない．

痛む脚と動く足趾症候群 painful legs and moving toes（PLMT）：

■この症候群の運動成分は通常，足趾に限局するが，脚の近位部に及ぶこともある．

■運動は連続的で，常同的な足趾の屈曲–伸展や内転–外転である．

■しばしば睡眠で消失し，休息や温水または冷水で楽になる．

■感覚症状は軽度から耐え難い痛みまでさまざまである．
■アカシジアと違い，動かしたいという欲求はない．
■末梢神経障害や神経根障害と関連しているかもしれない．

参考文献

1）Rosenblatt A, Ranen NG, Nance MA, Paulsen JS. A Physician's Guide to the Management of Huntington's Disease, 2nd ed. New York, Huntington's Disease Society of America, 1999.
2）Xiang F, Almqvist EW, Huq M, et al. Huntington disease-like neurodegenerative disorder maps to chromosome 20p. Am J Hum Genet 1998；63：1431-1438.
3）Walker RH, Jankovic J, O'Hearn E, Margolis RL. Phenotypic features of Huntington disease-like 2. Mov Disord 2003；18：1527-1530.
4）Spitz MC, Jankovic J, Kilian JM. Familial tic disorder, parkinsonism, motor neuron disease, and acanthocytosis—a new syndrome. Neurology 1985；35：366-377.
5）Witt TN, Danek A, Hein MU, et al. McLeod syndrome：a distinct form of neuroacanthocytosis. J Neurol 1992；239：302-306.
6）Wheeler PG, Weaver DD, Dobyns WB. Benign hereditary chorea. Pediatr Neurol 1993；9：337-340.
7）Burke JR, Wingfield MS, Lewis KE, et al. The Haw River syndrome：dentatorubropallidoluysian atrophy in an African-American family. Nature Genet 1994；7：521-524.
8）Malandrini A, Fabrizi GM, Bartalucci P, et al. Clinicopathological study of familial late infantile Hallervorden-Spatz disease：a particular form of neuroacanthocytosis. Childs Nerv Syst 1996；12：155-160.
9）Krauss JK, Mundinger F. Surgical treatment of hemiballism and hemichorea. In：Krauss JK, Jankovic J, Grossman RG, eds. Surgery for Movement Disorders. Philadelphia：Lippincott Williams & Wilkins, 2000.
10）Allen RP, Picchietti D, Hening WA, et al. Restless legs syndrome：diagnostic criteria, special considerations, epidemiology：a report from the Restless Legs Syndrome Diagnosis and Epidemiology Workshop at the National Institutes of Health. Sleep Med 2003；4：101-119.

3

「ピクつく」患者のみかた

The "Jerky" Patient

症候

ミオクローヌス myoclonus は突然の，すばやい，電気ショックのような，不随意運動である．ミオクローヌス性単収縮 myoclonic jerk は，識別するには弱すぎるほどの軽い筋の収縮から，全身に広がるような粗雑な筋収縮まで幅広い．この収縮は左右対称でも非対称性でもよく，通常，同期的であるが，非同調性の筋収縮がみられることもある．ミオクローヌスには，局所性や分節性（体の特定の部位に限定される），多巣性（体の離れた部位に及ぶが，必ずしも同時ではない），全身性（単一の単収縮 jerk が体全体に及ぶ場合）などがある（**図 3.1**）．

ミオクローヌスはしばしば刺激（反射性ミオクローヌス reflex myoclonus）や動作（動作性ミオクローヌス action myoclonus）に反応しやすい．突然の予期しない雑音や明るい光や筋の伸長などがミオクローヌス性単収縮のトリガーとなりうる．ミオクローヌス性単収縮は静止時にもおこるが，巧緻動作によって誘発されたり悪化したりすることがある（動作時/企図ミオクローヌス）．ミオクローヌスは典型的には非律動性であるが，律動的なこともあり，その場合は通常，脊髄や脳幹の局所病変による．律動性のためにミオクローヌスが振戦と称されることもある．

ミオクローヌスの原因は多岐にわたるため，その真の罹患率を確かめることは難しい．唯一参考となる研究はミネソタ州オルムステッド郡からのものであり[1]，平均年間罹患率は 10 万人につき 1.3 である．罹患率は年齢とともに上昇し，常に男性に多い．

原因と分類(図 3.1)

ミオクローヌス：
素早い，電撃ショックのような単収縮

- 律動性による分類
  - **律動的**：通常は脊髄か脳幹病変による
  - **非律動的**：ほとんどのミオクローヌス
- 分布による分類
  - **全般性**：単一の単収縮が全身に及ぶ
  - **多巣性**：単一の単収縮が離れた部位に及ぶ
  - **局所性 / 分節性**：体の一部に(単収縮が)限定される
- 病態生理による分類
  - **皮質性**：通常は比較的遠位の屈筋優位；刺激反応性；通常は局所性よりも多巣性が多く；律動性または不規則
  - **脳幹性**：3 つのタイプがある
    - 過剰な驚愕症候群(過剰驚愕症)
    - 脳幹網様体ミオクローヌス(全般化した筋収縮)
    - 口蓋ミオクローヌス
  - **脊髄性**：2 つのタイプがある
    - 脊髄分節性：脊髄分節が少数おかされる
    - 固有脊髄路性：腹筋から始まる全般性，体軸性の単収縮をおこす
  - **本態性**：自発性または動作誘発性のバリスム様筋電図群発がみられ，他の筋へ不適切に流れていく特徴的なパターンと定義される

図 3.1　ミオクローヌスの分類

皮質性ミオクローヌス

皮質性ミオクローヌス cortical myoclonus は通常刺激反応性で，突然の大きな音や視覚刺激によって引きおこされる．

■皮質性ミオクローヌスでは，近位部よりも遠位部に多く，伸筋よりも屈筋に優位である．

■皮質性ミオクローヌスは局所性よりも多巣性であることが多い．

• 持続性部分てんかん epilepsia partialis continua は，いくらか律動性をもって繰り返す皮質性ミオクローヌスである[2]．
• 腫瘍や血管腫，脳炎など，どんな種類の局所性皮質病変でも局所性皮質性ミオクローヌスをおこしうる．稀にハンチントン病も皮質性ミオクローヌスをおこすことがある[3, 4]．
• 持続性部分てんかんは，ラスムッセン症候群 Rasmussen's syndrome のような局所の脳症[5]や脳卒中，腫瘍，稀に多発性硬化症[6]などによっておこる．

■しばしば皮質は正常で，責任病巣が皮質下領域にあることがある．

• 反射性ミオクローヌス reflex myoclonus はパーキンソン病(PD)[7]や，多系統萎縮症，大脳皮質基底核変性症[8]でもみられる．
• PD では，通常，手首や指の遠位かつ両側性にみられ，動作性ミオクローヌスで，不規則，低振幅，多方向性であり，1つの単収縮の平均頻度は1〜5秒に1回である．レボドパの服薬量や運動症状の重症度との関連はない[9]．
• 反射性ミオクローヌスはレット症候群 Rett's syndrome やアンジェルマン症候群 Angelman's syndrome でもおこると報告されている[10, 11]．

■小児では，ミオクローヌスは通常，てんかんと関連がある．主な症候群には，点頭てんかん infantile spasm とレンノックス・ガストー症候群 Lennox−Gastaut syndrome などがある[12]．点頭てんかんを乳児良性ミオクローヌスと鑑別することは重要であり，乳児良性ミオクローヌスでは，脳波は正常で非進行性の経過である[13]．

脳幹ミオクローヌス

脳幹ミオクローヌス brainstem myoclonus は過剰な驚愕症候群(過剰驚愕症 hyperekplexia)，脳幹網様体ミオクローヌス(全般化した筋収縮)，口蓋ミオクローヌス palatal myoclonus の3つの型に分類される．

■驚愕症候群は不意に驚かせる刺激に対する過剰なびっくり反応

が特徴である．正常のびっくり反応はまばたきと他の頭蓋頸部筋の動きからなり，刺激から筋電図活動までの潜時は30〜40ミリ秒である[14]．健常者ではすぐに慣れてしまう．

- 過剰驚愕症は幼児期に症状が始まる家族性の病気である．
- 増強したびっくり反応はどんなタイプの刺激によってもおこり，全般化した強直と地面への転倒が伴う．
- 筋電図の潜時は正常のびっくり反応より短く，持続が短い[15]．

■口蓋ミオクローヌス（しばしば，口蓋振戦と呼ばれることもある）は通常，律動性であり，そのため，動きが振戦に似てみえるかもしれないが，単収縮性反射の要素があり，ミオクローヌスという用語を用いるのが正しい．

- 通常，持続的であり，安静や運動，睡眠，もしくは注意をそらすことなどによっては影響されない．
- 片側性または両側性の1.5〜3 Hzの運動がおこり，目，舌，頸，横隔膜などに波及することもある[16]．
- 脳卒中や脳炎，腫瘍，多発性硬化症，外傷，神経変性疾患[17]などの種々の神経学的疾患によっておこり，また，特発性[18]のこともある．
- 律動的なクリック音を合併することがあり，これは，症候性口蓋ミオクローヌスと比較して本態性口蓋ミオクローヌスの例でより多くみられる[18]．

■家族性夜間顔面顎ミオクローヌス familial nocturnal faciomandibular myoclonusは咬筋と，二次的に口輪筋と眼輪筋にミオクローヌスがおきる稀な疾患で，脳幹網様体ミオクローヌスに似ている．通常NREM睡眠の第2期でおこり，舌を噛んで出血しうる[19]．

脊髄性ミオクローヌス

現在，2種類の脊髄性ミオクローヌス spinal myoclonusが知られている．

①脊髄分節性ミオクローヌス spinal segmental myoclonus：いくつかの隣り合った脊髄分節に及ぶ限局された部位をおかす．

②固有脊髄路性ミオクローヌス propriospinal myoclonus：通常，腹筋から始まる全般性，体軸性の単収縮をおこす[20]．

■脊髄性ミオクローヌスは炎症性脊髄症[21]，頸椎症，腫瘍[22]，外傷[23]，虚血性脊髄症[24]や，その他種々の原因[17]によっておこるが，ときに明らかな原因がないこともある．

■“原発性”脊髄性ミオクローヌスの考えられる機序としては，抑制性機序の消失，局所の後角介在ニューロンの異常過活動，異常な局所軸索の再興奮，分節上の下行性経路からの抑制の消失などがある[25]．

末梢性ミオクローヌス

末梢性ミオクローヌス peripheral myoclonus は稀で，末梢神経[26]や，神経叢[27]，神経根[17]の病変でみられることがある．末梢神経の“エファプス性 ephaptic”伝達（*シナプスを介さない横への伝達）が異所性に活動電位を発生させることが機序として提唱されている[28]．

多巣性・全般性ミオクローヌス

多巣性ミオクローヌス multifocal myoclonus は個々の単収縮が体の離れた部位でみられることが特徴である．全般性ミオクローヌス generalized myoclonus では，個々の単収縮が全身または広範な領域でみられる．どちらも刺激反応性である．多発小ミオクローヌス minipolymyoclonus は多巣性ミオクローヌスの一型であり，違う部位の小さな単収縮が特徴である[29]．この用語は，脊髄性筋萎縮症の患者でみられる低振幅の単収縮を描写するのにも使用されているが，単収縮が持続する筋群によって区別される（つまり，脊髄性筋萎縮症における脱神経所見）．皮質反射性ミオクローヌス cortical reflex myoclonus のその他の種類として皮質性振戦 cortical tremor があり，現象学的には本態性振戦に似ていて，動作や姿勢で誘発される，細かい，震えるような，指の単収縮をおこす[30]．皮質性振戦は家族性のこともある[31]．

■多巣性ミオクローヌスは肝不全や尿毒症，低ナトリウム血症，低血糖症，非ケトン性高血糖症などの代謝性の原因によって頻繁に引きおこされる．ミオクローヌスをおこす中毒性脳症には，ビスマス，臭化メチル，中毒性食用油などがある[32]．

• ランス・アダムス症候群 Lance-Adams syndrome は低酸素性

脳障害の後に生じる動作性ミオクローヌスで，固定姿勢保持困難や，てんかん，歩行障害を伴う[33]．多巣性ミオクローヌスは時間とともに改善するが，稀に，重篤な神経学的障害を合併する．

■全般性ミオクローヌスは外部刺激によってトリガーされ動作によって悪化するかもしれない．網様体反射性ミオクローヌス reticular reflex myoclonus では，電気放電の起源は通常，脳幹にある．このタイプのミオクローヌスでは遠位筋よりも近位筋から障害され全身の筋に伝播する，伸筋よりも屈筋の方が優位である[34]．

- 脊髄小脳変性症，ミトコンドリア病(赤色ぼろ線維を伴うミオクローヌスてんかん症候群 MERRF など)，蓄積性疾患(GM_2 ガングリオシドーシス)，セロイドリポフスチン沈着症，シアリドーシスなどや，クロイツフェルト・ヤコブ病やアルツハイマー病のような認知症などが原因となる．
- ウイルス性疾患やウイルス感染後症候群はミオクローヌスの原因となりうる．

進行性ミオクローヌスてんかん

進行性ミオクローヌスてんかん progressive myoclonic epilepsy は，種々の，多巣性または全般性ミオクローヌスとてんかん発作を伴う疾患群である．これは，①狭義の進行性ミオクローヌスてんかん(**図 3.2**)と，②進行性ミオクローヌス失調症の2つに分けられる．

■進行性ミオクローヌスてんかん(狭義)は，重篤なミオクローヌス発作，全般性強直間代発作，もしくはその他のてんかん発作と，進行性の神経学的機能低下症状(特に認知症と運動失調)が組み合わさった疾患である．小児～若年者では，以下の5つの状態で進行性ミオクローヌスてんかんをきたしうる．

①ラフォラ小体病 Lafora body disease：ポリグルコン酸-シッフ染色陽性封入体が脳，肝臓，筋肉，皮膚(エクリン汗腺)にみられるのが特徴．

②神経セロイドリポフスチン蓄積症 neuronal ceroid lipofuscinosis (Batten's disease)：てんかん発作，ミオクローヌス，認知

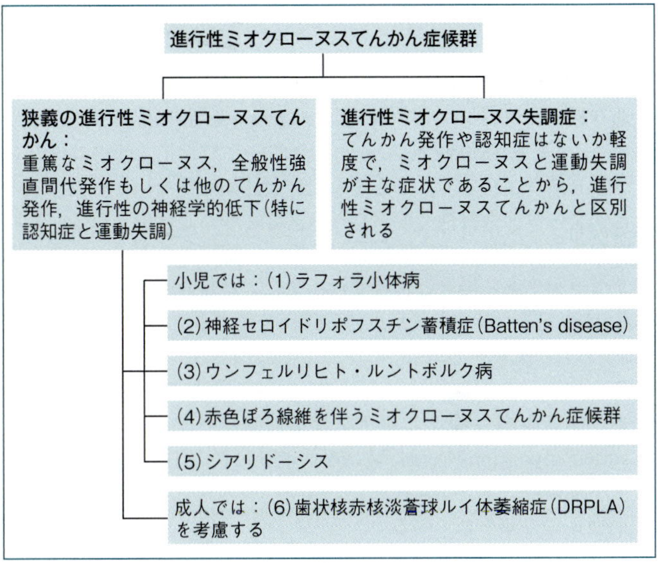
進行性ミオクローヌスてんかん症候群
狭義の進行性ミオクローヌスてんかん：
重篤なミオクローヌス，全般性強直間代発作もしくは他のてんかん発作，進行性の神経学的低下(特に認知症と運動失調)
進行性ミオクローヌス失調症：
てんかん発作や認知症はないか軽度で，ミオクローヌスと運動失調が主な症状であることから，進行性ミオクローヌスてんかんと区別される
小児では：(1)ラフォラ小体病
(2)神経セロイドリポフスチン蓄積症(Batten's disease)
(3)ウンフェルリヒト・ルントボルク病
(4)赤色ぼろ線維を伴うミオクローヌスてんかん症候群
(5)シアリドーシス
成人では：(6)歯状核赤核淡蒼球ルイ体萎縮症(DRPLA)を考慮する

図 3.2　進行性ミオクローヌスてんかんの分類

症に加えて(小児型では)盲を呈し，彎曲線状小体が脳，エクリン汗腺，筋肉，消化管にみられる．

③ウンフェルリヒト・ルントボルク病 Unverricht-Lundborg disease：刺激反応性ミオクローヌスと強直間代発作，典型的な脳波所見(発作性全般性棘徐波活動と光過敏性)，運動失調，5～15 歳ころに始まる軽度の認知症を特徴とする．

④赤色ぼろ線維を伴うミオクローヌスてんかん症候群 myoclonic epilepsy with ragged-red fibers(MERRF)：母系遺伝で，血清中・脳脊髄液中の乳酸増加，筋生検で赤色ぼろ線維がみられることで診断される．

⑤シアリドーシス sialidosis：ライソゾーム蓄積病であり，眼底鏡で cherry-red spot を呈し，特徴的な顔貌を呈する．

■成人では，歯状核赤核淡蒼球ルイ体萎縮症(DRPLA)が鑑別にあげられる．日本人によくみられるが他の国でも報告されている[35, 36]．米国では，南東部のアフリカ系アメリカ人の間で最も報告されている(Haw River syndrome).

進行性ミオクローヌス失調(症)

進行性ミオクローヌス失調(症)progressive myoclonic ataxia(ラムゼイ ハント症候群としても知られている*)は，ミオクローヌスと運動失調が主症状で，てんかん発作と認知症がないか軽度であることによって，進行性ミオクローヌスてんかんと区別される．症状の発現も，10代から70代とかなり幅広い期間にわたっている．明らかな原因がある場合と神経変性疾患による場合がある．

＊水痘帯状疱疹ウイルスによって顔面麻痺を呈するラムゼイ ハント症候群とは別の疾患.

- ■ミトコンドリア脳筋症，セリアック病，遅発性神経セロイドリポフスチン蓄積症，ビオチン反応性脳症，成人型ゴーシェ病，action myoclonus renal failure syndrome(AMRF)，メイ・ホワイト症候群，エクボム症候群(＊レストレスレッグス症候群)などが原因として知られている．
- ■純粋な脊髄小脳変性症や，脊髄小脳および歯状核赤核変性症，オリーブ橋小脳萎縮症，歯状核赤核淡蒼球ルイ体萎縮症などを含む神経変性疾患は進行性ミオクローヌス失調を呈することがある．

固定姿勢保持困難

固定姿勢保持困難/アステリクシス asterixis は姿勢保持の中断によっておこり，陰性ミオクローヌスの一型と考えられている．通常は代謝性脳症を背景とした多巣性ミオクローヌスに伴っておこり，全般化する．局所のアステリクシスは視床や被殻，頭頂葉の病変でもみられることがある*.

＊羽ばたき振戦 flapping tremor は固定姿勢保持困難の一種で，関節を背屈させたまま手指と上肢を伸展させ，その姿勢を保持するように指示すると，手関節・中指関節が急激に掌屈し，同時に，元の位置に戻そうとして背屈する運動が認められ，羽ばたいているようにみえる運動を指す．羽ばたき運動 wing beating は，肩関節を支点にして上肢全体が羽ばたくように大きく動く不随意運動を指す.

眼球クローヌス・ミオクローヌス症候群

眼球クローヌス・ミオクローヌス症候群 opsoclonus-myoclonus syndrome は，多巣性または全般性ミオクローヌスに伴って，無秩序な衝動性眼球運動をきたす[37].

- 成人では，50%の症例で特発性である．特発性眼球クローヌス・ミオクローヌス症候群は若年者に多く発症し，若いほど良性の経過である．
- 次に多い原因は，傍腫瘍性症候群であり，通常，卵巣腫瘍，メラノーマ，腎細胞癌[38]，リンパ腫による．
- Epstein-Barr ウイルスなどのウイルス感染との関連が指摘されている[39].
- 小児では，神経芽細胞腫が主な原因であり，主に腫瘍内にびまん性の広範なリンパ球浸潤とリンパ性濾胞を認める．
- その他の原因には，薬剤や，毒物，非ケトン性高血糖症などがある．

3

生理的ミオクローヌス

生理的ミオクローヌス physiologic myoclonus では，健常者でも，筋の単収縮が睡眠時やしゃっくりなど，ある一定の状況でおこる．

心因性ミオクローヌス

心因性ミオクローヌス psychogenic myoclonus は“自発的”もしくは“模倣された”ミオクローヌスであり，その単収縮は通常，刺激誘発性であり，かつ，さまざまな潜時を持ち，通常，自発運動の反応時間よりも長い．

ミオクローヌス・ジストニア症候群

ミオクローヌス・ジストニア症候群 myoclonus-dystonia syndrome は一般に，遺伝子は多様性で，常染色体優性遺伝疾患であり，浸透率が低く，種々の表現型を持つ[40]．通常，両側近位筋のミオクローヌス性単収縮が特徴で，主に腕や体軸筋におこる．軽度のジストニアはしばしば頸部ジストニアや書痙としてみられる．ミオクローヌスは律動性のこともあれば非律動性のこともあり，動作誘発性で，左右非対称である．アルコール反応性のこともある．同じ家系であっても，さまざまなミオクローヌスとジストニアの組み合わせを認める．表現型の多様性からは同じ遺伝子の対立遺伝子の変異が示唆される[40]．発症は通常，生後10〜20年以内で，性差はなく，予後は良好であり，寿命は健常者と同じである．認知症，運動失調，てんかんはみられない(6章も参照)．

薬剤性ミオクローヌス

ミオクローヌスを誘発する薬剤には，抗てんかん薬，レボドパ，リチウム，MAO阻害薬などがある．リチウムは，通常の脳波検査ではてんかん原性異常がみられない，皮質起源の多巣性動作性ミオクローヌスをおこすとされている．フェンタニルもミオクローヌスをおこしうる．プロポフォールは一過性皮質反射性ミオクローヌスをおこすと報告されており，治療の必要はない．三環系抗うつ薬は脳症と脳波変化を伴うミオクローヌスをおこすことがあり，クロイツフェルト・ヤコブ病とまぎらわしいことがある．メフロキンはクロロキン耐性熱帯熱原虫マラリアに用いられるのだが，多巣性ミオクローヌスの1例報告がある．アマンタジンは脳波変化を伴う皮質性ミオクローヌスをおこすという報告がされている．遅発性ミオクローヌスは長期間の神経遮断薬への曝露後に生じるとされている．ラモトリギン，ガバペンチン，カルベジロール(β遮断薬)などの比較的新しい抗てんかん薬や，ガチフロキサシンなどの抗菌薬はミオクローヌスを誘発すると報告されている．

遺伝学

■進行性ミオクローヌスてんかんのうち，ラフォラ小体病，神経セロイドリポフスチン蓄積症，ウンフェルリヒト・ルントボルク病，シアリドーシスはすべて常染色体劣性遺伝であるが，MERRFは母系遺伝である．

- ウンフェルリヒト・ルントボルク病では，原因遺伝子が21番染色体の長腕(21q22.3)上に位置しており，フィンランド人や地中海沿岸住民の家系でみられる．この遺伝子はシステイン・プロテアーゼ阻害酵素であるシスタチンBをコードしており[41]，世界中でみられる主な変異は，シスタチンB遺伝子のプロモーター領域における十二量体ミニサテライトの繰り返し単位の不安定伸長である．さらに5つのマイナー変異も報告されている[42]．

- ラフォラ進行性ミオクローヌスてんかんの遺伝子は6q23-25染色体にマップされている．EPM2A遺伝子のエクソン1の変異でおこり，ラフォリンという機能不明の蛋白質をコードしている[43]．
- シアリドーシスはシアリダーゼ遺伝子の変異によっておこることが示されている．
- MERRFでは種々の遺伝子変異が報告されている．典型的には，mtDNA tRNALys遺伝子の点変異と関連しているが，二重変異もみられることがある[44]．多発性対称性脂肪腫症や，ミオクローヌス，運動失調では，ミトコンドリアDNA遺伝子異常がみられることがある．
- 重篤な乳児のミオクローヌスてんかんは，発症前の発達は正常で，全般性もしくは片側性の慢性熱性痙攣が1歳までに始まり，二次的にミオクローヌスと部分てんかんが生じることが特徴である．この病態は薬剤治療抵抗性であり，運動失調や精神機能低下を合併する．神経細胞の電位依存性ナトリウムチャネルのαサブユニット1型の遺伝子におけるナンセンス変異やフレームシフト変異が同定されている[45]．

■歯状核赤核淡蒼球ルイ体萎縮症(DRPLA)はCAGリピート伸長病の1つである．その責任遺伝子は常染色体12番短腕(12p)にあり，アトロフィン1を産生する[46]．DRPLAは顕著な表現促進現象を呈し，その原因は，精子形成の期間の伸長したCAGリピートの著しい不安定性によって説明される．

■ミオクローヌス・ジストニア(DYT11)の候補領域は7q21-q31染色体である．常染色体優性遺伝型であるが，不完全な浸透率であり，病気の対立遺伝子が母親から渡された場合に優勢に発症することから，母性刷り込み(つまり，発現の違いが伝達する両親の性別による)現象が示唆されている．遺伝子はこの部位にある，サブスタンスPの前駆体であるタキキニン1をコードしている．εサルコグリカンの遺伝子は中枢神経系に高度に発現しており，ジストロフィン・グリコプロテイン複合体における重要な役割を果たしているのだが，この遺伝子の異なるヘテロ接合体のロス・オブ・ファンクション変異がこの症候群に関与しているようである[47]．しかし，この遺伝子変異がない孤発例や家族性の例でいくつかあることから，さらなる遺伝的異質性が疑われている．11q 染色体上のドパミン D_2 受容体遺伝子のエクソン 3 におけるミスセンス変異がある家系でみつかった[48]が，この変異は他の家系ではみつかっていない．また，18p11 染色体にあるミオクローヌス・ジストニアに関連する新たな遺伝子がみつかっている(DYT15)[49] (6 章も参照)．

■遺伝性反射亢進症は常染色体優性遺伝形式で伝達され，5q33–q35 染色体に関連していて，異常遺伝子は，グリシン受容体の α1 サブユニットにおける点変異であることが同定されている．

■最近，家族性成人ミオクローヌスてんかん(常染色体優性の成人発症性疾患であり，“皮質性振戦 cortical tremor”，四肢の種々の程度のミオクローヌス，良性の経過が特徴)の遺伝子が 8q24 遺伝子にあることがわかった[50]．皮質性振戦とは動作性および姿勢時の指の振戦で，電気生理学的には，皮質反射性ミオクローヌスの特徴を持つものを指す．同様の表現型で 2p11.1–q12.2 染色体との関連を示すものがあることから，この疾患は遺伝的に異質な病気であることが示唆されている．

■最後に，12 歳から 50 歳の間に発症し，遠位の半連続的律動性ミオクローヌスと全般性強直間代性痙攣，脳波異常，高振幅の体性感覚および視覚誘発電位を特徴とする，非進行性疾患の新しい家系で 2 番染色体のセントロメア領域の異常が同定された．遺伝形式は高い浸透性を持つ常染色体優性遺伝形式である[51]．

鑑別診断

単一のミオクローヌス性単収縮の鑑別診断には舞踏運動とチックがある．

■単一の舞踏病性単収縮はミオクローヌスと区別できないかもしれないが，舞踏病性単収縮は刺激反応性ではなく，ミオクローヌスほど早くない傾向である．舞踏運動は，完全に出現すれば，持続的で，不規則で，流れるような，素早い非律動的な運動になる．さらに運動の非持続性が出現し，舌を突出し続けることができなくなることがあり，握力の漸減・漸増現象もみられる(乳絞り徴候 milkmaid's grip).

■チックは単純チックと複雑チックがあり，ミオクローヌスと違い，前駆感覚が先行し，運動の実行を遅くすることや抑制することができる．チックの随意的抑制によって精神的緊張が増強し，運動の実行によって解放される．トゥレット症候群では多発性の運動・音声チックがあり，汚言症，強迫性神経症を伴うことがある．

■ジストニア運動が素早い場合は，ミオクローヌスと混同されることがある．**ミオクローヌス様ジストニア** myoclonic dystonia という用語はミオクローヌスと他の筋のジストニアの組み合わせを指す．しばしば，ミオクローヌス様ジストニアは家族性であり，アルコール反応性のことがある．

■四肢末端の動作性振戦や小脳性運動失調はミオクローヌスと間違えるほど激しい場合がある．両者は，進行性ミオクローヌス失調として併発することがあり，根底にある運動失調の本当の重症度はミオクローヌスの治療をして初めて評価できる．

■姿勢時振戦がある患者のなかには振戦の振幅が変化する場合があり，ミオクローヌスの印象を与えるが，稀に，これらの状況は併発することがある．

診断・検査

最初のステップはミオクローヌスの種類を同定することである．臨床的特徴は重要であるが，よく練られた神経生理学的検査が必要である．これには，筋収縮の順序を見極めたり，群発の持続を測定したりするための表面筋電図や，筋放電トリガー加算平均法 jerk-locked back averaging (JLA)，ミオクローヌス反射産生源を検索するための C 反射測定，巨大体性感覚誘発電位 giant SEP を検索するための体性感覚誘発反応などがある．

ミオクローヌスのタイプと付随する症状から，さらなる精密検査を選択する(**表 3.1**)．

■ルーチンの表層脳波では皮質反射性ミオクローヌスの棘波を検出できないことがあり，持続性部分てんかんでも脳波上正常な

表 3.1　ミオクローヌス患者の診断的検査

検査	目的
EEG *	ミオクローヌスてんかんの除外
MRI	局所病変の検索
SPECT スキャン	皮質性ミオクローヌスの過剰興奮部位の同定
脳脊髄液	感染症が推測される場合
代謝検査：肝・腎機能，血液ガス，血糖	全般性・多巣性ミオクローヌスでは代謝性の原因が推測される
視覚誘発電位(VEP)および網膜電図(ERG)	神経セロイドリポフスチン蓄積症が疑われる場合
白血球もしくは線維芽細胞のライソゾーム酵素定量	シアリドーシスや他のライソゾーム蓄積病の除外
尿中オリゴ糖と有機酸の検索	進行性ミオクローヌスてんかんが疑われる場合
血漿・脳脊髄液中乳酸	ミトコンドリア脳筋症が疑われる場合
皮膚または結膜生検と電顕による検査	神経セロイドリポフスチン蓄積症，ラフォラ小体病，神経軸索ジストロフィの除外
筋生検	赤色ぼろ線維検索やミトコンドリア代謝精査
十二指腸生検	セリアック病やウィップル病の検索
抗 Ri 抗体	眼球クローヌス・ミオクローヌス症候群や成人発症進行性ミオクローヌスてんかんの検索．DRPLA で陽性になることがある

＊バックアベレージング脳波が，皮質性ミオクローヌスを生理学的に証明可能な検査として最適．

ことがある．

■皮質脳波検査が異常放電を検出するのに必要になる場合もある．

■画像検査，望ましくは MRI 検査を，局所病変の検索のために行うべきである．

■単光子放射型コンピュータ断層撮影法(SPECT)が，皮質性ミオクローヌスにおける過剰興奮部位を同定するのに用いられる[52]．

■脳脊髄液検査は，感染症が疑われる場合には必ず行うべきである．

■全般性や多巣性ミオクローヌスでは，肝・腎機能，血液ガス，血糖測定などを含む代謝の精査が必要である．

■進行性ミオクローヌスてんかんおよび進行性ミオクローヌス失調の患者では以下の検査が必要である.
- 神経セロイドリポフスチン蓄積症による発作を除外するために視覚誘発電位(VEP)と脳波検査を行うべきである.
- 血清および脳脊髄液の乳酸上昇はミトコンドリア脳筋症を示唆する.
- 尿中オリゴ糖や有機酸検索と同様に, 白血球もしくは線維芽細胞のライソゾーム酵素定量が必要である.
- 皮膚と結膜の生検と電子顕微鏡検査(神経セロイドリポフスチン蓄積症, ラフォラ小体病, 神経軸索ジストロフィにおける, 特にエクリン汗腺の, 神経内封入体検索のため), 筋生検(赤色ぼろ線維検索とミトコンドリア代謝精査のため), 十二指腸生検(セリアック病やウィップル病の検索のため).

■抗 Ri 抗体は眼球クローヌス・多発ミオクローヌス症候群で陽性になることがある.

■口蓋ミオクローヌスはギラン・モラレ三角 Guillain-Mollaret triangle の病変を検索するため MRI が必要である. MRI 信号変化を伴うオリーブの肥大が多くの例でみられる. 病変の種類と部位によってはさらなる検査が必要である(脳卒中か多発性硬化症のプラークかなど).

■脊髄性ミオクローヌスでは適切な画像検査と脳脊髄液検査が必要となる.

治療

最も重要な最初のステップはミオクローヌスの種類を分類することであり, 基礎にある疾病機転を同定することである.

■代謝障害もしくは他の基礎疾患がみつかった場合は, これらの治療を優先するべきである.

■多くの種類の薬剤がミオクローヌスの症状コントロールに使用されている(**表 3.2**).
- 最も有効な薬剤はクロナゼパム(4～10 mg/日)とバルプロ酸ナトリウム(250～4,500 mg/日)とピラセタム(10～24g/日)である.
- いくらか効果が劣るものには, リスリド, アセタゾラミド, カ

表 3.2　ミオクローヌスの対処法

病態/適応	治療
ミオクローヌスの症状コントロールのための治療の第 1 選択	クロナゼパム(4～10 mg/日) バルプロ酸ナトリウム(250～4,500 mg/日) ピラセタム(10～24 g/日)
ミオクローヌスの対症療法の第 2 選択	リスリド アセタゾラミド カルバマゼピン レベチラセタム ニューロンチン
ランス・アダムス症候群または低酸素後のミオクローヌスに対して	5-ヒドロキシトリプトファン(600～2,000 mg/日)とカルビドパ(100～200 mg/日)の組み合わせ
口蓋ミオクローヌス	しばしば治療抵抗性；抗コリン薬や 5-ヒドロキシトリプトファン，カルバマゼピンを試みてもよい
ミオクローヌス・ジストニア症候群と重篤な治療抵抗性ミオクローヌス	脳深部刺激療法を考慮
本態性ミオクローヌス	抗コリン薬を試みる
脊髄性ミオクローヌス	原因の外科的除去；クロナゼパムや tetrabenazine* を試みてもよい

*本邦未発売

ルバマゼピンがある.

- ランス・アダムス症候群と外傷後動作時ミオクローヌスにおいて，5-ヒドロキシトリプトファン(600～2,000 mg/日)とカルビドパ(100～200 mg/日)の組み合わせが有効であることがある.低酸素症後のミオクローヌスに対して，2～3 種類の薬を組み合わせて使用することがしばしば有効である.
- 近年，レベチラセタムが，低酸素症後，脊髄性，および脳炎後のミオクローヌスを軽減すると報告されている.
- これらのいくつかの薬剤は，特に皮質反射性ミオクローヌスにおいて，治療効果を得るために，組み合わせて使うことができる.
- ガバペンチンは，疼痛を伴うがん患者における慢性的なオピエイト剤使用によって誘発されたミオクローヌスに有効である.

- 進行性ミオクローヌスてんかんはフェニトインで悪化することがある．アセタゾラミドはラムゼイ ハント症候群のミオクローヌスにおいて有効なことがある．
- 本態性ミオクローヌスはしばしばアルコールで改善し，抗コリン薬で改善がみられるかもしれない．
- 口蓋ミオクローヌスは通常，薬物療法に抵抗性であるが，いくつかの例で，抗コリン薬，5-ヒドロキシトリプトファン，カルバマゼピンが有効であった．
- 脊髄性ミオクローヌスは，圧迫部位を取り除くことに対して反応するかもしれず，有効な薬剤としては，クロナゼパムと tetrabenazine があげられる[17]．

■陰性ミオクローヌスは原因となる代謝の乱れを補正することでしばしば消失し，エトスクシミドが対症療法としては特に有効である．

■アルコール離脱症候群の治療薬である，経口ガンマヒドロキシ酪酸 gamma-hydroxybutyric acid(GHB)*がミオクローヌス・ジストニア症候群の例でミオクローヌスとジストニアを著明に軽減させたという1例報告がある[53]．

＊日本では昔は麻酔薬として使用されたが，現在法律で麻薬指定されている．

- さらに，ミオクローヌス・ジストニア症候群の1症例で，視床中間腹側核(Vim)の神経刺激によってジストニアの症状は不変だったが，ミオクローヌスが約80%改善したと報告されている[54]．
- 最後に，別の症例では，淡蒼球内側の刺激後，ミオクローヌスとジストニアが著明に改善したと報告されている[55]．

予後はミオクローヌスの原因となっている基礎疾患による．ミオクローヌスそのものに関連した合併症は報告されていないが，付随するてんかん発作は低酸素や外傷，誤嚥をおこすことがある．

参考文献

1）Caviness J, Alving L, Maraganore D, et al. The incidence and prevalence of myoclonus in Olmsted County, Minnesota. Mayo Clin Proc 1999 ; 74(6) :

565–569.
2) Hallett M. Early history of myoclonus. In：Fahn S, Marsden CD, Van Woert MH, eds. Advances in Neurology：Myoclonus. New York：Raven Press, 1986；43：7–10.
3) Thompson PD, Bhatia KP, Brown P, et al. Cortical myoclonus in Huntington's disease. Mov Disord 1994；9(6)：633–641.
4) Caviness JN, Kurth M. Cortical myoclonus in Huntington's disease associated with an enlarged somatosensory evoked potential. Mov Disord 1997；12(6)：1046–1051.
5) Cockerell OC, Rothwell J, Thompson PD, et al. Clinical and physiological features of epilepsia partialis continua. Cases ascertained in the UK. Brain 1996；119(Pt 2)：393–407.
6) Hess DC, Sethi KD. Epilepsia partialis continua in multiple sclerosis. Int J Neurosci 1990；50：109–111.
7) Caviness JN, Adler CH, Newman S, et al. Cortical myoclonus in levodopa-responsive parkinsonism. Mov Disord 1998；13(3)：540–544.
8) Chen R, Ashby P, Lang AE. Stimulus-sensitive myoclonus in akinetic rigid syndromes. Brain 1992；115：1875–1888.
9) Caviness JN, Adler CH, Beach TG, et al. Small-amplitude cortical myoclonus in Parkinson's disease：physiology and clinical observations. Mov Disord 2002；17(4)：657–662.
10) Guerrini R, Bonanni P, Parmeggiani L, et al. Cortical reflex myoclonus in Rett syndrome. Ann Neurol 1998；43(4)：472–479.
11) Guerrini R, De Lorey TM, Bonanni P, et al. Cortical myoclonus in Angelman syndrome. Ann Neurol 1996；40(1)：39–48.
12) Aicardi J. Myoclonic epilepsies of infancy and childhood. In：Fahn S, Marsden CD, Van Woert M, eds. Advances in Neurology：Myoclonus. New York：Raven Press, 1986；43：11–31.
13) Lombroso CT, Fejerman N. Benign myoclonus of early infancy. Ann Neurol 1977；1：38–43.
14) Wilkins DE, Hallett M, Wess MM. The audiogenic startle reflex of man and its relationship to startle syndromes. Brain 1986；109：561–573.
15) Brown P, Rothwell JC, Thompson PD, et al. The hyperekplexias and their relationship to the normal startle reflex. Brain 1991；114：1903–1928.
16) Lapresle J. Palatal myoclonus. In：Fahn S, Marsden CD, Van Woert M, eds. Advances in Neurology：Myoclonus. New York：Raven Press, 1986；43：265–273.
17) Jankovic J, Pardo R. Segmental myoclonus：clinical and pharmacologic study. Arch Neurol 1986；43：1025–1031.
18) Deuschl G, Mischke G, Schenck E, et al. Symptomatic and essential rhythmic palatal myoclonus. Brain 1990；113：1645–1672.
19) Vetrugno R, Provini F, Plazzi G, et al. Familial nocturnal faciomandibular myoclonus mimicking sleep bruxism. Neurology 2002；58(4)：644–647.

20) Chokroverty S, Manocha MK, Duvoisin RC. A physiologic and pharmacologic study in anticholinergic-responsive essential myoclonus. Neurology 1987 ; 37 : 608-615.
21) Campbell AM, Garland H. Subacute myoclonic spinal neuronitis. J Neurol Neurosurg Psychiatry 1956 ; 19 : 268-274.
22) Garcin R, Rondot P, Guiot G. Rhythmic myoclonus of the right arm as the presenting symptom of a cervical cord tumour. Brain 1968 ; 91 : 75-84.
23) Brown P, Thompson PD, Rothwell JC, Day BL. Axial myoclonus of propriospinal origin. Brain 1991 ; 114 : 197-214.
24) Davis SM, Murray NM, Diengdoh JV, et al. Stimulus-sensitive spinal myoclonus. J Neurol Neurosurg Psychiatry 1981 ; 44 : 884-888.
25) Campos CR, Limongi JC, Machado FC, Brotto MW. A case of primary spinal myoclonus : clinical presentation and possible mechanisms involved. Arq Neuropsiquiatr 2003 ; 61(1) : 112-114.
26) Marsden CD, Obeso JA, Traub MM, et al. Muscle spasm associated with Sudeck's atrophy after injury. Br Med J (Clin Res Ed) 1984 ; 288 : 173-176.
27) Banks G, Nielsen VK, Short MP, Kowal CD. Brachial plexus myoclonus. J Neurol Neurosurg Psychiatry 1985 ; 48 : 582-584.
28) Martinez MS, Fontoira M, Celester G, et al. Myoclonus of peripheral origin : Case secondary to a digital nerve lesion. Mov Disord 2001 ; 16(5) : 970-974.
29) Wilkins DE, Hallett M, Erba G. Primary generalized epileptic myoclonus : a frequent manifestation of minipolymyoclonus of central origin. J Neurol Neurosurg Psychiatry 1985 ; 48 : 506-516.
30) Ikeda A, Kakigi R, Funai N, et al. Cortical tremor : a variant of cortical reflex myoclonus. Neurology 1990 ; 40(10) : 1561-1565.
31) Elia M, Musumeci S, Ferri R, et al. Familial cortical tremor, epilepsy, and mental retardation : a distinct clinical entity ? Arch Neurol 1998 ; 55(12) : 1569-1573.
32) Obeso JA, Artieda J, Marsden CD. Different clinical presentations of myoclonus. In : Jankovic J, Tolosa E, eds. Parkinson's Disease and Movement Disorders. 2nd ed. Baltimore : Williams & Wilkins, 1993 : 315-328.
33) Lance JW, Adams RD. The syndrome of intention or action myoclonus as a sequel to hypoxic encephalopathy. Brain 1963 ; 86 : 111-136.
34) Hallett M, Chadwick D, Adam J, Marsden CD. Reticular reflex myoclonus : a physiological type of human post-hypoxic myoclonus. J Neurol Neurosurg Psychiatry 1977b ; 40 : 253-264.
35) Naito H, Oyanagi S. Familial myoclonus epilepsy and choreoathetosis : hereditary dentatorubral-pallidoluysian atrophy. Neurology 1982 ; 32 : 798-807.
36) Becher MW, Rubinsztein DC, Leggo J, et al. Dentatorubral and pallidoluysian atrophy (DRPLA). Clinical and neuropathological findings in genetically confirmed North American and European pedigrees. Mov Disord

3

1997；12(4)：519-530.
37) Caviness JN, Forsyth PA, Layton DD, McPhee TJ. The movement disorder of adult opsoclonus. Mov Disord 1995；10(1)：22-27.
38) Vigliani MC, Palmucci L, Polo P, et al. Paraneoplastic opsoclonus-myoclonus associated with renal cell carcinoma and responsive to tumor ablation. J Neurol Neurosurg Psychiatry 2001；70(6)：814-815.
39) Verma A, Brozman B. Opsoclonus-myoclonus syndrome following Epstein-Barr virus infection. Neurology 2002；58：1131-1132.
40) Vidailhet M, Tassin J, Durif F, et al. A major locus for several phenotypes of myoclonus-dystonia on chromosome 7q. Neurology 2001；59：1213-1216.
41) Pennacchio LA, Lehesjoki AE, Stone NE, et al. Mutations in the gene encoding cystatin B in progressive myoclonus epilepsy (EPM1). Science 1996；271(5256)：1731-1734.
42) Lehesjoki AE, Koskiniemi M. Progressive myoclonus epilepsy of Unverricht-Lundborg type. Epilepsia 1999；3(40 Suppl)：23-28.
43) Minassian BA, Ianzano L, Meloche M, et al. Mutations spectrum and predicted function of laforin in Lafora's progressive myoclonus epilepsy. Neurology 2000；55(3)：341-346.
44) Arenas J, Campos Y, Bornstein B, et al. A double mutation (A8296G and G8363A) in the mitochondrial DNA tRNA (Lys) gene associated with myoclonus epilepsy with ragged-red fibers. Neurology 1999；52(2)：377-382.
45) Sugawara T, Mazaki-Miyazaki E, Fukushima K, et al. Frequent mutations of SCN1A in severe myoclonic epilepsy in infancy. Neurology 2002；58(7)：1122-1124
46) Kanazawa I. Molecular pathology of dentatorubral-pallidoluysian atrophy. Philos Trans R Soc Lond B Biol Sci 1999；354(1386)：1069-1074.
47) Zimprich A, Grabowski M, Asmus F, et al. Mutations in the gene encoding epsilon-sarcoglycan cause myoclonus-dystonia syndrome. Nat Genet 2001；29(1)：66-69.
48) Klein C, Gurvich N, Sena-Esteves M, et al. Evaluation of the role of the D2 dopamine receptor in myoclonus dystonia. Ann Neurol 2000；47(3)：369-373.
49) Grimes DA, Han F, Lang AE, et al. A novel locus for inherited myoclonus-dystonia on 18p11. Neurology 2002；59(8)：1187-1196.
50) Plaster NM, Uyama E, Uchino M, et al. Genetic localization of the familial adult-myoclonic epilepsy (FAME) gene to chromosome 8q24. Neurology 1999；53(6)：1180-1183.
51) Guerrini R, Bonanni P, Patrignani A, et al. Autosomal dominant cortical myoclonus and epilepsy (ADCME) with complex partial and generalized seizures：a newly recognized epilepsy syndrome with linkage to chromosome 2p11.1-q12.2. Brain 2001；124(Pt 12)：2459-2475.
52) Tanaka K, Suga R, Yamada T, et al. Idiopathic cortical myoclonus restricted to the lower limbs：correlation between MEPs and 99mTc-ECD single

photon emission computed tomography activation study. J Neurol Sci 1999 ; 163(1) : 58-60.
53) Priori A, Bertolasi L, Pesenti A. Gamma-hydroxybutyric acid for alcohol sensitive myoclonus with dystonia. Neurology 2000 ; 54 : 1706.
54) Kupsch A. Neurostimulation of the ventral intermediate thalamic nucleus in inherited myoclonus-dystonia syndrome. Mov Disord 2001 ; 16(4) : 769-771.
55) Liu X, Griffin I, Parkin S, et al. Involvement of the medial pallidum in focal myoclonic dystonia : a clinical and neurophysiological case study. Mov Disord 2002 ; 17(2) : 346-353.

4

「フルえる」患者のみかた

The “Shaky” Patient

症候

振戦は不随意に持続する，律動的で振動性な体の局所または複数領域のいったりきたりする運動であり，拮抗筋の交互の収縮によっておこる．

- 振戦は体のどの部位にもおこるが，手や指に最も多く，舌，頭，顎，脚，体幹にもみられる．
- 振戦は単独でおこりうるが，多くの場合，他の臨床症候に合併して生じる．
- 振戦の特徴を注意深く評価することが，分類と診断の本質であり，頻度，振幅，リズム，誘発する状況などの詳細な観察が必要である．

分類（表 4.1）

静止時振戦 resting tremor は，患部が完全に静止している時に生じ，当該部位を動かすことで消失する．

姿勢時振戦 postural tremor は，患部が重力に対して保持されている時や特定の肢位をとることで出現する．

動作/運動時振戦 action/kinetic tremor は，患部が種々の運動に関与している際におきる．

企図振戦 intention tremor は，企図運動時におこり，標的に近づけるにつれて振幅が悪化する．

表 4.1 主な振戦性疾患の症候学的分類

種類	特徴	振戦の周波数(Hz)
パーキンソン振戦	静止時＞＞姿勢時＝動作時	3〜6
本態性振戦	動作時＞姿勢時＞＞静止時	4〜10
小脳性振戦	動作時	2〜4
ホルムス(赤核)振戦	動作時＝姿勢時＞静止時	2〜5
誘発性生理的振戦	姿勢時＝動作時	8〜12
起立性振戦	起立保持した際のみ；歩行や座位で解除される	15〜18
ジストニア振戦	動作時＝姿勢時＞＞静止時	4〜8
口蓋振戦	静止時	1〜6
神経障害性振戦	姿勢時＞＞動作時	5〜9

振戦をきたす疾患(表 4.2)

パーキンソン病(第 5 章も参照)

静止時振戦を伴う古典的疾患といえばパーキンソン病 Parkinson's disease(PD)であるが，静止時振戦は他のパーキンソン症候群でもおこることがある．

- 振戦は多くの場合，静止時におこるので，著明な機能的障害には至らないことが多いが，社会的な羞恥感情の原因となる．
- この振戦にみられる古典的な周波数は 4〜6 Hz である(いつもではない)．間欠的に始まり，次第に持続性になることが多い．
- 最も多く出現する場所は，手，脚，唇，顎である．患者が，外からはみえないのにふるえている感覚を訴えることも多い．
- PD では，姿勢時および企図振戦がみられることもあるが静止時振戦よりも軽度のことが多い．
- PD においては，固縮，動作緩慢，姿勢反射障害などの付随する症状が診断の手がかりである[1]．
  - PD の特徴的な点は，特に病初期において，左右非対称性である

表 4.2 疾患による振戦の特徴

診断	主な振戦	特徴
パーキンソン病	静止時振戦	固縮，動作緩慢，姿勢反射障害などの症状を伴う．通常は 50 歳以上で，左右非対称的に発症，4〜6 Hz
本態性振戦	姿勢時振戦	動作性振戦がみられ，通常は左右対称性，アルコールに反応，二峰性の発症年齢(10 代，>50 歳)，4〜10 Hz
小脳性振戦	企図振戦	姿勢の要素，他の小脳症状，アルコール依存や脳卒中でみられる，2〜4 Hz
ホルムス(赤核)振戦	静止時・姿勢時・企図時	多発性硬化症や外傷性脳障害でみられる，2〜5 Hz
ジストニア振戦	姿勢時・企図振戦	患肢の異常肢位がみられることがある，多様な周波数，4〜8 Hz
誘発性生理的振戦	姿勢時振戦	代謝性疾患(甲状腺，糖尿病，腎障害，肝障害)，振戦誘発性薬剤をチェックする，8〜12 Hz
起立性振戦	起立時の脚の姿勢時振戦	通常は立っている際におこる，歩行で改善，15〜18 Hz
口蓋振戦	静止時・姿勢時	1〜6 Hz
神経障害性振戦	姿勢時・動作時	ニューロパチーに合併，5〜9 Hz

ことである．

- その他の関連する所見としては，仮面様顔貌，非対称的な歩行時の腕振り，前傾姿勢，方向転換困難，小声などである．

本態性振戦

本態性振戦 essential tremor(ET)は成人にみられる最も頻度の高い振戦をきたす疾患である．

- ET にみられる特徴的な振戦は，周波数 4 Hz 以上の姿勢時および動作時振戦である．
- 高齢者に頻繁にみられる(したがって過去には“老人性振戦 senile tremor”と呼ばれた)が，知らないうちに若いうちから出現し始め，何年もかけて徐々に振戦の重症度を増してくることがある.

■PD とは違って，ET では振戦の結果，随意運動が障害されることが多い.

- 多くは，食事や飲水，書字の際に振戦を訴え，食べ物や飲み物をこぼしたり，徐々に書いた字が読めなくなったなどと訴える.

■最も多く出現する部位は，手，頭部，および声だが，脚や体幹，顔にも出現する.

- 姿勢時振戦と動作性振戦がほとんどであるが，軽度の静止時振戦もみられることがある.

■ET における振戦は，ストレスや運動，疲労，カフェイン，一部の薬剤などで増強することがあり，振戦は緊張緩和とアルコールで改善する.

■いくつかの振戦は，ET の亜型と考えられている.

- 作業特異的振戦 task-specific tremor（特発性書字振戦 primary writing tremor など）
- 音声振戦 isolated voice tremor
- 顎振戦 isolated chin tremor

小脳性振戦

小脳性振戦 cerebellar tremor は，3〜5 Hz の遅い周波数の振戦であり，目標指向性（企図）運動をしている間に出現する.

■振幅は，運動とともに（通常は目標に近づくにつれて）増加することが多く，姿勢時振戦の要素も伴う.

■神経学的所見で，その他の運動失調を示唆する所見がみられる.

- 小脳が病巣部位となるその他の振戦としては，揺動 titubation であり，頭部や体幹の低周波数の上下運動 “bobbing” motion である.
- 多発性硬化症や遺伝性運動失調症候群，小脳性経路を含む脳幹部の脳卒中，外傷性脳障害 traumatic brain injury（TBI）などでみられることが多い.
- 残念ながら，これらの振戦は非常に障害が強いうえに，難治性である.

ホルムス振戦(赤核振戦)

ホルムス振戦(赤核振戦)Holmes' tremor(rubral tremor)は小脳視床路と黒質線条体路の障害によっておこると考えられている.

- 四肢の遠位よりも近位により多く出現する低周波数(<4.5 Hz)の静止時，姿勢時，および企図振戦が特徴である.
- 通常は，中脳，上小脳脚，視床における中枢神経系病巣と関連し，多発性硬化症や外傷性脳障害(TBI)の患者にみられる.
- 非常に障害が強く，かつ，治療抵抗性である.

ジストニア振戦

ジストニア振戦 dystonic tremor はその名に示されるように，ジストニアを呈する部位におこる振戦である.

- 不規則な振幅と周波数の姿勢時/動作時振戦としてみられる.
- この振戦の一例としては，痙性斜頸でみられるジストニアおよび頭部の no-no 型または yes-yes 型振戦である．この振戦は，ET でみられる律動的な頭部振戦とは対照的に，不規則で，非律動性の傾向があり，反抗性所作 antagonistic gestures(geste antagoniste)によって改善することがある.

神経障害性振戦

神経障害性振戦 neuropathic tremor は，末梢神経の障害による姿勢時もしくは動作時振戦である.

- γグロブリン異常型脱髄性神経障害に伴うものが最も多い[2].
- 頭部または腕では，周波数は 3〜6 Hz が多い.
- 正確な病因は不明である.

口蓋振戦(第 3 章も参照)

口蓋振戦 palatal tremor は 2 種類に分類される．すなわち症候性と本態性である.

1. 症候性口蓋振戦：脳幹/小脳病変に二次性に，口蓋帆張筋の律動的な収縮の結果生じ，口蓋の縁の部分の動きがみられる.
2. 本態性口蓋振戦：中枢神経系病変とは無関係に，口蓋帆張筋の律動的な収縮の結果生じ，耳クリック音がみられる．口蓋上部

表 4.3 振戦を誘発する可能性がある毒物および薬剤[3〜5]

毒物	薬剤	
• ニコチン • 水銀 • 鉛 • 一酸化炭素 • マンガン • ヒ素 • シアン化物 • ナフタレン • アルコール • リン • トルエン • DDT • リンデン • ケポン • ダイオキシン	• 神経遮断薬 • reserpine • tetrabenazine • メトクロプラミド • 抗うつ薬 • リチウム • コカイン • アドレナリン • テオフィリン • カフェイン • ドパミン • ステロイド	• バルプロ酸 • perhexiline • 抗不整脈薬(アミオダロン) • メキシレチン，プロカインアミド • カルシトニン • 細胞増殖抑止剤(ビンクリスチン，アドリアブラスチン，シトシンアラビノシド，イホスファミド) • 免疫抑制薬(シクロスポリン A) • 甲状腺ホルモン

(縁だけではなく)の動きがみられる.

薬剤誘発性振戦

薬剤誘発性振戦 drug-induced tremor は，静止時や姿勢時，企図時にみられ，原因薬剤によって特徴が異なる．振戦を誘発する薬剤には，中枢神経作動薬(神経遮断薬，抗うつ薬など)，交感神経様作用薬，ステロイド，免疫抑制薬，気管支拡張薬，アルコール，カフェイン，バルプロ酸，アミオダロン，ニコチン，リチウムなどがある(**表 4.3**).

ヒステリー性振戦

ヒステリー性振戦 hysterical tremor は，心因性振戦 psychogenic tremor としても知られていて，神経学的診療において常に問題となる.

■ 不規則な周波数で，突然発症と寛解がみられ，注意をそらすことで周波数や振幅が変動する．同時活性化徴候 "coactivation sign" がみられることがある．その他の身体化ヒステリーのポイントがみられることがある.

起立性振戦

起立性振戦 orthostatic tremor（OT）は，ほとんど下肢に限られる（が，上肢および顎にもみられる）．立位で出現し，歩行で消失する．

- 座っている時や横たわっている時は問題がない．
- 振戦の周波数は 13〜18 Hz である（筋電図による評価）．
- 治療はクロナゼパムやプリミドンがある．

生理的振戦

生理的振戦 physiologic tremor は，健常者にみられる高頻度・低振幅の振戦である．通常は 6〜12 Hz の手の振戦である．

- 誘発性生理的振戦 enhanced physiologic tremor（EPT）は，姿勢時に主にみられ，高頻度の振戦であり，持続期間は短い（2 年以内）．

誘発性生理的振戦

誘発性生理的振戦 enhanced physiologic tremor（EPT）は，多くは，神経学的疾患ではなく，おそらく代謝性または中毒性疾患による高頻度の姿勢時振戦である．

- 内因性または外因性中毒でおこり，誘発・増悪因子としては，ストレスや甲状腺機能亢進症，肝疾患，ベンゾジアゼピンの中断，リチウム，バルプロ酸，カルシウムチャネル拮抗薬，不安，低血糖などがある．
- 通常は，生活には困らない程度であるが，多くの場合，患者は，自分が神経変性疾患になるのではないかという不安におちいる．

振戦患者の評価

現病歴とニューロパチーの既往歴や薬剤使用歴，毒物への曝露歴，振戦の家族歴などの聴取後，身体学的所見をとる（**表 4.4**）．

表 4.4 振戦患者の臨床診察

診察	診察のテクニック	所見
観察	患部は？	障害の程度を評価．頭部振戦だけの場合，痙性斜頸を鑑別する
観察	異常肢位はあるか？	ある場合はジストニア振戦を示唆
観察	振戦は静止時におきるか？ 姿勢時か企図時か？	静止時振戦は PD を示唆 姿勢時企図振戦は ET や他の疾患を示唆
観察	脚の振戦があるか？	起立時のみおきている場合は起立性振戦が最も考えられる；座位で静止時振戦がみられる場合は PD を示唆する
観察	仮面様顔貌があるか？	パーキンソニズムを示唆
観察	運動の幅が減少しているか？	指タップや手の開閉運動（10 秒）で評価，パーキンソニズムを示唆
観察	声音振戦があるか？	ET やジストニアを示唆；他の疾患でもみられるが目立たない
観察	ひきずり足歩行があるか？	パーキンソニズムを示唆
神経学的所見	四肢を安静に保ち，計算遂行課題（serial seven）を行わせる	静止時振戦を誘発する
神経学的所見	姿勢保持状態で四肢を評価（手を床に平行に前に挙上）	姿勢時振戦は ET，周波数が高い場合は誘発性生理的振戦，その他神経障害性振戦や小脳性振戦を示唆
神経学的所見	指鼻試験	企図振戦があり， • 運動失調があれば，小脳性/ホルムス振戦を示唆 • 単独の場合，ET またはジストニア振戦を示唆
神経学的所見	固縮と動作緩慢の評価；歩行時の腕振り減少	PD またはパーキンソン症候群を示唆
歩行	通常の歩行の評価	• すり足歩行はパーキンソン症候群を示唆 • 開脚歩行は運動失調を示唆 • すくみ足はパーキンソン症候群を示唆 • 姿勢異常はジストニアを示唆
歩行	つぎ足歩行	• 異常がある場合は運動失調や ET を示唆
言語の評価	“Rainbow passage”のような事前に用意された文章を読んでもらうのがよい〔第 10 章付録 A-2（226 頁）参照〕	• 単語の明瞭度の変化 • 流暢さの異常 • 話のスピードが遅延 • “断続性構音障害”：単語の音節が分断 • 声音振戦

診断・検査(表 4.5)

表 4.5　振戦の検査

甲状腺機能検査	甲状腺機能低下/亢進症があれば必要に応じて治療	甲状腺疾患，特に，甲状腺機能亢進症は振戦と関連
肝機能検査	肝疾患のスクリーニング	肝性脳症は振戦をおこしうる
その他の生化学的検査	必要に応じて代謝異常を補正	尿毒症は振戦を誘発
血清セルロプラスミン	50 歳以下の患者で検査する	ウィルソン病のチェック 24 時間尿中銅排泄も有用
毒物スクリーニング	薬剤誘発性，違法薬物使用，毒物(水銀，鉛など)の評価	薬物乱用/薬剤中断，アルコール離脱は振戦と合併する
薬剤の血中濃度	抗痙攣薬，免疫抑制薬など	シクロスポリン，バルプロ酸
脳 MRI	構造的評価；脱髄，血管障害など	小脳病変による小脳性振戦

治療

パーキンソン病

PD の静止時振戦は通常ドパミン作動性治療(ドパミン受容体作動薬，レボドパ)および抗コリン薬に反応する(**表 4.6**)．レボドパは最も有効な薬剤で，劇的に振戦を抑制することが時々ある．レボドパに抵抗性な場合は，ドパミン受容体作動薬や抗コリン薬と併用することもある．通常の薬剤に反応せず，振戦による障害が強い場合は，用量を最大耐容量まで増量するべきである．通常，薬剤による副作用が制限要素となる．すべての薬剤を試しても機能障害が強い薬剤抵抗性振戦，または副作用に耐えられない患者に対しては，機能的脳外科手術が選択肢となる[6]．PD の振戦は視床，淡蒼球，視床下核の破壊術や脳深部刺激療法に著明に反応することが示されている[7,8]．

表 4.6 新規に診断されたパーキンソン病の薬剤治療の選択肢(第 5 章参照)

薬剤	用量	副作用
カルビドパ/レボドパ	300～1,200 mg/日	嘔気，嘔吐，鎮静，幻覚
ロピニロール	3～24 mg/日	嘔気，嘔吐，鎮静，幻覚，睡眠発作
プラミペキソール	1.5～4.5 mg/日	嘔気，嘔吐，鎮静，幻覚，睡眠発作
ペルゴリド	1～5 mg/日	嘔気，嘔吐，鎮静，幻覚，心臓弁膜症，睡眠発作
トリヘキシフェニジル	6～15 mg/日	精神錯乱，鎮静，幻覚，口渇，膀胱性尿閉
ベンズトロピン	1～6 mg/日	精神錯乱，鎮静，幻覚，口渇，膀胱性尿閉
アマンタジン	200～400 mg/日	精神錯乱，鎮静，幻覚，口渇，膀胱性尿閉，網状皮斑，下肢の浮腫
セレギリン	5 mg/日 分 2	精神錯乱，幻覚
rasagiline	0.5～1.0 mg/日	精神錯乱，幻覚

4

本態性振戦

プロプラノロールとプリミドンの単独もしくは組み合わせが ET の最も好ましい第 1 選択治療である(**表 4.7**)．これらの薬剤は手指の振戦に比べると反応が劣るが，頭部振戦や声音振戦に対しても推奨されている．プロプラノロールの用量は 10～240 mg/日を分 3 で，長時間作用型の場合は，60～320 mg/日を分 1 または分 2 である．プリミドンの推奨用量は 50～750 mg/日を分 3 である．プロプラノロールは喘息や糖尿病，不整脈のある患者には禁忌である．プリミドンは眠気や，嘔気，めまい，錯乱をおこしうる．ガバペンチンも 2 つの研究で，1,800～2,400 mg/日を分 3 で ET を改善することが示されている．トピラマート，クロナゼパム，クロザピン，ボツリヌス毒素も，いくつかの報告で ET の振戦を改善することが示されている[9]．不安によって振戦が悪化する患者では抗不安薬が有効なことがある．最適な薬剤治療，適切な薬剤トライアルによっても機能障害が続く，または，副作用による薬剤不耐がある患者では

表 4.7　本態性振戦の薬剤治療[9, 11]

薬剤	用量*	コメント
プロプラノロール	10〜240 mg/日　分 2〜3	不整脈，糖尿病，肺疾患(喘息など)に禁忌． 低血圧やうつに注意
プロプラノロール LA (長時間作動型)	60〜320 mg/日　分 1〜2	同上
プリミドン	50〜750 mg/日　分 3 (または数時間毎)	鎮静，嘔気，めまい，精神錯乱
ガバペンチン	900〜2,400 mg/日　分 3	白血球減少，傾眠，めまい，運動失調
トピラマート	400 mg/日まで	しびれ，食欲不振，注意散漫
クロナゼパム	0.5〜6 mg/日	嗜眠

*これらすべての薬剤は副作用の罹患を減らすために緩徐な滴定が推奨される．本邦では，アロチノロールが適応をもっており，20 mg/日 分 2 ないし 30 mg/日 分 3 を投与する．

視床破壊術または脳深部刺激療法が有効な代替治療となる[10]．

小脳性振戦

小脳性振戦に対して一定した効果を示す薬剤はない．薬剤としては，クロナゼパム，プロプラノロール，トリヘキシフェニジル，レボドパ，フィゾスチグミン，トピラマートなどを試すことができる[12]．機能障害が強い振戦に対しては視床刺激術が選択肢となり，経験のある施設に紹介することが有効である[13]．

ジストニア振戦

ジストニアによる頭部，腕，声音振戦はボツリヌス毒素の施注で改善することが示されている．他の薬剤としては，抗コリン薬や，レボドパ，プロプラノロール，クロナゼパムなどを試すことができる[14]．

起立性振戦

起立性振戦に対しての治療は，低用量クロナゼパムである．フェノバルビタール，プリミドン，プロプラノロール，ガバペンチンもクロナゼパムが無効か，耐用できない場合は試すことができる．

誘発性生理的振戦

EPT の治療における最も重要な点は，原因をみつけることである．検査で代謝性の要因（甲状腺や糖）がみつかった場合，それぞれに応じて治療するべきである．不安が強い患者では，不安の治療によって振戦が改善することがある．薬剤性の場合は，原因薬剤を減量するか中止する．

神経障害性振戦

神経障害性振戦の治療としては，現在まで，有効な薬剤性治療はない．クロナゼパム，プリミドン，プロプラノロールが試されているが，一定の効果はない．障害の強い神経障害性振戦の例で，視床脳深部刺激療法の効果が報告されており，検討するべきである[15]．

口蓋振戦

口蓋振戦は機能障害が強くないことが多い．EPT を合併し，耳クリック音によって悩まされることがあり，その場合，トリヘキシフェニジル，バルプロ酸，flunarizine などによる薬物治療が有効なことがある．口蓋帆張筋へのボツリヌス毒素の施注も有効であると報告されている[16]．

薬剤誘発性振戦

薬剤誘発性振戦は常に原因薬剤の減量と中止である．

参考文献

1）Tolosa E, Wenning G, Poewe W. The diagnosis of Parkinson's disease. Lancet Neurol 2006；5(1)：75–86.
2）Bain PG, Britton TC, Jenkins IH, et al. Tremor associated with benign IgM paraproteinaemic neuropathy. Brain 1996；119 (Pt 3)：789–799.
3）Karas BJ, Wilder BJ, Hammond EJ, Bauman AW. Valproate tremors. Neurology 1982；32(4)：428–432.
4）LeDoux MS, McGill LJ, Pulsinelli WA, et al. Severe bilateral tremor in a liver transplant recipient taking cyclosporine. Mov Disord 1998；13(3)：589–

596.
5) Tarsy D, Indorf G. Tardive tremor due to metoclopramide. Mov Disord 2002 ; 17(3) : 620–621.
6) Deuschl G, Schade–Brittinger C, Krack P, et al. A randomized trial of deep-brain stimulation for Parkinson's disease. N Engl J Med 2006 ; 355(9) : 896–908.
7) Pahwa R, Factor SA, Lyons KE, et al. Practice parameter : treatment of Parkinson disease with motor fluctuations and dyskinesia (an evidence-based review) : report of the Quality Standards Subcommittee of the American Academy of Neurology. Neurology 2006 ; 66(7) : 983–995.
8) Suchowersky O, Reich S, Perlmutter J, et al. Practice parameter : diagnosis and prognosis of new onset Parkinson disease (an evidence-based review) : report of the Quality Standards Subcommittee of the American Academy of Neurology. Neurology 2006 ; 66(7) : 968–975.
9) Zesiewicz TA, Elble R, Louis ED, et al. Practice parameter : therapies for essential tremor : report of the Quality Standards Subcommittee of the American Academy of Neurology. Neurology 2005 ; 64(12) : 2008–2020.
10) Hubble JP, Busenbark KL, Wilkinson S, et al. Deep brain stimulation for essential tremor. Neurology 1996 ; 46(4) : 1150–1153.
11) Ondo WG. Essential tremor : treatment options. Curr Treat Options Neurol 2006 ; 8(3) : 256–267.
12) Sechi G, Agnetti V, Sulas FM, et al. Effects of topiramate in patients with cerebellar tremor. Prog Neuropsychopharmacol Biol Psychiatry 2003 ; 27(6) : 1023–1027.
13) Foote KD, Okun MS. Ventralis intermedius plus ventralis oralis anterior and posterior deep brain stimulation for posttraumatic Holmes tremor : two leads may be better than one : technical note. Neurosurgery 2005 ; 56(2 Suppl) : E445 ; discussion E.
14) Singer C, Papapetropoulos S, Spielholz NI. Primary writing tremor : report of a case successfully treated with botulinum toxin A injections and discussion of underlying mechanism. Mov Disord 2005 ; 20(10) : 1387–1388.
15) Ruzicka E, Jech R, Zarubova K, et al. VIM thalamic stimulation for tremor in a patient with IgM paraproteinaemic demyelinating neuropathy. Mov Disord 2003 ; 18(10) : 1192–1195.
16) Penney SE, Bruce IA, Saeed SR. Botulinum toxin is effective and safe for palatal tremor : A report of five cases and a review of the literature. J Neurol 2006 ; 253(7) : 857–860.

5

「ヒキずる」患者のみかた

The "Shuffling" Patient

症候

ひきずり足歩行 shuffling gait は，神経内科の臨床で多い主訴であるが，歩行障害の患者の評価と診断は難しいことがあり，詳細な病歴聴取と注意深い神経学的診察が必要となる．その病因は，中枢神経系(錐体外路もしくはそれ以外)のいずれの部位の病変でもおこりうるし，リウマチ性疾患などの非神経学的病因によってもおこる．診断のキーポイントは，歩行の適切な描写と付随する神経学症候を認識することである．

ひきずり足歩行は通常パーキンソン病(PD)のような無動・固縮型症候群 akinetic-rigid syndrome にみられる．

■非振戦優位型 PD 患者の最初の症状であることがある．

■ひきずり足歩行を呈するその他の病態には，多系統萎縮症(MSA)，進行性核上性麻痺(PSP)，大脳皮質基底核変性症(CBD)，レビー小体型認知症(DLB)，正常圧水頭症(NPH)，一部の認知症の進行過程，および，前頭葉症候群がある．

■ひきずり足歩行を呈する患者の特徴としては，頸と肩の屈曲を伴う前傾姿勢がある．

- 歩幅は短く，スピードは遅い．

■体幹は曲がっており，固く，膝も曲がる傾向があるが，PSP の患者では直立した姿勢になる．

■PD 患者では他のパーキンソニズムを呈する疾患と比べ，非対称性の腕振り減少がみられる．

- 加速歩行 festination は，速度が増すのに歩幅が短くなる傾向と定義され，ひきずり足歩行患者にも同様にみられ，PDの特徴的な所見である．

■パーキンソニズムに伴う症候が診断の糸口になる．例えば：

- ひきずり足歩行に尿失禁と認知機能障害を伴う場合，NPHを鑑別するべきである．
- ひきずり足歩行に加え，早期から転倒がみられ，垂直方向の眼球運動制限を呈する場合，PSPを考慮するべきである．
- 認知機能障害が早期におこる場合は，DLB，CBD，PSPなどを鑑別としてあげる必要がある．
- 顕著な自律神経障害からはMSAが示唆される．
- 同様に，病初期からの著明な平衡機能障害はPSPもしくはMSAをより示唆する．

■他の歩行障害においてもひきずり足歩行がみられることがある：

- 孤発性歩行開始障害 isolated gait ignition failure では，歩行を開始するのが困難となり，方向転換時に悪化する歩行時のすくみを頻繁に呈する．通常，姿勢反射は正常だが，軽度のパーキンソン症状を呈することがある．
- 前頭葉性歩行障害 frontal gait disorder では，床に“接着された”もしくは“磁石でくっついた”ような歩行となる．歩行を開始するのは非常に困難で，歩行開始後も自然とひきずり足歩行となる．方向転換のような特殊な手技によって症状が増悪する．この症候群は広範な両側虚血性白質病変(動脈硬化性/血管性パーキンソニズム)や，水頭症，他の前頭葉疾患の結果生じ，歩行失行 gait apraxia とも呼ばれる．

診察

詳細な病歴を聴取した後は，注意深い歩行の評価が必要である(表5.1)．

■歩行中の体幹の姿勢を観察する：患者の歩調，足位，歩幅，歩行の開始，特殊な手技(繰り返し方向転換など)での出来などを記載するべきである．

■患者に椅子に座った状態から，肘かけを押さずに立ち上がってもらう．補助なしで立つことができないのは下肢近位筋の筋力

表 5.1 歩行の主な評価項目

歩行の要素	特徴
姿勢 posture	前傾⇔まっすぐ
足の位置 stance	狭い⇔広い
速度 speed	遅い⇔正常(加速歩行 festination の有無)
歩幅 stride	短い⇔正常⇔長い
歩行の開始 gait initiation	歩行開始時のすくみ hesitation があるか？ “マグネット様”か？
すくみ freezing	方向転換時にすくみ freezing があるか？
症状の左右差 symptom asymmetry	パーキンソニズムは左右対称性かどうか？
つぎ足歩行 heel-toe walking	体幹運動失調や小脳症状の有無
姿勢反射 postural reflex	早期発症⇔晩期発症
転倒 fall	後方⇔前方；早期発症⇔晩期発症

低下(ミオパチーなど)による一方，同様の障害は中等度から重度のパーキンソニズムでもみられる．

■患者に歩行を開始してもらい，容易に，自然に流れるようにできるかを観察する．

■歩行開始時のすくみ hesitation は無動・固縮型症候群を示唆する．

■歩行開始後は，歩幅，足位，速度を記載する：ひきずり足歩行は無動・固縮型症候群を示唆し，その程度は，かなり小刻みから，歩行が全く始められないほど(magnetic feet)までさまざまである．

■開脚歩行 wide-based gait や，つぎ足歩行は，MSA-C や体幹運動失調などの小脳障害が付随することを示唆する．

■コーナーでの方向転換や突然の方向転換などの特殊な手技を用いた評価も必要である．こうすることにより，すくみやひきずり足歩行の悪化が誘発される．

■非対称性や振戦の出現など，PD を示唆する所見にも注意を払うべきである．

■姿勢反射はその後に評価すべきで，通常は患者の後ろに立ち，肩をグイっと引くことによって行う．

■固縮，運動寡少，振戦の評価を行う．

■運動失行，運動失調，感覚障害，失語症，認知機能障害，腱反射亢進など，関連する特徴を観察する．

パーキンソン病（第4章も参照）

■PDは1817年の報告でJames Parkinsonによって初めて正式に記載された．

■Parkinsonは振戦，歩行障害，動作緩慢を記載したが，彼はそれらを運動麻痺と混同したため，当初は"**振戦麻痺** paralysis agitans"というあまり適当でない名称が使われていた（＊1888年にcharotの提唱によりパーキンソン病と呼ばれるようになった）．

疫学

■診断の不正確さと実際の発症時期同定が困難であることから，どれだけの人がPDを罹患しているかを正確に推定することは難しい．

■全米で75万から150万人がPDを罹患していると推測されている．

■10万人中，1年で4〜20人の新規患者がいるとされる．PDの罹患率と有病率は年齢とともに上昇する．65歳以上では約2%の人がPDを罹患している．

■症状の平均発症年齢は約60歳である．

■PDは白色人種により多く，西アフリカに少なく，中国ではその中間である．アフリカ系アメリカ人と台湾にいる中国人は，西アフリカや中国における対照群よりも，高率にPDを罹患していることから，環境因子が役割を果たしていることが示唆される．

■男性は女性と比べPD発症のリスクが1.5倍である（＊本邦ではほぼ同数）．

■21歳から40歳の間に発症した場合，young-onsetと呼び，21歳以前に発症した場合，juvenile-onsetと呼ぶ．

■生存率におけるPDの影響は明らかでない．推定標準化死亡率（PD患者の対照に対する死亡数の率）は1.5〜2.4と幅がある．

- PDを基礎疾患にもつ患者あるいはPDが死因に関与している患者を含めPD患者の死亡診断書の約半数しか，PDそのものを直接の死因として記載していない．主な死因は，気管支肺炎などの二次的な合併症であることが多い．
- 早期死亡は認知症と関連があり，晩期の死亡は発症時期と関連がある．
- PDを若く発症した方が診断から死亡までの絶対的な生存日数は長くなるが，平均余命が長いために，若く発症した患者では生存に病気そのものが影響する．
- 振戦優位型の患者は振戦がない患者と比較して長生きであり，また，振戦優位型の患者は姿勢異常や歩行障害がある患者と比較しても長生きである．

病因

■PDの原因はいまだ不明である．

■遺伝的，環境的，および，環境リスクファクターと遺伝的脆弱性の相互作用のいずれも原因である可能性がある．

■PDは単一の疾患単位でないかもしれず，PDの臨床症状はいくつかの違った病態でおきているかもしれない．

＊振戦優位型と無動固縮型の違いなどが指摘されている．

リスクファクター

■加齢がPD発症の最大のリスクファクターであり，その次にPDの家族歴が続く．

■他に報告されているリスクファクターとしては，高学歴，職業（医師および医療従事者）[1]，頭部外傷，農薬・殺虫剤・重金属への曝露，田舎暮らし，井戸水の飲用[2]などがある．

遺伝因子

■PDの多くの場合は孤発性であるが，遺伝する場合が少数ある（特に50歳以前に発症した場合）．

■PDの家族歴がある場合，PDの発症率は背景となる母集団に対して倍増する．15～20％の患者でPDの家族歴が陽性である．

■PDの発症に関連する遺伝子変異には，*PARK1*～*11*の遺伝子座がある(＊現在18まで). 常染色体優性(AD)のものと常染色体劣性(AR)のものがある.

- *PARK1*(AD)は, 4q21−q23染色体上に位置し, α−synuclein蛋白をコードし, レビー小体(PDとレビー小体型認知症の病理学的指標)と関連する. Contursi由来のイタリア系アメリカ人家系で最初に報告され, その後ギリシャ人などのいくつかの家系でみつかっている. 臨床的には, 早期に発症し, 振戦を伴わないことが多い.
- *PARK2*(AR)は, 6q25.2−q27染色体上に位置し, parkin蛋白をコードし, レビー小体はみられない(＊一部の患者では認められている). 日本人家系で最初に報告され, 早期または若年発症で, 左右対称性におかされ, レボドパ誘発性ジスキネジアがでやすく, 病気の進行はゆっくりである. 精神症状がでやすく, 早期のジストニア, 腱反射低下が以前は*parkin*関連PDの臨床的指標とされたが, これらは, *parkin*変異というよりもむしろ若年発症に相関がある. しかし, 最近の中国からの報告では, 遅い進行, sleep benefitを伴う日内変動, 腱反射低下が比較的顕著である. *parkin*変異は, AR型若年発症家族性PDの約50%を占めるため, AR型の家族歴を持ち, 45歳以前に発症した症例では考慮するべきである.
- *PARK3*(AD)は, 2p13染色体に位置し, 晩期発症(平均59歳), 認知機能障害, レボドパ反応性, レビー小体陽性と関連がある. 北欧出身の家系で同定された.
- *PARK4*(AD)は, 現在では*PARK1*にマッピングされている(4q21染色体). 患者はα−synuclein遺伝子発現が2倍(α−synuclein遺伝子三重複が通常の2コピーではなく4コピーとなる＊3コピーになるものもある)となり, より広範なレビー小体病理像を呈する. 臨床的には, 自律神経障害, 認知症, 体重減少などが, パーキンソニズムとともにおこる.
- *PARK5*(おそらくAD)—ユビキチンカルボキシ末端加水分解酵素L1(*UCH−L1*)をコードする遺伝子—この遺伝子のミスセンス変異を持つドイツの2兄弟においてのみ報告されており, 不完全な浸透率を持ち, 家族性PDのなかでも非常に稀である. しかし, 1998年のこれら2例の元の報告以来, この変異の他の家系は報告されていない(*UCH-L1* 遺伝子の 193M). 最近の報告は *UCH-L1* は PD の感受性遺伝子でない可能性を示唆している.

- *PARK6*(AR)は, 1p35-p36 染色体上に位置し, PINK1 蛋白をコードし, 早期発症, ゆっくりとした進行を示す. シチリア島由来のイタリア人家系において最初に記載され, その家系内の 4 例は, 32〜48 歳で PD を発症した. PET 機能的画像では, 一様に尾状核と被殻の取り込みが低下したパターンを呈し, 臨床的重症度から推測されるよりも重度のドパミン低下を示した.
- *PARK7*(AR)は, 1p36 染色体上に位置し, 早期発症, 遅い進行, 精神障害, ジストニア(眼瞼攣縮など)と関連する. *DJ-1* 遺伝子変異や *DJ-1* を欠く細胞では酸化的ストレスに対してより感受性が高くなるようである.
- *PARK8*(AD)は, 12p11.2-q13.1 染色体上に位置する. 平均発症年齢は 51 歳で, 臨床的に典型的な PD と非常によく似ており, 片側発症でレボドパ反応性がよい. 足のジストニアは薬剤療法の前もしくは途中から出現することがある. 薬剤誘発性ジスキネジアの訴えは少ない. 病理は種々であり, イギリス Lincolnshire 州では, 黒質の色素細胞減少とグリオーシスおよび典型的なレビー小体を認めた. しかし, 日本からのオリジナルの報告ではレビー小体を伴わない黒質の変性が記載されている. *LRRK2*(leucine-rich repeat kinase 2)は, dardarin 蛋白をコードし, 責任遺伝子として同定された. *LRRK2* 変異の頻度は(一親等で 1 人以上発病者がいる 118 人の家族性 PD 患者の連続シリーズの調査では)家族性 PD の約 5%であり, 孤発性 PD の 1〜2%である.
- *PARK9*(AR, 表現形は PD とは似ていない)は, 淡蒼球-錐体路変性, 核上性眼球運動麻痺, 認知症を特徴とする.
- *PARK10*(不明):51 のアイスランド家系が遺伝子タイピングされ, 晩期発症 PD の感受性部位として同定された.
- *PARK11*(AD):米国の大規模多施設研究において, ゲノムワイド連鎖解析によって同定された. 特定の表現形もしくは遺伝形式は報告されていない.

ミトコンドリア遺伝形式

■ミトコンドリア複合体Ⅰの欠損はミトコンドリア遺伝子欠損の結果であることがわかっている.

■ミトコンドリア遺伝子は母系遺伝なので，母系伝播であると考えられている．しかし，2つの別の研究で，発端者が母親でなく父親であった(これは明らかに母系遺伝とは矛盾する).

環境因子

■毒物

- MPTP：サンフランシスコの化学専攻の大学院生が街で売るためにペチジン類似体を製造したが，MPTP(1-methyl-4-phenyl-1,2,3,6-tetrahydropyridine)が混入していた．この産物を注射した静脈内薬物使用者は重度のパーキンソニズムを発症し，剖検で神経細胞減少が認められた.
- MPTPに構造的に似ている化合物が殺虫剤にみつかっており，小規模な症例対照研究で田舎や農場，井戸水の飲用でパーキンソニズムのリスクが軽度上昇することが示されているが，母集団を基にした対照研究では関連性が示されていない.

■重金属

- マンガン中毒はパーキンソニズムを引きおこす．しかし，臨床的・病理学的特徴は孤発性PDとは異なる．マンガン中毒では，早期の精神症状(精神易刺激性，衝動的行動，幻覚)が生じ，ジストニアが多く，振戦は姿勢時が多い.
- アルミニウムを含む水を消費し，マグネシウムとカルシウムの食事からの摂取が少なかったグアムに住む人々はパーキンソニズム-認知症複合を発症した．別の仮説はソテツの粉による植物性神経毒によってこの症候群が生じる可能性を示唆した.
- 鉄はフリーラジカルの形成を増強し，脂質の過酸化と細胞死をおこすかもしれない.

■一酸化炭素

- パーキンソニズムは遅発性障害として生じ，動作緩慢，固縮，時に静止時振戦がおこることが特徴である．ジストニアと感情変化もおきる場合がある．他にも無動無言として発症することもある.

■感染症

- 1900年代前半に，脳炎後パーキンソニズムによって感染性機序(おそらくウイルス性)の可能性が持ち上がった．病気の急性期は数週間持続し，その臨床的特徴は顕著な傾眠と眼筋麻痺である．パーキンソン症候群は感染から数か月から数年後に生じる(平均25年，中央値5年)．しかし，脳炎後パーキンソニズムの臨床的・病理学的特徴は孤発性PDとは異なる．PDは進行性で組織学的にはレビー小体を認める一方，脳炎後パーキンソニズムでは臨床的な進行は緩徐で病理学的にはアルツハイマー型神経原線維変化がみられる．

■感情的ストレス

- 極度の心理的・肉体的ストレスに耐えた人でPDのリスクが上昇することが報告されている．感情的ストレスはドパミン代謝回転を増やし酸化的神経細胞死をおこすことが仮定されているが，これは証明されていない．

■人格

- 発病前人格特徴として，内気，内向性，うつはPDのリスク上昇と関連している．後ろ向き研究で，PD患者は，対照群と比較して，注意深く，融通がきかず，寡黙であったが，これはより大きな研究で調査される必要がある．

臨床的進行

■臨床的症候がみられた時点で，少なくとも50%の線条体ドパミン減少がある(画像研究からの推定)が，黒質では60〜80%ほど減少している可能性がある(代償的機序によってスキャン画像上の見た目に影響し，乖離の原因となっているかもしれない)．

■前臨床期は1年から数年と推定されるが，正確には不明である．

■病気の進行の割合は個人で異なり，振戦優位型の一部では非常に緩徐に進行する．

■10〜20%の患者では，振戦がなく，無動・固縮や歩行障害主体のままである．

■治療を開始すると，通常は運動機能スコアの改善がみられる．レボドパへの反応は用量依存性であることが多い．未治療患者のUnified Parkinson's Disease Rating Scale(UPDRS)スコアは

1年で約13点ずつ悪化する.

■運動合併症(ウェアリング・オフ現象, 不随意運動, オン-オフ現象)は, レボドパ治療開始5年後に50%の患者に生じるといわれてきたが, いくつかの研究ではこれよりも発生率は低いと報告している. 一般に, ドパミンアゴニスト単独療法の方が運動合併症の発生率が低い.

■レボドパ内服中の患者では40%が5年後もジスキネジアなしのままでいたのに対して, ドパミンアゴニスト内服中の患者では70%でジスキネジアがない状態であった. しかし, レボドパは運動能力を改善するという意味では非常によい治療法である.

■若年発症(40歳未満)例では, 運動合併症を早期からおこし, 6年でほぼ100%となる.

■発症時に高齢の場合は, 一般的に運動症状の早急な悪化をおこす.

■高齢, 早期の認知機能障害, 関連する合併症, 固縮と動作緩慢が目立つ場合(発症時に振戦を欠く), 乏しいドパミン反応性, 初期から重い障害などは予後不良と関連する.

■病気の進行は線形でない. いくつかの研究で, 悪化の割合は初期で早く, その後病期の進行とともに緩徐になることが示唆されている(しかし, 治療の効果は, 重症度と進行の割合の解釈に影響を与えるので考慮すべきである).

臨床的特徴

■PDの3つの主な運動症状[3)]:

①運動緩慢/動作緩慢 bradykinesia

②固縮/筋強剛 muscular rigidity

③振戦(4〜6 Hzの静止時振戦)

■PDの診断には, 動作緩慢と他の2つの主要症候のうち少なくとも1つが必要である.

■姿勢反射障害(視覚, 前庭, 小脳, 固有感覚の障害によらない)を4徴に含めることもある.

■非対称性

- 特発性PDは一般に症状に左右差がある. 発症側(右か左)と優位半球(利き手など)の間には関連性はない.

- 症候は病期を通じて発症側で悪いままである(重症度，運動症状の変動やジスキネジアの出現も含む).

■運動緩慢/動作緩慢 bradykinesia

- 動作緩慢とは，随意運動の開始の遅さと，繰り返し運動を持続した際に速度と振幅が徐々に減少する現象である．運動減少(症) hypokinesia とは，体を動かす行為自体が乏しいことである.
- 動作緩慢または運動減少による症候と機能障害には以下のようなものがある.
  - ●腕振りの減少
  - ●歩行障害，早期から足を引きずる傾向
  - ●字を書いているうちに小さくなる(小字症 micrographia)
  - ●手の巧緻運動障害—ボタンをとめる，ジッパーをあげる，食べ物をナイフで切るなど—が困難になる
  - ●ベッドで寝がえりを打つのが困難
  - ●表情の減少は，しばしば，仮面様顔貌 mask-like face と描写される(表情減少 hypomimia)
  - ●発声不全 hypophonia(声量とそのコントロールが減少すること)
- 運動緩慢は，PD において QOL を有意に障害するが，だいたい抗パーキンソン病薬に反応する.

■固縮/筋強剛 rigidity

- 固縮は，筋トーヌスの不随意な増加であり，すべての筋群におこりうる．固縮は運動の開始から終わりまで存在し，なめらかなら"鉛管様 lead-pipe(固縮)"と表現される．"歯車様 cog-wheel"振戦は，爪車のような動きであり，共存する振戦による主観的な歯車様の感覚だけかもしれないが，真の歯車様(固縮)は振戦と無関係に固縮の型をとる.
- 固縮は四肢を正常な動きの範囲内で受動的に動かすことによって検査する.
- 軽度の固縮は"活性化"によってみつけることができる．例えば，患者に反対側の手を握ったり開いたりしてもらうことなどである.
- 患者は固縮を筋肉のつっぱりや時に痛みとして表現する．患者は最初に五十肩で整形外科を受診し，これが実際に PD の最初

5

の症候となることがある．PD における痛みはジストニアによっても生じる．

■振戦 tremor

- 静止時振戦は PD で典型的にみられ，その部位の緊張がとれている時におこる(例えば，座位で腕と手を膝の上に乗せて制止させている時など)．特に患者の不安が強い時などは，注意をそらすこと(数字の逆唱など)によって，静止時振戦を“誘発”できることがある．
- 姿勢時および動作時振戦も PD で認められる．
- 振戦は睡眠中に消失する．
- PD 患者の 40〜70% が初発症状は静止時振戦であり，病気の経過中に静止時振戦を呈するものは 68〜100% に及ぶ．10〜20% の PD 患者は振戦を呈さない．
- 古典的には，振戦は静止時で 4〜6 Hz の頻度(周波数)であるが，他の周波数のこともある．振戦は回旋性の要素があるため“丸薬丸め様 pill−rolling”を呈する．
- 振戦は通常，片側の手または腕に始まり，同側の脚，対側へと進行する(脚から始まることもある)．
- 姿勢時振戦がみられることもある．静止時振戦と姿勢時振戦との間には潜時がある．つまり，患者の腕や手の静止時振戦は，腕を持ち上げるなどある姿勢をとるといったん消失し，その後，振戦が再度出現する(re-emergent tremor)．
- 顎や眼瞼の振戦も同様に PD でみられるが，頭全体の振戦は稀である．頭部振戦はうなずき様 nodding(yes−yes tremor)や首振り様 shaking(no−no tremor)であり，本態性振戦に多くみられ，PD では稀である．頭部振戦は頸部ジストニアの患者にもみられる．
- 振戦は，古典的 3 徴のなかでもしばしば最も治療困難な症状である．約半数の例で治療に反応して，振戦の改善が自覚できるが，完全にとれることはあまりない．患者は治療にもかかわらず振戦が持続することに悩まされることが多く，動作緩慢が改善していても振戦が残っていることを理由に治療が効いていないと訴えることがある．
- PD の振戦は，ストレスや不安で増加する傾向にあるが，これは

PD に特異的ではなく，他の多くのタイプの振戦においてもみられる．

■姿勢反射障害 postural instability

- 患者はバランスの悪さ，不安定性，転倒を訴える．
- 姿勢反射障害は pull テストを用いて検査する．検者は患者の後ろに立ち，患者の肩を素早く後ろに引く（Romberg テストと違って，足は少し開かせるべきである）．早期では患者は自ら立ち直れる．しかし，進行期では支えないと倒れてしまう（後方突進現象 retropulsion：2～3 歩後ろに下がるが，自ら立ち直れる）．

パーキンソン病の誤診

■誤診はよくあり，地域研究では 25～50％の割合でおこる．

■専門的センターにおいては低い誤診率（10～25％）であるが，これは病気が進行してから診断されることによるバイアスがかかっているかもしれない（死亡する直前の診断は，剖検結果と比較すると初診時の最初の診断と比べてより正確な臨床診断であることが多い）．

■診断がつくまでには時間がかかることがある．

■PD は，うつ病（顔面の表情減少，動作緩慢，便秘），甲状腺機能低下症，加齢による動作の遅さなどと誤診されることがある．

■**線条体足趾** striatal toe：拇指が不随意に広がる（背側屈曲し，上方を向く）ような，足の痙攣または筋攣縮であり，PD の最初の徴候であることがある．線条体足はジストニアの一型であり，PD にジストニアが前面に出現する場合，多くのケースで足がおかされる．

■**五十肩** frozen shoulder：固縮と動作緩慢の結果おこる片側の五十肩は，時に PD でみられる徴候である．

■**心因性運動障害疾患** psychogenic movement disorder：早期発症 PD は，特に少しでも非典型的な特徴がある場合，しばしば心因性と誤診されてしまうことがある．**心因性パーキンソニズム** psychogenic parkinsonism は稀であり，心因性を疑わせる特徴としては，突然発症，初期から急速に進行しプラトーに達する，奇妙な歩行 bizarre gait，大げさな運動緩慢，心理的要素の合併などである．レボドパの反応性は全くない～よく効くまで

表 5.2　レボドパ治療に関連する運動症状の日内変動

ウェアリング・オフ現象 wearing off
オフ時ジストニア off dystonia
オン－オフ変動 on−off fluctuation
服薬不全 dose failure
ディレイド・オン現象 delayed on
すくみ現象 freezing

幅があるが，薬剤誘発性運動合併症や進行期の合併症（認知症など）はおこらない．ドパミンニューロンのシナプス前の機能的画像は心因性 PD（スキャンで正常）と孤発性 PD（スキャンで異常）を鑑別するのに有用である．PD に伴って心理学的合併症がおこり，振戦や過呼吸，他の不随意運動などの身体症状を呈する場合がある．

運動合併症 motor complication

運動症状の変動 motor fluctuation

- 早期には，PD の治療は複雑ではない．疾患の進行とともに，運動症状の変動とジスキネジアがみられるようになると，機能障害が出現してくる（**表 5.2**）．
- 28～84％の患者で，発症から 4～6 年で運動症状の変動をきたす．
- 運動症状の変動は患者の生活の質（QOL）を低下させる．
- 疾患の進行とともに，患者はレボドパ濃度のわずかな変化に感受性が高くなってくる（**図 5.1**）．
- 運動症状の変動の治療は，進行期の PD ではより困難になる．

リスクファクター

- 運動症状の変動の合併には個人差があり，早期から運動症状の変動をきたす患者もいる．
- 発症年齢：若年発症の PD の患者は晩期発症と比較して，より運動症状の変動をきたしやすい．
- 治療期間：ドパミン治療を長く受けていればいるほど，より運動症状の変動をきたしやすい．
- 1 日投薬量：レボドパまたはドパミンアゴニストを高用量使用し

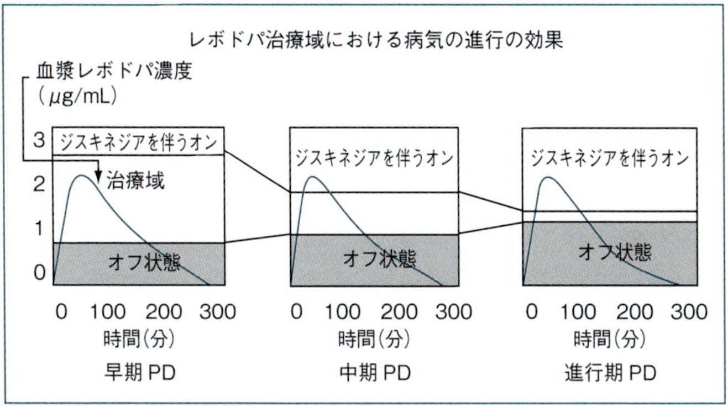
レボドパ治療域における病気の進行の効果
血漿レボドパ濃度
(μg/mL)
3
2
1
0
ジスキネジアを伴うオン
治療域
オフ状態
0 100 200 300
時間(分)
早期 PD
ジスキネジアを伴うオン
オフ状態
0 100 200 300
時間(分)
中期 PD
ジスキネジアを伴うオン
オフ状態
0 100 200 300
時間(分)
進行期 PD

図 5.1 PD の経過によるレボドパ反応性の変化

ている患者では，より運動症状の変動をきたしやすい．

■剤形：パルス状ドパミン刺激 pulsatile dopaminergic stimulation か持続的ドパミン刺激 continual dopaminergic stimulation（パルス状ドパミン刺激では運動症状の変動をきたすリスクを高め，時期を早めるかもしれないといわれている〔動物実験から〕．ヒトでの研究はまだ進行中である）．

■食事摂取：中性アミノ酸を多く含む食事はレボドパの吸収と競合し，胃内容排泄を遅らせ，レボドパの吸収が不規則になる．

レボドパ治療に合併する運動症状の変動

■ウェアリング・オフ現象 wearing off

- 最も一般的で，最初に出現する運動症状の変動である．
- 1 回服薬後のレボドパの効果がすぐに減弱する（通常 4 時間未満）．「（薬の効果が）早く切れてしまう」現象．
- 早期では，薬の効果の切れかたはゆっくりで，予測可能である．病気が進行すると，薬の効果が予想外に切れてしまったり，時に突然切れてしまったりする．
- 振戦，動作緩慢，固縮が次の服薬の前に出現し始める．
- ウェアリング・オフ現象は，自律神経系（紅潮，発汗，ふらふら感など），精神科的症状（うつ，不安，パニックなど），認知機能（精神緩慢など），感覚症状（腹部，背部，四肢の痛み，錯感覚

paresthesia，疲労）などの非運動症状も含む．

■“オフ”時ジストニア "off" period dystonia

- 早朝ジストニア early morning dystonia としておこることが多いが，薬剤の内服の谷間でもおこる．
- 下肢の痙攣 cramp や足指彎曲 toes curling が最も多く現れる症状である．
- 腕や脚のジストニア肢位も同様におこることがある．
- 一部の患者では痛みの原因となることもあり，いったん“オン”になれば痛みが軽減する．
- 背部痛や肩痛を経験する患者もいる（診断の数年前でもおこることがある）．

■“オン-オフ”変動 "on-off" fluctuation

- 予期できない，時に突然おこる運動症状の変動（薬が効いている状態もしくは効きすぎている状態から，薬が効いていない状態へ変動し，ジスキネジアが固縮に変わる）と定義される．
- 予期できない重篤な無動の期間からなる．
- 数分〜数時間続く．
- しばしば追加のレボドパに反応しない．アポモルフィンはレスキュー治療として用いられている．服薬間隔と1回投与量の変更，ドパミンアゴニスト追加などが有効である．

■服薬不全 dose failure *

- 薬剤の経口摂取による効果がないことが特徴である．
- 通常はレボドパ長期投与の合併症である．
- おそらく，胃内容排泄遅延や薬剤吸収が乏しいことなどの胃腸での機序から二次的におこっている．

*薬効の出現が遅れ，効いてくるまでに30分以上かかる現象を"delayed-on"現象といい，服薬にもかかわらず全く薬効が出現しない現象を"no-on"現象または服薬不全 dose failure という．

■すくみ現象 freezing

- 歩行や他の動きをうまく始められない現象．
- 動作開始時のすくみ start hesitation が最もよくあるすくみ現象の形式である．
- 歩行開始障害 gait ignition failure，方向転換時のすくみ turn hesitation，突然のすくみ sudden freezing，オン-オフすくみ on-

off freezing としても現れる.
- すくみ現象はオン時でもオフ時でもおこる.
- 移動の制限となり，頻繁な転倒を引きおこすことになるため，患者にとって大きな障害の原因となる.
- オン時のすくみは治療が非常に難しい．オフ時のすくみは薬剤の適正化に反応するかもしれない.

レボドパ/ドパミン作動薬治療によっておこる運動症状の変動

■ジスキネジア dyskinesia
- 通常は，舞踏様またはバリスム様の運動である．ジストニアやミオクローヌスもみられることがある.
- 通常は，PD の症状が悪い側で強い.
- 下肢，特に足から出現することが多い.
- PD 患者は軽度のジスキネジアに気づかないことがあるが，家族が心配することがある.
- 呼吸筋ジスキネジアは重度であればおこることがある.
- ジスキネジアは 2 種類のタイプがある.
  ①ピークドーズ・ジスキネジア peak dose dyskinesia：薬剤が最も効いている時の効果としてジスキネジアがでる場合.
  ②ダイ(バイ)フェージック・ジスキネジア di(bi)phasic dyskinesia：ジスキネジア→改善→ジスキネジアというパターン．薬剤内服後，ジスキネジアが出現し，その後，薬剤が最も効いている状態となり，薬効がひいていく際にジスキネジアがでる.

■ジストニア dystonia
- ウェアリング・オフ現象とともにおこることがある.
- レボドパの血中濃度が上がったり下がったりする際にもおこることがある.
- 例えば，痛みを伴う足の痙攣 painful foot cramp など.

鑑別診断 (表 5.3)

血管性パーキンソニズム

■血管性パーキンソニズム vascular parkinsonism は全パーキンソニズムのうち 4～12%を占めるが，画像か病理学的診断データを

5

表 5.3　ひきずり足歩行患者における鑑別の手がかり

症候群	診断の手がかり
パーキンソン病	症状の片側発症，レボドパに反応が良好，著明な静止時振戦
進行性核上性麻痺	垂直性眼球運動障害，早期からの歩行・バランス障害(通常は後方に転倒)，体幹の固縮，頸部後屈(歩行時)，びっくりしたような表情，レボドパへの反応が乏しい
大脳皮質基底核変性症	認知症，皮質性感覚消失，観念運動失行，他人の手徴候，症状の左右差，レボドパに反応が乏しい
多系統萎縮症	線条体黒質変性症*：喉頭喘鳴，レボドパにいくらか反応 オリーブ橋小脳変性症*：小脳症状，レボドパにいくらか反応 Shy-Dragger 症候群*：早期から自律神経障害，起立性低血圧，便秘，勃起障害，早期から歩行障害，末梢神経障害，レボドパにいくらか反応
正常圧水頭症	認知機能障害，歩行障害，尿失禁の 3 徴
レビー小体型認知症	早期から幻覚，認知症，症状の日内変動，薬剤による逆説的増悪
血管性パーキンソニズム	緩徐進行性または急性発症するパーキンソニズム，糖尿病や高血圧などの血管リスク，通常は小血管虚血性病変がある

*現在は，MSA として分類される.

用いた研究だけに限局すると 3〜6%の割合となる.

■血管性パーキンソニズムの罹患率と有病率は年齢とともに上昇し，女性よりも男性に多い.

■典型的特徴としては，(腕や上半身が初期からおかされやすい特発性 PD と比較すると)下肢優位であるが，上半身もおかされないわけではない．血管性パーキンソニズムの患者は，高齢で，姿勢反射障害，転倒の既往，認知症，錐体路症状，尿失禁などを呈しやすい[4].

■1920 年代の Critchley による元の記述では，歩行障害が優位(小刻み歩行 marche a petit pas)で，認知症や錐体路症状などの付随症状があるとしている．古典的には，急性発症で，左右対称性で，振戦がないが，姿勢反射障害があり，ドパミン補充療法に対して抵抗性であるとされる．しかし，発症については，より潜行性であることが一般的である．あるケースシリーズでは，血管性パーキンソニズムの約1/4のみ，新たな虚血性脳卒中発作による急性発症であると考えられたが，それでも新たな発作が潜行性の進行過程を顕在化させただけかもしれない．

■それゆえ，2種類の血管性パーキンソニズムがあることが示唆されている．

①急性発症で，基底核領域の梗塞と関連するもの

②潜行性発症で，皮質下白質のびまん性虚血性病変に関連するもの

■高血圧や糖尿病などの血管リスク因子は血管性パーキンソニズム発症のリスクを増加させる．血管障害の家族歴，その他の血管病変の既往(虚血性心疾患や末梢性血管障害など)，高コレステロール血症，喫煙などのその他の主な血管リスク因子は血管性パーキンソニズムのリスクを増加しそうであるが，エビデンスはない．脳卒中の既往もリスクファクターである．

■形態的画像検査によって基底核梗塞や，皮質下虚血性変化，または，よりびまん性の小血管変化がみられることがある．これらの所見は血管性パーキンソニズムの診断の補助となるが，臨床的にはパーキンソニズムの徴候を欠く場合も当然ありうる．

■あるケースシリーズでは，基底核梗塞の約10%は血管性パーキンソニズムを呈したが，別の研究では，MRIで基底核のラクナ梗塞の患者のうち38%でパーキンソニズムの臨床的特徴を呈した．

■シナプス前ニューロンの保全性を調べるための，単一光子放射線断層撮影(SPECT)や陽性子放射線断層撮影(PET)を用いた機能的画像解析では，特発性PDでは異常になるが，血管性パーキンソニズムでは(局所の基底核梗塞がない場合は)正常である．

■血管性パーキンソニズムには3つの病理学的パターンがある．

①多発性ラクナ梗塞を呈し，臨床的には，歩行障害，錐体路障害，認知機能障害，仮性球麻痺症状．

②皮質下動脈硬化性脳症(Binswanger病)は，臨床的に進行性の歩行障害と認知症を呈する．

③基底核梗塞(通常はラクナ梗塞)：この型は稀である.

- 特発性 PD と脳血管性パーキンソニズムは，どちらも高齢者で比較的一般的であるので，共存することがある.
- 血管性パーキンソニズムの治療戦略はまだ十分に研究されていないが，血管リスク因子(高血圧，糖尿病，高コレステロール血症など)の改善，抗血小板療法の検討，禁煙を勧めることなどがよさそうである.
- 典型的には，血管性パーキンソニズムはレボドパへの治療反応性が乏しいが，ある症例レビューでは病理学的に血管性パーキンソニズムであることが確認された患者においてレボドパ反応性のあった証拠(17 例中 12 例で中等度から高度の反応)が報告されている．臨床では，最大耐容量までレボドパを試す価値があり，臨床的効果があれば継続するし，反応がないか副作用が効果を上回る場合は中止すればよい.

多系統萎縮症

- 多系統萎縮症 multiple system atrophy(MSA)は，パーキンソニズム，自律神経障害，小脳症状，もしくはその複合を呈する症候群である．年齢調整有病率は 10 万人対約 4 人である.

• パーキンソニズム

- 動作緩慢，固縮，姿勢反射障害，振戦．MSA の診断のための合意声明においては，動作緩慢に加えて，固縮，姿勢反射障害，振戦のどれか 1 つが診断基準を満たすために必要である.
- 振戦は MSA の 2/3 の患者でみられるが，しばしば顕著ではないか初期のみにみられる．特発性 PD に典型的である丸薬丸め様安静時振戦は 10％以下でしかみられない．MSA の振戦は，不規則なぴくつき様であることがあり，姿勢時や動作時でもみられることがある．これは，ミオクローヌスによるかもしれず，しばしば触覚や伸転に敏感である.

• 自律神経症状

- 起立性低血圧に関連する転倒(起立もしくはヘッドアップティルトで 3 分以内に収縮期で 20 以上，拡張期で 10 以上低下し，安静時血圧も低い)
- 性的不能，早期の勃起障害

●膀胱機能障害(尿失禁または排尿不全)
• 小脳症状
●失調性歩行
●言語障害(失調性構音障害)
●眼振(多くはない)
●協調運動障害
• 錐体路障害(もおこりうる)
●腱反射亢進
●足底反射陽性
■パーキンソニズムを主に呈している患者はMSA-P(以前の線条体黒質変性症)と呼び，小脳症状が強い患者をMSA-C(以前の孤発性オリーブ橋小脳変性症)として分類する．
■MSA-PはMSA-Cに比べると2～4倍多い．
■平均発症年齢は54歳であり(特発性PDよりも若い)，30歳以前に発症して病理学的に証明された症例はない．
■ジスキネジアはおこりうる．特に口・顔面型である．
■認知症は一般的ではない．MSAの診断カテゴリーと除外基準において，DSM(精神疾患の診断・統計マニュアル)の基準による認知症は，MSAでは除外基準とされている．しかし，人格や気分の変化はおこりうる．

5

進行性核上性麻痺

■進行性核上性麻痺 progressive supranuclear palsy(PSP)の発症年齢は60～65歳(中央値)である．
■診断から死亡までの病期は5.9～9.7年(中央値)である．
■年齢調整有病率は10万人対約6人である．
■パーキンソニズム，特に体軸の固縮を呈する(それゆえ，頸部，体幹の運動が四肢よりもおかされる)．
■早期からの転倒(後方への転倒傾向，“木の幹様”)．
■垂直性眼球運動の障害(指示による上方視または下方視はできないが，早期では移動するターゲットを追視することはできる)．
■言語と嚥下の障害．
■認知症．
■上位ニューロン徴候．

■基底核内と脳幹の他の部位における神経原線維変化 neurofibrillary tangle と神経絨毛系 neuropil thread とタウ陽性構造物 tau-positive tuft が病理学的特徴である[5].

大脳皮質基底核変性症

■大脳皮質基底核変性症 corticobasal degeneration(CBD)は皮質症状とともにパーキンソニズムを呈する.
■パーキンソニズムはレボドパに反応しない無動・固縮型として現れる.
■認知機能障害が特徴的な所見となる.
■通常 60 歳以降に発症する.
■片側性の動作緩慢と固縮がおこり，振戦を伴う場合もある.
■典型的には，腕に不規則なぴくつきがみられる.
■進行性の歩行障害，ジストニア，嚥下障害，構音障害がおこる.
■失行(患者は自分の四肢が思ったように動かないと訴えたり，技術を要する動きを行うことが困難になったりする)や皮質性感覚障害，記憶障害もおこる.
■その他の症候には，ミオクローヌス，錐体路症状，舞踏アテトーゼ，核上性眼球運動障害，眼瞼攣縮などがある.
■症状は 1 年以内に対側にも広がる.
■“他人の手”徴候を呈することがある．例えば，患者がかいていてもそれが自分の手が他人によって使用されていると訴える.
■原因は不明であるが，タウ蛋白の蓄積がある[6,7].
■形態学的画像検査では皮質の萎縮がみられ，機能画像検査では前頭側頭部位の皮質および基底核の血流低下がみられ，しばしば，左右非対称性である.
■特異的な治療はなく，集学的な補助的ケアが必要とされる.
■薬物療法には，抗うつ薬やドパミン作動薬などがある．クロナゼパムはミオクローヌスに効くことがあり，バクロフェンは筋痙縮に使用することができる.

ウィルソン病(第 6 章も参照)

■ウィルソン病 Wilson's disease は銅輸送膜蛋白の欠損を伴う遺伝性疾患である．異常遺伝子は 13 番染色体上にある.

■パーキンソニズムがある若い(＜50歳)患者すべてにおいて鑑別としてあげるべきである.
■患者の50%は神経学的または精神医学的症状を呈し, 残りは通常小児期(〜53歳まで)に肝疾患の症状を呈する.
■血清セルロプラスミンが低く, 尿中銅は上昇する.
■Kayser-Fleischer ring(角膜内の虹彩の外周に沿った茶色い沈着で, Descemet膜への銅の沈着による).
• 青い虹彩の患者では, 裸眼でもみえる.
• 通常は眼科でスリットランプ検査が必要である.
■治療はペニシラミンや他の銅キレート剤である[8].

レビー小体型認知症

■レビー小体型認知症 dementia with Lewy bodies(DLB)は全認知症の約20%を占める.
■認知症が主で何らかの錐体外路症状を伴う場合と, パーキンソニズムで発症し, 早期に認知症を伴う場合がある. 認知症を伴うパーキンソン病 Parkinson's disease with dementia(PDD)という用語は, パーキンソニズムの発症が認知症の発症に少なくとも1年以上先行する場合に使用され, それ以前に認知症が発症した場合にはDLBと呼ぶ.
■幻視, 妄想, 精神異常 psychosis がドパミン作動薬治療なしにおこる.
■認知機能障害は進行性だが, 変動する(精神機能がほぼ正常に近い清明期がある).
■Movement Disorder Society の Scientific Issues Committee のタスクフォースはDLBの臨床診断のための合意診断基準を作成した. "possible diagnosis"に達するための基準は以下のとおりである：
• 通常の社会的・職業的機能を阻害するほど重度の進行性の認知機能低下(早期には必ずしも顕著なもしくは持続する記憶障害はおきないが, 進行とともに顕在化する. 注意力や前頭-皮質下機能, 視空間機能のテストでの障害が特に顕著となる).
• 3つの中核症状のうち1つを満たす：
  ●注意と覚醒における顕著な変容を伴う変動する認知機能

●繰り返す幻視
●パーキンソニズム
- 補助項目として：
●繰り返す転倒
●失神
●一過性意識消失
●神経遮断薬に対する過敏性
●体系化された妄想や，(幻視以外の)幻覚(例えば，幻聴，みえている形に触った感じ).
●うつ
●REM 睡眠行動異常症
- レビー小体型認知症の"probable diagnosis"に達するためには，"possible criteria"を満たし，さらにもう 1 つ中核症状を満たす必要がある.
- 対処法として，抗パーキンソン病薬，特に抗コリン薬，セレギリン，アマンタジン，ドパミン受容体作動薬などの減量や時に中断が必要になる場合がある．新しい非定型抗精神病薬(クエチアピンなど)などを考慮する．認知機能障害はコリンエステラーゼ阻害薬で改善する可能性がある．ドパミン受容体作動薬は非定型抗精神病薬と併用するとうまくいく場合がある.

正常圧水頭症

■正常圧水頭症 normal pressure hydrocephalus(NPH)はよくある疾患だが，"正常圧"水頭症や原発性空虚トルコ鞍 primary empty sella に伴うパーキンソニズムは比較的稀である.

■パーキンソニズムに加えて，尿失禁，歩行障害，認知症の症状を呈する.

■NPH は PD とは以下の点から鑑別される.
- 固縮，振戦，動作緩慢は PD と比べると頻度は少ない.
- レボドパへの反応性は，あったとしても限られている.
- 失禁は通常，尿であるが，便失禁の場合もある.
- 認知症はアルツハイマー病もしくは PDD ほど早くは進行しない.

■画像診断は診断の補助となる.

■外科的シャント術を考慮するべきであるが，特に，認知症，長期経過した症状，皮質の萎縮など予後不良の要素[9)]がある場合は，外科手術のリスクが，期待される利益を上回ってしまうかもしれない．

■NPHはPDや脳血管性認知症と鑑別が難しい場合がある．NPHは過剰診断されていると感じる専門家も多く，シャント術のような高リスク外科的手技を考慮する前に十分な検討が必要である．

薬剤誘発性パーキンソニズム

■薬剤誘発性パーキンソニズム drug-induced parkinsonism は，いくつかの疫学調査によると，パーキンソニズムの1/3〜1/2を占めるといわれている．

■薬剤誘発性パーキンソニズムは時に特発性PDと区別するのが難しいが，診断に役立つ特徴がいくつかあり，また，薬剤歴の聴取が重要である．

■症状は非対称性のこともあるが，薬剤誘発性パーキンソニズムはしばしば対称性である．

■神経遮断薬によるものが最も多い(新しい非定型抗精神病薬は比較的パーキンソニズムをおこしにくいが，それでも軽度のパーキンソニズムをしばしばおこす)．ある有病率の研究では，神経遮断薬を内服している患者の62%は，アカシジア(31%)，パーキンソニズム(23%)，遅発性ジスキネジア(32%)またはその組み合わせを含む運動障害疾患を発症する．

■制吐薬(例えば，プロクロルペラジン，メトクロプラミド，cinnarizine など)も原因薬剤となりうる．

■バルプロ酸ナトリウムと tetrabenazine はパーキンソニズムをおこすが，その割合は低い．抗うつ薬とカルシウム拮抗薬は症例報告などで強い関連が示唆されているが，データは確固たるものではない．うつはPDではよくある症状で，抗うつ薬はしばしば有効であるので，抗うつ薬によるパーキンソニズムの悪化は臨床ではあまり問題となっていない．

■パーキンソニズムは通常，原因となる薬剤を中止することによって改善するが，消失するまでに数か月かかったり，症状が持続したりすることがある．薬剤中止から約 6 か月以上症状が続く場合，特に悪化する場合は，PD が顕在化したのかもしれない(すなわち，原因薬剤を処方されていなかった場合よりも早く誘発された可能性がある)．

■薬剤顕在化パーキンソン病 drug-unmasked PD は，ドパミンシナプス前機能画像(PET または SPECT)によって純粋な薬剤誘発性パーキンソニズムと鑑別することができるかもしれない．つまり，PD では異常だが，薬剤誘発性パーキンソニズムでは正常となる．ほとんどの持続する薬剤誘発性パーキンソニズムは，薬剤によって顕在化した PD である．

本態性振戦(第 4 章も参照)

■本態性振戦 essential tremor(ET)は病早期で PD と鑑別が重要となる．

■ET は PD の約 10 倍多い．

■ET では男性と女性は同程度の頻度である．

■ET と PD の振戦は通常は臨床所見から区別される．静止時振戦は通常 ET ではみられない．ET の振戦の頻度は PD の潜在性姿勢時振戦と同様かやや早い(4〜12 Hz)．ET では，姿勢時に振戦がでるまでに潜時はない(すなわち，振戦は運動が開始したと同時に出現する)．ET の振戦の動きは屈曲・伸展の平面上にとどまるが，PD では回旋性の動きもみられる(例えば手首で．それゆえ，古典的には“丸薬丸め様 pill-rolling”振戦と表現される)．

■ET では：

- 振戦は通常，両側性で姿勢時および動作時振戦としておこるのに対して，PD の振戦では，左右非対称性の静止時振戦である．
- 約 50％の症例で家族歴が陽性である(遺伝性の場合，常染色体優性型である)．
- 振戦はアルコールで改善する(アルコールの効果はアルコールによる単なる抗不安作用以上である)．
- 振戦は比較的若い年代で発症する(しかし，ET の有病率は加齢とともに上昇する)．
- 振戦は通常しばらく持続し(数年が多い)，PD よりもかなり緩徐に進行し，他の PD の症状を伴わない．

- 頭頸部の振戦が一般的であるが，PDでは頭部振戦は稀で，顎や唇の振戦がおこる．

■特発性PDでは，振戦は通常，非対称的であり，片側性に発症し，安静時におこる．家族歴が陽性なことはずっと少なく，一般的にアルコールには反応せず，他のPDの症候(固縮や運動緩慢)を伴い，症状はETより早く進行する．

■ETは薬物治療を必要としないこともあり，正確な診断をして安心させるだけで十分なことがある．中等度～重度の症例では，β遮断薬が振戦に効くことがある．β遮断薬が効果不十分な場合，禁忌の場合，副作用が生じる場合は，プリミドン単独または併用を試すことができる(しかし，鎮静や行動学的副作用を生じうる)．ガバペンチンやトピラマートなどの他の治療法はいくつか臨床治験で効果のエビデンスがある(トピラマートの試験は小規模ではあるが)[10]．重症の難治性例では，視床破壊術や脳深部刺激療法などの外科手術が考慮される[11]．

5

診断・検査(表5.4)

治療

運動症状の側面から：治療の原則

■現在処方可能な薬物療法によって症状の改善が得られるが，神経保護作用が証明されたものは1つもない．

■治療は機能的な観点から必要な場合に開始される(これは患者によって違い，患者だけでなくしばしば介護者の情報が必要となる)．

■治療は発症からいろいろな時点で開始されるが，通常は2～5年である(症状の発症は通常診断よりも先であることに注意)．

■初期治療にはいくつか選択肢があり，それぞれに利点と欠点がある．主な選択肢としては，レボドパ(脱炭酸酵素阻害薬との併用)，ドパミン受容体作動薬，モノアミン酸化酵素B(MAOB)阻害薬である．抗コリン薬とアマンタジンも時に使用される．薬

表 5.4　パーキンソン症候群の一般的診断・検査

ドパミン受容体拮抗薬への曝露はあったか？	ある場合は，薬剤性パーキンソニズムの可能性を鑑別する	通常は左右対称性の症候
脳血管障害の既往はあったか？	特に症状が左右対称性の場合は血管性パーキンソニズムを鑑別する	下肢優位のパーキンソニズムは通常は血管性パーキンソニズムにみられる
患者は 50 歳より若いか？	ウィルソン病を鑑別する	血清セルロプラスミン，24 時間尿中銅排泄，スリットランプ検査，必要ならば肝生検
脳 MRI で異常あり	血管性パーキンソニズムを鑑別する	大脳基底核または脳室周囲の虚血性グリオーシス変化
	正常圧水頭症を鑑別する	脳室拡大
	中毒性/代謝性（低酸素性障害，マンガン中毒，鉄沈着）を鑑別する	大脳基底核の信号増強
脳 MRI で異常なし	パーキンソン病	緩徐進行性，レボドパに反応，左右非対称性，静止時振戦
	多系統萎縮症	自律神経障害，レボドパの反応性が乏しい，MRI で橋の萎縮/線条体のスリット
	進行性核上性麻痺	早期からの易転倒性，嚥下障害，レボドパの反応性が乏しい，垂直方向眼球運動障害，MRI で中脳の萎縮
	大脳皮質基底核変性症	左右非対称性，ジストニア，他人の手徴候，レボドパの反応性が乏しい，MRI/SPECT で皮質の左右非対称性
	レビー小体型認知症	早期から幻覚，レボドパの反応性が乏しい，認知機能障害，変動する精神症状

剤の選択は，合併症，生物学的年齢，患者自身の希望などによるため，それぞれの患者ごとに異なる．薬剤間での比較をした無作為臨床試験がいくつかある．例えば，レボドパ対ドパミン受容体作動薬，モノアミン酸化酵素 B 阻害薬対プラセボなど．

■PD は“静的な”疾患ではない．それゆえ，内服薬を経過とともに調整する必要がある．

■一般に，どの PD 治療薬においても，機能的な改善が得られる最低量を探るのがよい．

■PD のすべての運動症状が薬剤治療に一様に反応するわけではない．動作緩慢や固縮は最も薬剤に反応しやすく，姿勢反射障害が最も治療に反応しにくい．振戦に対する薬剤治療の反応性はいろいろである．

■いつ治療薬を増やしたり追加したりするか？

- 病気の進行の症候は，動作緩慢や固縮の増加や振戦の悪化である．
- 症状や機能レベルの悪化に対して，初期の低用量ドパミン受容体作動薬もしくはレボドパ治療を徐々に増加するのが一般的である．
- 初期治療が一般に推奨される量または最大耐容量に達した場合に，次の薬物を加えることが必要になった場合，違う種類の薬剤を選ぶことが適切である．

■過剰治療の徴候：

- ドパミン過剰の特徴は精神錯乱や，幻覚，不随意運動(ジスキネジア)である．
- ドパミン作動性治療の減量はこれらの副作用を減らすが，多くの患者は，オフ時は不快で時に痛みを伴うので，軽度の幻覚やジスキネジアを我慢することを好む．

■過剰睡眠はすべてのドパミン作動性治療で一般的にみられ，用量依存的であるので，運転や機械操作において適切な注意が必要である．

■突発性睡眠も，特にドパミン受容体作動薬で，稀におこりうるので，運転や機械操作をやめる必要があるかもしれない．

運動症状の変動に対して使用される薬剤

■ レボドパ levodopa

- レボドパは種や繭，ソラマメなどに自然に発生するアミノ酸である．
- レボドパは1970年台初頭に初めて導入され，大きな治療学的前進であった．
- 初期には非常に高用量のレボドパが使用され，末梢性のドパミンへの代謝によって不耐性の嘔気やめまい，起立性低血圧を生じ，この薬剤使用の制限となっていた．
- 末梢性脱炭酸酵素阻害薬(カルビドパやベンゼラジド)の発見はレボドパとの合剤の開発につながり，末梢性ドパミン作動性副作用を劇的に減じた．
- レボドパは現在でも，パーキンソン症状の治療に最も有効で，"ゴールドスタンダード"となっている．
- レボドパは多くの種類と剤形があり，異なる量の活性成分を含む類似の製剤名があるので，処方者は注意が必要である．完全に末梢性脱炭酸阻害を行うためには少なくとも70 mg/日のカルビドパが必要である(少ない量では副作用が増えてしまう)．
- 用量は典型的には25/100 mgのカルビドパ/レボドパ錠1錠を1日3回投与し，臨床的反応が達成できるまで必要に応じて増量する．推奨される1日の最大容量は2,000 mgである(＊欧米の場合)．
- レボドパの主な問題点は短い半減期(90分)であり，血清中の(すなわち脳内でも)ピークから終わりまでのレボドパレベルが，生理学的な持続性ドパミン刺激 continuous dopaminergic stimulation というよりもパルス様 pulsatile となってしまうことである．
- レボドパの徐放性製剤(＊日本未発売)は効果を伸ばし，調整を円滑にし，運動合併症の発現を少なくする．
  - ● sinemet CR®は重合基剤が徐々に溶けることによって，活性化成分を4～6時間以上かけて放出するようにデザインされているが，標準(速効)型の約70%の生物学的利用率である．
  - ● 速効製剤と比して1日30%のレボドパ増量が必要だが，服薬間隔は30%長くすることができる．
  - ● 臨床試験では，速効製剤と徐放製剤とで運動症状の変動の出現において違いはなかった.
- 徐放性レボドパ製剤は，即時放出型製剤よりも消化管吸収にばらつきがある可能性があり，進行期には症状の変動に影響しうる.
- 徐放性レボドパ製剤は，夜間の症状を減らすための夜間服用薬としての役割もある(ドパミンアゴニストも半減期が長いためこの役割がある).

- parcopa(＊日本未発売)はカルビドパ/レボドパの速効型の口腔内崩壊錠である．水なしで口腔内で速やかに溶解するが，その吸収は依然として腸管であるので，ピーク濃度となる時間は，一般に速効型のカルビドパ/レボドパ製剤より早いわけではない.
- 速効型製剤は，運動症状の著明な日内変動を呈しているPD患者のために，時に液体製剤として使用される(カルビドパ/レボドパ25/100 mgを10錠と，1/2さじのビタミンCを蒸留水1,000 mLに溶く)．これによって，ピークドーズ・ジスキネジアをおこしたり，悪化させたりせずに，ウェアリング・オフ現象を改善するための少量頻回投与が可能になる.
- 悪性症候群(固縮，高熱，意識変容，頻脈，発汗，CPKの上昇などが特徴)の出現を予防するために，レボドパの突然中断を避けるべきである.

■COMT(カテコール-O-メチル転移酵素)阻害薬(catechol-O-methyl transferase inhibitor)

- エンタカポン
  - 可逆性で特異性のある，主に末梢性に働くCOMT阻害薬である.
  - ドパミンが3-O-メチルドパに代謝されて失われるのを防ぐ.
  - レボドパの半減期を30～50％延長する．したがって，C_{max}(ピーク濃度)やT_{max}(C_{max}に達するまでの時間)に明らかな影響を与えずにレボドパの1日量を減らすことができる.
  - end-of-doseウェアリング・オフ現象がある患者で特に必要となるが，日内変動がない患者にも有効であることが示されている.
  - 1回200 mgの用量で1日8回までレボドパと併用することができる(＊本邦では100 mgと200 mgの2種類の用量がある).

- 薬剤開始から約1か月後に下痢を合併するリスクがあり，しばしば薬をやめざるを得ない．歯牙の黄染をおこすので，エンタカポンは半分にしたり，噛んだりしてはいけない．尿の良性のオレンジ着色についても患者に警告すること．

- stalevo[12)]
  - 最近発売された，エンタカポンとレボドパとカルビドパの合剤．レボドパ含有量が50，100，150 mgの3種類ある．
  - 1日の合計錠剤数を減らすことは服薬コンプライアンスによい影響を与えるかもしれない．
- tolcapone[13)]
  - PDのウェアリング・オフ現象に有効性が示されている別の末梢作動性COMT阻害薬．
  - 100 mgと200 mgの2種類の用量がある．
  - エンタカポンよりも半減期が長く，1日3回までが推奨されている．
  - エンタカポン同様，一般的には1か月後に下痢をおこす可能性があり，薬剤を中止せざるを得ないことがしばしばある．
  - tolcaponeの使用と関連が疑われる急性肝障害の報告が3例ある．米国FDAは，6か月間，その後は必要に応じて，月1回の肝機能モニタリングが必要としている．

■ドパミン受容体作動薬 dopamine agonist（DA）

- ドパミン受容体作動薬（DA）は早期の単独療法または進行期の補助療法として使用できる．
- DAはシナプス後ドパミン受容体に直接作用する．
- シナプス後ドパミン受容体にはいくつかの種類がある：D_1，D_2，D_3が主なタイプである．DAはそれぞれ受容体の親和度が異なるので，DAを切り替えることは臨床的な利点があるかもしれない．
- 5つの特徴が異なるDAが使用可能である（薬物動態学的特徴は**表5.5**に要約した）．
- あるDAから他に変更する時は，もし等用量を用いるならば，オーバーナイト・スイッチングが有効である（概算の変換における等用量チャートを**表5.6**に示した）．
- レボドパよりも強力ではなく，副作用も多いが，DAはいくつかの研究で運動症状の日内変動を減らしたり遅らせたりすること，

表 5.5 ドパミン受容体作動薬の薬物動態学的特徴

製剤名	吸収	最高血中濃度到達時間	生物学的利用率(%)	排泄半減期	排泄
アポモルフィン(皮下)	かなり速い	4〜12 分	100	33 分	肝外
ブロモクリプチン	速い	1〜3 時間	6	15 時間*	肝
ペルゴリド	55%が吸収	1〜3 時間	20〜60	27 時間	肝
プラミペキソール	速い	1〜3 時間	90	8〜12 時間**	腎
ロピニロール	速い	1.5 時間	50	6 時間	肝

＊ブロモクリプチンの血漿中半減期は，元の薬剤については 3〜4 時間であるが，不活性化代謝産物については 50 時間である．元の薬剤の血漿からの排泄は二峰性におこり，最終半減期は約 15 時間となる．

＊＊若年者では 8 時間，高齢者では 12 時間．

表 5.6 ドパミン受容体作動薬の等用量(概算)

ブロモクリプチン (mg/日，分 3)	ペルゴリド (mg/日，分 3)	プラミペキソール (mg/日，分 3)	ロピニロール (mg/日，分 3)
1	0.125	0.125	スターターパック*
2.5	0.25	0.25	1
5	0.5	0.5	2
7.5	0.75	0.75	3
10	1	1	4
12.5	1.25	1.25	6
15	1.5	1.5	8

＊本邦にはない

レボドパ開始の必要性を遅らせることが示されている．それゆえ DA は一般に早期の単独治療，特に若い患者に用いられる(若年発症例は運動症状の日内変動をおこすリスクが高いので)．

- DA は麦角環の有無で大きく分類することができる：麦角製剤(ブロモクリプチン，ペルゴリド，カベルゴリン，リスリド)と非麦角製剤(アポモルフィン，プラミペキソール，ロピニロール)がある．
- DA の副作用は DA に共通するもの(class effect)としておこり，最も多いのは，嘔気，めまい，下腿浮腫，混乱，幻覚，精神錯乱である.

- 副作用は初期投与量を低くし，緩徐な滴量 slow titration によって最小化することができる．ロピニロールとペルゴリドにはこのプロセスを楽にするためのスターター・パックがある（＊米国での適用）.
- 他の抗 PD 薬よりもドパミン受容体作動薬で特有の副作用として最も多く報告されているのは，体重増加，衝動性行動，性欲亢進，衝動性ギャンブルである．DA は過剰なまたは突発性睡眠とも関連がある．それゆえ，特に開始初期では，運転を避けるべきである.
- 麦角製剤の副作用には肺や心外膜や後腹膜の線維症が，いずれの麦角製剤においても報告されている（ブロモクリプチン，ペルゴリド，カベルゴリン）.
- 心エコーによる無症候性心臓弁膜線維化（特に三尖弁）がペルゴリドで治療中の患者で報告されているが，背景となる有病率は明確には定義されていない．これらの製剤を長期に投与されている患者では，症状のモニタリング（特に息切れ），血液検査（赤血球沈降率 ESR とクレアチニン），胸部 X 線，肺機能検査，心エコーが推奨されている.

・経皮 rotigotine [14] やロピニロールの徐放製剤などのいくつかの新しいドパミン受容体作動薬が臨床治験中であり，長時間持続効果により日内変動を減らせるかもしれない（＊本邦でもロチゴチン，ロピニロールは認可）.

・アポモルフィンは初回通過時に過剰な代謝をうけるドパミン受容体作動薬であり，非経口的に投与される必要がある．ウェアリング・オフ現象に対する“レスキュー”治療として必要に応じて皮下にボーラス投与する．効果は時に 10～20 分で感じられるが，通常 1～1.5 時間しか持続しない．至適容量を決定するために頻繁な外来通院がしばしば必要となる．胃腸の副作用を最小化するために投与開始 3～7 日前から trimethobenzamide による前投薬が必要となる.

■モノアミン酸化酵素阻害薬 monoamine oxidase inhibitor

・セレギリン

- MAOB 阻害薬（MAOBI）は脳内でドパミンが分解するのを防

ぎ，シナプス前輸送体によるドパミン再取り込みを阻害する．
- 酵素阻害は不可逆性なので，その活性は新しい酵素が合成されて初めて元に戻る．
- MAOBI は初期の単独療法として使うことができ，レボドパが必要となる時期を約 9 か月先延ばしすることができる．
- 進行期に使用した場合は，用量関連性の変動や end of dose の症状を軽減できる．
- 初期のいくつかの研究では何らかの神経保護作用が示唆されたが，臨床的にはこの効果は認められなかった．
- セレギリンは比較的安価である．

• zydis selegiline
- zydis selegiline（Zelapar®）は，PD の追加的な治療として，比較的最近米国 FDA で認可された，1 日 1 回の舌下で急速崩壊するフリーズドライのセレギリンの錠剤である．
- 唾液と接触することで崩壊し，飲み込むために水を必要としないので，嚥下障害がある PD 患者に特に有用である．
- 口内投与なので，胃より前で吸収され，初回通過時の代謝が最小化され，血清中セレギリン濃度が高まり，アンフェタミン代謝産物が 3〜10 倍少なくなる．
- レボドパ/カルビドパで運動症状の日内変動をきたした PD における追加治療として，zydis selegiline の安全性と効果について調べた 12 週間のランダム化多施設二重盲検臨床試験では，zydis selegiline 治療群（1.25〜2.5 mg/日まで滴量，n＝94）で，4〜6 週（1.25 mg，P＝.003）と 10〜12 週（2.5 mg まで増量，P < .001）の時点でプラセボ（n＝46）と比較してオフ時間の割合が有意に減少した[15]．オフ時間の合計はプラセボ投与群の 0.6 時間/日の減少に対して，zydis selegiline 治療群で 2.2 時間/日減少した（P<.001）．
- 他の補助的な PD 治療薬との直接比較試験や，PD における単独治療の臨床試験はまだない．

• rasagiline
- rasagiline は選択的第二世代不可逆的 MAOBI であり，*in vitro* や動物モデルでの研究ではセレギリンの少なくとも 5 倍の効力を持つ．

5

- rasagiline は，1つの大規模ランダム化二重盲検プラセボ対照試験で早期 PD 患者における初期単独療法として，2つの大規模対照試験において運動症状の日内変動があるレボドパ治療中 PD 患者の追加療法として，効果を示している[16~18].
- セレギリンと違って，rasagiline はアンフェタミン代謝産物を出さない aminoindan 誘導体である．予備臨床データで示唆された disease-modifying effect の有無を確認するためにランダム化臨床治験が行われている．
- 0.5 mg と 1.0 mg の2種類の用量があり，投与は1日1回である．

■抗コリン薬

- PD における抗コリン薬の使用は，認知機能への副作用と，よりよいドパミン温存性薬剤が導入されたため，最近減っている．
- 構造的にはアトロピンと似ていて，線条体のムスカリン受容体を遮断し，シナプス前キャリア仲介型ドパミン輸送機構を抑制する．
- 抗コリン薬は振戦と固縮を減らすが，動作緩慢に対してはほとんど効果がない．
- 流涎を減らすのに有効なことがある．
- 薬剤性パーキンソニズム(例えば，抗精神病薬の内服など)で，原因薬剤を減らすことができない場合に，使用可能である．

■アマンタジン

- アマンタジンは，もともと抗ウイルス薬として開発されたグルタミン酸作動薬である．
- ドパミン伝達を増強し軽度の抗ムスカリン作用を持つ．
- 運動緩慢，振戦，固縮の軽度改善という控えめな抗パーキンソン作用がある．
- 主な使用法は抗ジスキネジア薬として比較的進行期で使用される．
- 副作用には，精神錯乱，幻覚，神経過敏，注意散漫，末梢性浮腫，網状皮斑などがある．
- 通常は 100 mg を1日2回から始め，推奨される最大投与量は 200 mg 1日2回である(＊ジスキネジアに対して使用する場合は 300 mg/日まで増量する)．

■運動症状の日内変動の種類毎の治療については**表 5.7** を参照．

表 5.7 運動症状の変動に対する対処法[19)]

運動症状の日内変動	確立された治療法	その他の治療法	研究段階の治療法
ウェアリング・オフ現象	レボドパ投与の頻度または用量を増やす，ドパミン受容体作動薬，COMT 阻害薬，MAOI，アマンタジンを追加する	食事療法 rasagiline Selegiline の口腔内崩壊錠	istradefylline（アデノシン A_{2A} 受容体拮抗薬） rotigotine パッチ
オン-オフ変動	アポモルフィン 外科治療	外科治療	十二指腸内レボドパ（Duodopa®）
服薬不全	アポモルフィン	胃内排泄時間の改善	レボドパ水溶製剤
すくみ現象	レボドパ 理学療法 視覚キュー	MAOB 阻害薬（セレギリン，rasagiline），ドパミン受容体作動薬	ボツリヌス毒素治療
オフ・ジストニア	レボドパ	クロザピン，ボツリヌス毒素治療	
レボドパ誘発性ジスキネジア	レボドパの用量を減らす，ドパミン受容体作動薬を追加する場合もある． アマンタジン 外科治療	クロザピン	talampanel sarizotan クエチアピン メマンチン remacemide dextromethorphan bupidine idazoxan レベチラセタム トピラマート

パーキンソン病の非運動症状の側面

認知機能障害

■ 一般的治療

- PD における認知症症状に対する治療アプローチは，高齢者や他の認知症疾患に対するものと同じ原則に従う．
- 感染，代謝，内分泌障害，低灌流状態，社会的ストレスなども一般的に精神状態悪化を顕在化させる要素であり，改善または認識されるべきである．

5

- 抗ヒスタミン薬など市販薬への依存を含む薬物中毒は，特に一人暮らしの患者では，正しく評価されていないことがある．
- 麻薬や，催眠鎮静薬，抗うつ薬，抗不安薬，抗ヒスタミン薬など中枢神経系に作用する薬は避けるか，控えめに使用するべきである．
- 制吐剤や膀胱鎮痙薬，H_2受容体拮抗薬，抗不整脈薬，降圧薬，非ステロイド系抗炎症薬などを含む，他の多くの一般処方箋薬は認知機能障害をおこすこともある．

■特殊治療[20)]

- コリンエステラーゼ阻害薬
  - ●4種の薬剤が，軽度から中等度のアルツハイマー病(AD)の治療として最近FDAに認可された．リバスチグミンは，現在(米国とヨーロッパにおいては)，PDに関連する認知症の治療に対しても認可されている[20)]．
  - ●tacrine，ドネペジル，リバスチグミン，ガランタミンはすべてアセチルコリンエステラーゼ(AChE)酵素の阻害薬であり，理論的にはシナプス間隙においてコリン作動性受容体に結合可能なアセチルコリンの量を増やすことによって，脳のコリン作用の不足を改善する．
  - ●これら個々の薬物の薬物動態学的特性と生体内でのコリン作動性ネットワーク調整能はかなり違う(**表5.8**)．
  - ●すべてのコリンエステラーゼ阻害薬の最も多い副作用は消化器系症状(悪心，嘔吐，下痢)，疲労，不眠，筋痙攣である．

■その他の治療戦略

- 最近，NMDA受容体の非競合性阻害薬であるメマンチンが，中等度から重度のアルツハイマー病の治療薬として米国で承認された(＊2011年より本邦でも承認)．
- メマンチンでPDの運動症状を改善したという報告はわずかにある一方，二重盲検プラセボ対照試験でPDの認知症を改善したという報告はまだない．

精神科的合併症

精神症状はPDの患者によく合併する．

■一般的治療

- 多くの高齢者および神経疾患の患者と同様，尿路および肺の感染症，代謝性/内分泌性の異常，中枢性低灌流症状，環境の変化

表 5.8 アルツハイマー病治療に対して FDA 認証されたコリンエステラーゼ阻害薬

	tacrine	ドネペジル	リバスチグミン*	ガランタミン
コリンエステラーゼ阻害	非競合性 可逆的	非競合性 可逆的	非競合性 可逆的 最も強力	競合性 可逆的 最も弱い
ブチルコリンエステラーゼ	+	ごくわずか	+	ごくわずか
ニコチン作動性アセチルコリン受容体阻害	−	−	−	アロステリック修飾
代謝	肝 CYP450	肝 CYP450	腎	肝・腎
血漿中半減期	2〜4 時間	〜70 時間	〜1 時間；酵素の分離時間は 8 時間	〜6 時間
服薬回数	1 日 4 回	1 日 1 回	1 日 2 回	1 日 2 回
初期投与量	5 mg	2.5 mg	1.5 mg	4 mg
最大投与量	160 mg	10 mg	12 mg	32 mg
注意書き	肝毒性	−	−	−
薬物相互作用	+	+	不明	+

*米国では PD に伴う認知症の治療にも承認されている．本邦ではパッチ製剤のみ発売．1 日 1 回の使用．

のような社会的ストレスでさえも，PD における妄想や精神興奮の原因となる．こういった矯正可能な原因がないかを探す必要がある．

- その他のよく見逃される原因は，中枢神経系作用を持つ薬剤（麻薬，睡眠薬，抗うつ薬，抗不安薬，および，抗 PD 薬を含む血液脳関門を通過するすべての薬剤）の使用である．
- 精神症状が向精神薬の中止にもかかわらず持続する場合は，抗 PD 薬を徐々に減量するか，可能であれば中止する．
- 多くの専門家は抗 PD 薬を**図 5.2** に示した手順でゆっくりと中止していく．
- レボドパの通常型/速効型に対する信頼性は持続放出型よりもよい．速効型の方が，薬物動態学的により予想しやすく，半減期

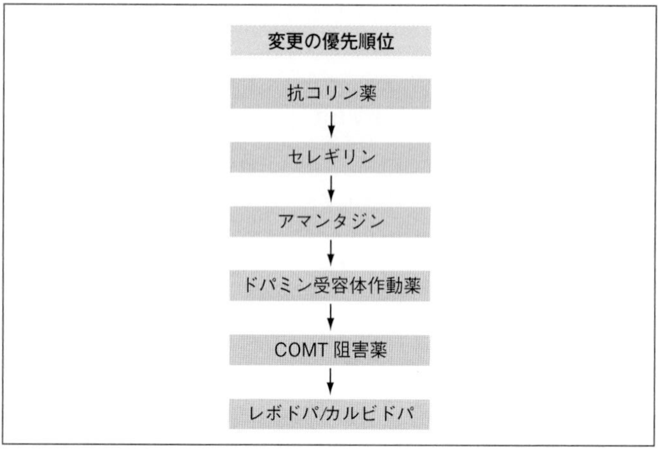
変更の優先順位
抗コリン薬
セレギリン
アマンタジン
ドパミン受容体作動薬
COMT 阻害薬
レボドパ/カルビドパ

図 5.2　薬剤誘発性精神症状の際の抗 PD 薬中止の優先順位
出典：Fernandez HH, et al. CNS Drugs 1999

が短いために繰り返し使用による蓄積性の副作用の可能性がより少ないからである．

- 精神異常が改善したら，最小限の抗 PD 薬によって調整する．しかし，抗 PD 薬の中断は通常パーキンソニズムを悪化させ，耐えられないことがある．

■非定型抗精神病薬[20)]

- 非定型抗精神病薬は，主にその使いやすさと，多くの抗精神病薬でほぼ例外なく報告される副作用の特徴と，精神症状の改善効果の違いに基づいて選択する．
- 抗精神病薬の主な違いは，さまざまな影響を受けやすくなっている患者群に対する運動機能悪化という作用の違いである．
- これまで，米国およびヨーロッパでは非定型抗精神病薬として 6 種類の薬剤が市場にでている：クロザピン，リスペリドン，オランザピン，クエチアピン，ziprasidone，アリピプラゾール．
- 非定型抗精神病薬の使用によって，抗 PD 薬を減らす必要がなく，運動の副作用を最小限に精神症状をコントロールできる場合もある．

- クロザピン(クロザリル®)
  - 複数のオープンラベル試験の報告で，合計400名以上のPD患者を含むパーキンソニズムにおけるクロザピンの結果は驚くほど一致していた．少量の投与(平均25 mg/日)でよい．
  - クロザピンのPDにおける精神障害に対する報告のメタ解析では，副作用が許容範囲内で，改善がみられたのは85%であった．最も重要なこととして，クロザピンは運動症状を悪化させなかった．また振戦を改善した報告もある．
  - クロザピンは，無顆粒球症をおこす可能性があるため，使用が難しいままである．PD患者に対して少量の使用でもおこりうる．
  - 米国では，最初の6か月の間，クロザピンを内服している患者は，白血球数の採血を週1回行い，薬局で確認されたうえで，一度に1週間分だけ処方を受け取ることができる．6か月が経過したらこの過程は2週に1回となる．
- リスペリドン(リスパダール®)
  - プロラクチンの上昇や急性ジストニア反応 acute dystonic reaction などの古典的な抗精神病薬に典型的な用量依存性の問題をおこす．
  - PDにおけるリスペリドンに関するすべての報告はオープンラベル試験である．
  - 残念ながら，研究結果はさまざまで，82例のリスペリドンで治療されたPD患者のメタ解析では，23例(33%)で運動機能の悪化が認められた．
- オランザピン(ジプレキサ®)
  - クロザピンと似た化学的構造を持つチオベンゾジアゼピンである．しかし，2002年のMovement Disorder SocietyのPDの精神症状における治療のEBMに基づいた調査特別委員会は，幻覚があるPDの二重盲検試験の残念な結果に基づき，「薬剤誘発性精神症状におけるオランザピンの効果のエビデンスは不十分で，低用量であっても，容認できない運動機能悪化のリスクがある」と結論づけた．
- クエチアピン(セロクエル®)
  - 薬理学的に最もクロザピンに似ているが，無顆粒球症のリスクがないジベンゾチアゼピンである．

●残念ながら，クエチアピンには少数の一施設二重盲検試験が1つあるのみである．二重盲検試験を欠くために，2002年のMovement Disorder Societyの特別調査委員会は「薬剤誘発性精神症状の治療におけるクエチアピンの効果と安全性のエビデンスは不十分」とした．

●しかし，200例以上のPD患者を含むいくつかのオープンラベル試験の報告では，非定型抗精神病薬としての薬剤の信頼性についてかなりしっかりとしたポジティブな印象であった．

●クエチアピンは精神症状に対してクロザピンよりもやや効果が弱いようである．クロザピンと違って，振戦の改善はなく，軽度の運動機能の悪化がおこりうる．しかし，オランザピンやリスペリドンと違って，入院に至るような運動機能の悪化の報告はない．

●平均用量は75 mg/日以下である．

- ziprasidone

●米国で5番目に発売された，D_2よりも$5HT_2$受容体に高い親和性を持った抗精神病薬である．PD患者群に使用されたという報告はない．すべての統合失調症に対するziprasidone使用のデータをレビューした精神科の専門家委員会は，「その錐体外路系副作用(EPS)特性はリスペリドンよりも少なく，オランザピンと同等だが，クエチアピンやクロザピンほどよくはない」と結論づけた．

- アリピプラゾール(エビリファイ®)

●米国で発売された薬剤のなかで，最も新しい非定型抗精神病薬である．この薬剤は，D_2と$5HT_{1A}$受容体の部分作動薬かつ$5HT_{2A}$受容体の拮抗薬でもある唯一の非定型抗精神病薬である．$5HT_2/D_2$比も高いので，パーキンソン病になりやすい集団における精神症状の改善に対して有効である一方で，錐体外路系副作用のリスクが少ない．

●しかし，アリピプラゾールの予備試験では結果に一貫性がなく，非常に推奨できるというものではない．

■他の薬剤と治療

- オンダンセトロン(ゾフラン®)

●$5HT_3$阻害による抗精神病作用を期待して，オンダンセトロンは統合失調症に試されたことがあったが効果は認められなかった．
- ●ある16例のPD患者のオープンラベル試験では，1例を除いて幻視および精神錯乱の著明な改善がみられ，UPDRSスコアで機能障害は認められなかった．しかし，その結果はまだ再現されていない．

- アセチルコリンエステラーゼ（AChE）阻害薬
  - ●PDにおいて，コリン作動性ニューロンがかなり失われることを考慮すると，AChE阻害薬はPDにおいても有効であるかもしれない．
  - ●PDにおける認知症の治療としてのAChE阻害薬のいくつかの研究で，幻覚だけでなく他の行動学的異常においても改善が示されている[20]．
- 電気痙攣療法 electroconvulsive therapy（ECT）
  - ●ECTは薬剤抵抗性精神疾患に対する治療として最も一般的に使用されている．
  - ●PDの運動症状を改善することも報告されている．一般に，ECTの効果は短く，効果を維持するためには繰り返しの治療だけでなく，場合によっては薬剤の増量も必要となる．
  - ●ECTはPD関連精神症状においては十分に研究されてはいない．
  - ●特に精神症状が重度のうつに関連している場合は，他の治療法に反応がない，もしくは，耐えられない患者のみに限られるべきである．

5

行動異常

うつ

■うつ症状はPDのどの病期でも出現し，患者および介護者の両者のQOLを下げてしまう大きな要因である．

■運動症状に先行する場合と，運動症状発症と同時または発症後におこる場合がある．

■PDにおける抗うつ薬の効果と安全性を評価したランダム化臨床試験はわずかである[21]．

- アミトリプチリン，デシプラミン，ノルトリプチリンはすべてPDにおいて抗うつ作用を示す．

- うつを伴ったPD患者における三環系抗うつ薬(TCA)と選択的セロトニン再取り込み阻害薬(SSRI)の3つのランダム化試験では，1つの試験でアミトリプチリンが優れており，他の2つの試験でフルオキセチンまたはセルトラリンはアミトリプチリンと同等の効果であった．
- ミルタザピンは20人のPD患者においてプラセボよりも優れていた．鎮静が用量と逆相関してみられた．ミルタザピンは振戦やジスキネジアを改善するかもしれない．
- ネファゾドンはうつの改善においてフルオキセチンと同等である．
- SSRIとTCAはPDにおけるうつの最も効果的な薬剤であるかもしれないが，SSRIの方が忍容性があるかもしれない(**表5.9**)．
- アモキサピンとリチウムはパーキンソニズムをおこしたり，悪化させたりするので，避けるべきである．
- フェネルジンやisocarboxazid，tranylcypromineのような非選択的MAOIは高血圧緊急症のリスクがあるためレボドパ治療中の患者においては避けるべきである．
- 鎮静作用のあるTCA(アミトリプチリン，イミプラミン，doxepine)はPDの不眠に有効なことがある．
- 3級アミンTCA(アミトリプチリン，イミプラミン，doxepine)は，PDに合併する膀胱過緊張や流涎に有効かもしれないが，精神錯乱，幻覚，低血圧，日中の過睡眠がある患者においては有害なことがある．
- すべてのSSRI(シタロプラム，フルオキセチン，フルボキサミン，パロキセチン，セルトラリン，escitalopram)，bupropion(ノルアドレナリンおよびドパミン再取り込み阻害薬)，venlafaxine(セロトニンおよびノルアドレナリン再取り込み阻害薬)，nefazodone(セロトニン再取り込み阻害薬，抗うつ作用と抗不安作用がある)はPDで試されている．

■電気痙攣療法はうつ症状の改善だけでなく一時的に運動機能も改善する．

■反復経頭蓋磁気刺激療法がPDのうつや運動症状を改善するかどうかはまだ明らかでない．

不安

■PDにおける不安をうまく管理するポイントは，早期から認識す

表 5.9 PD に用いられる抗うつ薬の副作用

薬剤	用量(mg/日)	鎮静	低血圧	抗ムスカリン作用	性的不能	体重増多
フルオキセチン(プロザック®)	10〜80	ごくわずか	ごくわずか	ごくわずか	かなり	軽度
フルボキサミン(フルボキサミン®)	50〜300	ごくわずか	ごくわずか	ごくわずか	中等度	中等度
パロキセチン(パキシル®)	20〜50	軽度	ごくわずか	軽度	重篤	中等度
セルトラリン(ジェイゾロフト®)	25〜100	ごくわずか	ごくわずか	ごくわずか	中等度	軽度
citalopram	10〜60	軽度	ごくわずか	軽度	中等度	軽度
エスシタロプラム(レクサプロ®)	10〜20	軽度	ごくわずか	軽度	中等度	軽度
アミトリプチリン(トリプタノール®)	25〜200	かなり	中等度	かなり	軽度	かなり
doxepine	75〜150	中等度	中等度	かなり	軽度	中等度
イミプラミン(トフラニール®)	50〜200	中等度	かなり	中等度	軽度	中等度
デシプラミン	100〜300	軽度	軽度	軽度	ごくわずか	軽度
ノルトリプチリン(ノリトレン®)	50〜150	軽度	軽度	軽度	ごくわずか	軽度
bupropion	150〜450	ごくわずか	ごくわずか	軽度	ごくわずか	ごくわずか
ミルタザピン	15〜45	中等度	中等度	軽度	中等度	かなり
ネファゾドン(サーゾーン®)	300〜600	中等度	中等度	ごくわずか	軽度	ごくわずか
ベンラファキシン(エフェクサー®)	75〜375	軽度	ごくわずか	軽度	かなり	軽度

ることである．いったん不安症状を認めたら，チームアプローチが最も有効である．

- 非薬理学的管理として，教育，カウンセリング，ストレス減弱法は，すべての神経行動学的疾患の管理と一体として行われるべきである．
- PD における不安の薬物治療に関する研究が必要である．PD の運動症状を適切に治療するべきである．ほとんどの研究で，PD

の障害と不安の罹患率との間には相関を認めていないが，運動症状の日内変動を認める患者の一部では，オフ状態と不安に明らかな相関がある．

- 不安症状があるPD患者の多くは，ドパミン作動薬に加えて，抗不安治療を必要とする．ベンゾジアゼピンとドパミン作動薬の間には相互作用はないが，両者とも鎮静効果があるので，日中の過睡眠や，睡眠覚醒周期の崩壊や，転倒などにつながる可能性がある．認知機能が障害された患者では，認知機能が悪化する可能性があり，幻覚のリスクがある．これらの薬剤は高齢者では避けるべきである．
- SSRIは基本的にどのタイプの不安に対しても調整のための薬剤として好まれている．SSRIはPDの治療においては薬剤の相互作用も限られている．
- SSRIとMAOIの併用はセロトニン症候群(SS)を引きおこす可能性がある．高血圧緊急症のリスクがあるので，非選択的MAOIはレボドパ内服中の患者には禁忌である．セレギリンは，10 mg/日以下の処方される量では，モノアミン酸化酵素A(MAOA)阻害作用がない．しかし，高用量では非選択的MAOIとなる．セレギリンとrasagilineの添付文書は，精神状態の変化や運動・自律神経系障害を呈するSSのような中枢神経系毒性をおこす可能性により両者の併用を警告している．理論的にはセレギリンと抗うつ薬を併用することでSSのリスクが増加する懸念があるのにもかかわらず，SSは稀な現象である．
- TCAはノルアドレナリン(ノルエピネフリン)とセロトニンの再取り込みを阻害し，受容体の感受性を長期間増加させる．TCAのPD関連疼痛や睡眠障害や流涎のコントロールにおいて役割がある．しかし，TCAのPDにおける使用は抗コリン作動性副作用によって限られている．TCAは精神錯乱をおこしたり，悪化させたりするリスクが非常に高い．
- bupropionは間接的にドパミン受容体作動薬の特徴も持つ単環式抗うつ薬である．bupropionは一部のPD患者のうつを改善し，PDの運動症状についてもよい効果があるかもしれない．この薬剤の最も心配される副作用は痙攣発作である．bupropionのPDの不安に対する効果は体系的に評価されたわけではないが，全般

表 5.10 PD における睡眠障害の種類

睡眠の開始 または維持の異常	不眠症
睡眠随伴症 parasomnia	睡眠の分断化 sleep fragmentation（夜間の頻回の覚醒） 早朝覚醒 early arousal 周期性四肢運動 periodic leg movements of sleep レストレスレッグス症候群 restless legs syndrome 閉塞性睡眠時無呼吸 obstructive sleep apnea REM 睡眠行動異常症 REM sleep behavior disorder（RBD） 夜間発声 nocturnal vocalization 夢遊病 somnambulism 悪夢 nightmare 夜驚症 night terror
日中の過眠	薬剤の影響 突発性睡眠 DBS 手術の影響
睡眠障害に関わる 認知・行動異常	うつ 不安 幻視 認知症

REM；rapid eye movement，DBS；deep brain stimulation（脳深部刺激療法）

的に“刺激的な”特徴によって使用が限定される．

- buspirone は，薬理学的には bupropion に関連していて，ドパミン受容体作動薬の特徴も持つ．全般性不安障害に効果があるが，パニックや社会恐怖症にはあまり役立たない．
- ミルタザピンは，α_2 シナプス前アドレナリン作動性受容体への直接抑制作用だけでなく，セロトニン 5-HT_1 受容体の間接的増強をすることによって働く新しい抗うつ薬である．全般性不安障害に対して効果があることが示されている．

病的賭博と punding

■最近，PD において2種類の強迫性障害 obsessive compulsive disorder（OCD）様行動が報告されている．

①病的賭博 pathologic gambling は DSM-IV においては衝動制御障害 impulse control disorder に分類され，“個人，家族，または職業への重大な影響にもかかわらず，ギャンブルしたいという衝動にあらがうことができない”ことが特徴である．多く

表 5.11　PD の自律神経障害に対する非薬物学的治療

症状	治療の選択肢
起立性低血圧	不要な血圧降下作用のある薬剤を減量
	頭部を 10〜30° 挙上
	食事中塩分の増加(塩剤の追加など)
	大腿挙上運動，弾性ストッキング
	教育：急な起立を避けることや，環境を温める，負荷型運動など
嚥下障害	頷き動作 "chin tuck" を用いた二重嚥下 double swallowing
	食べ物のとろみを増す
	内服のタイミングを調整する(例えば食事の 20〜30 分前など)
	胃管や胃瘻の検討
便秘	食事のかさを増やす
	水分摂取を増やす
	定期的な運動
流涎過多	唾液の自発的な嚥下を促す
	無糖ガムや硬い飴

の報告では，行動異常は PD の発症後であり[22]，オン状態の時に多く，レボドパよりもドパミン受容体作動薬により密接に関連している．非定型抗精神病薬の使用や抗 PD 薬の中断によって改善する．

② punding[23] は，当初アンフェタミンとコカインの中毒者に認められたが，現在では PD においても報告されている．自分の体の一部をいじったり，時計やラジオを分解したり，小石などなんでもないものを並べたり並べ直したりするような，繰り返し動作や機械いじりなどをすることに強烈にとりつかれるといった，ステレオタイプな運動をする行動異常である．punding は，強迫行動の一種と考えられることもあるが，ODC で通常みられるように内なる圧力の感覚が軽減するのが患者によって知覚されることはない．通常は慢性的なドパミン作動性治療の後におこり，抗 PD 薬の減量によって改善する．

表 5.12 PD の自律神経症状に対する薬物療法

症状	薬剤	用量
起立性低血圧	フルドロコルチゾン(フロリネフ®)	0.1 mg/日
	ミドドリン(メトリジン®)	5〜10 mg 1 日 3 回；仰臥位高血圧を避けるため，最終服薬は 18 時より前でなければいけない
	エフェドリン	25〜50 mg 1 日 4〜6 時間おき
	フェニルプロパノラミン	
	エルゴタミン/カフェイン	
	フィゾスチグミンやエリスロポエチン，octreotide などを検討してもよい	
便秘	便軟化剤(docusate sodium など)	50〜200 mg/日，経口
	浸透圧性緩下剤(ラクツロースや水酸化マグネシウムなど)	ラクツロース 15〜30 mL/日，経口
	刺激性緩下剤(ビサコジル)	10〜15 mg，経口 1 日 1 回；10 mg 坐薬 1 日 1 回または 30 mL 塩性下剤浣腸
	ミネラルまたは水道水浣腸	
流涎過多	トリヘキシフェニジル	2.0〜5.0 mg 1 日 3 回
	ベンズトロピン	0.5〜1.0 mg 1 日 3 回
	グリコピロレート	1.0〜2.0 mg 1 日 3〜4 回
	ボツリヌス製剤 A または B	耳下腺および唾液腺への施注
勃起不全	シルデナフィル	50〜100 mg を性交 1 時間前，起立性低血圧に注意
	ヴァルデナフィル	5〜20 mg を性交 1 時間前
	タダラフィル	5〜20 mg を性交 1 時間前
	yohimbine	5 mg 1 日 3 回
	パパベリン	陰茎海綿体注射
尿失禁(過活動性膀胱)	トルテロジン	2 mg 1 日 2 回
	オキシブチニン	5 mg 1 日 3〜4 回，パッチ製剤は 3 日おき
	プロパンテリン	15〜30 mg 1 日 4 回
	hyoscyamine	0.15〜0.3 mg 数時間おき 1 日 4 回
	イミプラミン	10〜25 mg，眠前

表 5.12 PD の自律神経症状に対する薬物療法 つづき

症状	薬剤	用量
残尿(低活動性膀胱)	テラゾシン	
	ドキサゾシン	1〜4 mg/日
	プラゾシン	1 mg 1 日 2〜3 回, 20 mg/日までゆっくりと増量可
	タムスロシン	0.4〜0.8 mg/日
	ベタネコール塩化物	10〜50 mg 1 日 3〜4 回, 経口 2.5〜5 mg 1 日 3〜4 回, 皮下注
疼痛	オフ時間を最小化する	ドパミン作動薬の増量/最適化
	アポモルフィンを検討する	オフの度に 2〜10 mg 皮下注, 1 日 10 回まで

睡眠障害

■睡眠障害は PD 患者の 60%以上で報告されている(**表 5.10**)[24, 25].

管理

■規則正しい就眠・起床時間と食事時間によってよい睡眠衛生をこころがける.

■もし夜間ジスキネジアがある場合はドパミン作動薬を減らし, 夜間に運動緩慢が優位であれば逆に増やす必要があるかもしれない.

■レボドパの徐放製剤は夜間運動緩慢と早朝の症状増悪がある患者に追加するメリットがある.

■うつや不安, 精神症状などの関連する疾病を認識して治療する.

■日中の過剰睡眠や突発性睡眠に対しては, 原因薬剤(ドパミン受容体作動薬など)の中断や減量や, モダフィニル*, メチルフェニデート*, カフェイン, dextroamphetamine や, またはその他の同様の薬物の追加.

＊本邦では使用に制限がある.

■レストレスレッグス症候群に対しては, ドパミン受容体作動薬や, レボドパ徐放製剤, ガバペンチン, クロナゼパム, opiate が考えられる治療である.

■周期性四肢運動症候群と REM 睡眠行動異常症に対しては, 低用量クロナゼパムが通常は有効である.

自律神経障害

PD の全経過を通して，90%以上の患者が自律神経症状を経験し，時に QOL に悪影響を及ぼす(**表 5.11** と**表 5.12**)[26]．

参考文献

1) Frigerio R, Elbaz A, Sanft KR et al. Education and occupations preceding Parkinson disease：a population-based case-control study. Neurology 2005；65(10)：1575-1583.
2) de Lau LM, Breteler MM. Epidemiology of Parkinson's disease. Lancet Neurol 2006；5(6)：525-535.
3) Hughes AJ, Daniel SE, Kilford L, Lees AJ. Accuracy of clinical diagnosis of idiopathic Parkinson's disease：a clinico-pathological study of 100 cases. J Neurol Neurosurg Psychiatry 1992；55(3)：181-184.
4) Fujimoto K. Vascular parkinsonism. J Neurol 2006；253(Suppl 3)：iii16-iii21.
5) Kowalska A, Jamrozik Z, Kwiecinski H. Progressive supranuclear palsy—parkinsonian disorder with tau pathology. Folia Neuropathol 2004；42(2)：119-123.
6) Uchihara T, Mitani K, Mori H et al. Abnormal cytoskeletal pathology peculiar to corticobasal degeneration is different from that of Alzheimer's disease or progressive supranuclear palsy. Acta Neuropathol (Berl) 1994；88(4)：379-383.
7) Feany MB, Dickson DW. Widespread cytoskeletal pathology characterizes corticobasal degeneration. Am J Pathol 1995；146(6)：1388-1396.
8) Walshe JM. Hepatic Wilson's disease：initial treatment and long-term management. Curr Treat Options Gastroenterol 2005；8(6)：467-472.
9) Marmarou A, Young HF, Aygok GA et al. Diagnosis and management of idiopathic normal-pressure hydrocephalus：a prospective study in 151 patients. J Neurosurg 2005；102(6)：987-997.
10) Zesiewicz TA, Elble R, Louis ED et al. Practice parameter：therapies for essential tremor：report of the Quality Standards Subcommittee of the American Academy of Neurology. Neurology 2005；64(12)：2008-2020.
11) Hubble JP, Busenbark KL, Wilkinson S et al. Deep brain stimulation for essential tremor. Neurology 1996；46(4)：1150-1153.
12) Koller W, Guarnieri M, Hubble J et al. An open-label evaluation of the tolerability and safety of Stalevo (carbidopa, levodopa and entacapone) in Parkinson's disease patients experiencing wearing-off. J Neural Transm 2005；112(2)：221-230.
13) Kurth MC, Adler CH, Hilaire MS et al. Tolcapone improves motor function and reduces levodopa requirement in patients with Parkinson's disease ex-

periencing motor fluctuations：a multicenter, double-blind, randomized, placebo-controlled trial. Tolcapone Fluctuator Study Group I. Neurology 1997；48(1)：817.
14) Poewe W, Luessi F. Clinical studies with transdermal rotigotine in early Parkinson's disease. Neurology 2005；65(2 Suppl 1)：S114.
15) Waters CH, Sethi KD, Hauser RA et al. Zydis selegiline reduces off time in Parkinson's disease patients with motor fluctuations：a 3-month, randomized, placebo-controlled study. Mov Disord 2004；19(4)：426-432.
16) Rabey JM, Sagi I, Huberman M et al. Rasagiline mesylate, a new MAO-B inhibitor for the treatment of Parkinson's disease：a double-blind study as adjunctive therapy to levodopa. Clin Neuropharmacol 2000；23(6)：324-330.
17) Rascol O, Brooks DJ, Melamed E et al. Rasagiline as an adjunct to levodopa in patients with Parkinson's disease and motor fluctuations(LARGO, Lasting effect in Adjunct therapy with Rasagiline Given Once daily, study)：a randomised, double-blind, parallel-group trial. Lancet 2005；365(9463)：947-954.
18) Stern MB, Marek KL, Friedman J et al. Double-blind, randomized, controlled trial of rasagiline as monotherapy in early Parkinson's disease patients. Mov Disord 2004；19(8)：916-923.
19) Pahwa R, Factor SA, Lyons KE et al. Practice parameter：treatment of Parkinson disease with motor fluctuations and dyskinesia(an evidence-based review)：report of the Quality Standards Subcommittee of the American Academy of Neurology. Neurology 2006；66(7)：983-995.
20) Poewe W, Wolters E, Emre M et al. Long-term benefits of rivastigmine in dementia associated with Parkinson's disease：an active treatment extension study. Mov Disord 2006；21(4)：456-461.
21) Miyasaki JM, Shannon K, Voon V et al. Practice parameter：evaluation and treatment of depression, psychosis, and dementia in Parkinson disease (an evidence-based review)：report of the Quality Standards Subcommittee of the American Academy of Neurology. Neurology 2006；66(7)：996-1002.
22) Stocchi F. Pathological gambling in Parkinson's disease. Lancet Neurol 2005；4(10)：590-592.
23) Voon V. Repetition, repetition, and repetition：compulsive and punding behaviors in Parkinson's disease. Mov Disord 2004；19(4)：367-370.
24) Adler CH, Thorpy MJ. Sleep issues in Parkinson's disease. Neurology 2005；64(12 Suppl 3)：S1220.
25) Gagnon JF, Postuma RB, Mazza S et al. Rapid-eye-movement sleep behaviour disorder and neurodegenerative diseases. Lancet Neurol 2006；5(5)：424-432.
26) Korchounov A, Kessler KR, Yakhno NN et al. Determinants of autonomic dysfunction in idiopathic Parkinson's disease. J Neurol 2005；252(12)：1530-1536.

6

「ネジれる」患者のみかた

The “Twisted” Patient

症候

ジストニアは不随意で，持続する，パターン化した，しばしば繰り返す，拮抗する筋肉の収縮で，捻じるような動き dystonic movement や異常姿勢 dystonic posture をおこす神経症候群である．いろいろな表現形と種々の経過などのために，しばしば認識されないか誤診される[1]．

ミネソタ州ロチェスターにおける特発性全身性捻転ジストニアの有病率は人口 10 万人対 3.4 人，局所性ジストニアは人口 10 万人対 30 人と報告されている[2]．

主要徴候

■比較的長く続く（舞踏運動やミオクローヌスは持続時間が短い）．

■主動筋と拮抗筋が同時に収縮する結果，障害部位の捻じれが生じる．

■一般的に同じ筋群がおかされる（舞踏運動では不規則で体のあちこちの筋群がおかされる）．

その他の徴候

■原発性ジストニアはほとんど常に体の一部分からおかされ（focal dystonia），徐々に全般化する．多くは隣接する部位に広がっていく．

■発症年齢が若ければ若いほど，ジストニアは広がりやすい（例えば，小児期に脚で発症し，最終的に全身性ジストニアになるなど）[3, 4]．

■ジストニアはほとんど常に自発運動によって悪化する．ジストニア運動 dystonic movement は随意運動中に悪化することがあり，**動作性ジストニア** action dystonia と呼ばれる．異常なジストニア運動が特定の動作の時のみにおこる場合，**動作特異性ジストニア** task-specific dystonia と呼ばれる（例えば，書痙 writer's cramp がある）．

■ジストニアは進行すると，非特異的な随意運動ですらジストニアを引きおこすようになり，最終的に体の別の部位の動作によって，もともとおかされていた部位のジストニア運動を引きおこすことになり，**オーバーフロー・ジストニア** overflow dystonia と呼ばれる．

■ジストニアは通常，疲労やストレスで増悪し，睡眠，催眠，休養で抑制される．

■ジストニアの独特で，興味深い特徴として，触覚または固有受容覚によって運動が抑制される現象があり，"感覚トリック sensory trick"（geste antagoniste）と呼ばれ，障害部位を軽く触ることで，筋収縮がしばしば減少する．

■驚くべきことに，疼痛はあまり一般的ではない．例外として，頸部ジストニアでは，最大75％の患者が痛みを訴えたという報告がある[5]．

■ジストニアでも振戦（ジストニア性振戦 dystonic tremor）またはミオクローヌス（ジストニア-ミオクローヌス dystonia-myoclonus）がみられることがある．頸部ジストニアによるジストニア性振戦は本態性振戦によるものとくらべると，一定でなく，律動性が少ないこと，頭の傾きや顎の偏位がみられることから鑑別が可能である．

■稀に原発性または二次性ジストニアの小児～青年では，ジストニアの重症度が突然，激しく増加することがあり，"ジストニアの嵐 dystonic storm"（＊ status dystonicus）と呼ばれる．

分類

分布による分類

■局所性ジストニア focal dystonia は体の一部分をおかす(例えば，斜頸，書痙，眼瞼攣縮，足ジストニア，舌ジストニア，攣縮性発声障害など).

■分節性ジストニア segmental dystonia は体の 1 つ以上の隣接した部位をおかす(例えば，メージュ症候群).

■多巣性ジストニア multifocal dystonia は 2 つ以上の隣接しない部位をおかす.

■片側性ジストニア hemidystonia は体の一側のみをおかし，構造上の病変に関連することが多い(例えば，対側被殻の腫瘍など).

■全身性ジストニア generalized dystonia は全身をおかす.

臨床症候による分類

持続性

■一次性 primary(特発性 idiopathic)

- 遺伝性もしくは孤発性.
- 若年発症(<26 歳)または成人発症(>26 歳).
  - ●若年発症のジストニアは重症化しやすく，全身のあちこちに広がりやすい.
  - ●成人発症のジストニアは局所性のままである傾向がある.

■二次性 secondary

- 全身性，分節性，局所性，または多巣性であることがあり，他の神経学的疾患と関連している.
- 片側性ジストニアは症候性であることが多く，脳卒中，外傷，脳動静脈奇形や，腫瘍などによっておこる.

変動性

■発作性ジスキネジア paroxysmal dyskinesia は舞踏運動/バリスムからジストニアの持続的収縮まで幅広い症状を呈する. “episodic”という用語は，周期性運動失調性不随意運動に対してよく使われる一方で，“paroxysmal”という用語は，周期性舞踏ア

表 6.1　発作性ジスキネジアの主な原因と特徴の概要

	PKD	PND	PED
男女比	4：1	3：2	不詳
発症年齢	5～15 歳	5 歳以下	2～20 歳
遺伝形式	AD または孤発性	AD または孤発性	AD
発作の持続	<5 分	数分～数時間	5～30 分
頻度	頻回，100 回/日～1 回/月	時折，3 回/日～2 回/年	1 回/日～1 回/月
左右非対称性	多い	多くはない	
発作の自己抑制	可能	可能	
発作誘発因子	突然の動作，驚愕，過呼吸，疲労，ストレス	アルコール，カフェイン，運動，興奮	長時間の運動，ストレス，カフェイン，疲労
随伴症状	ジストニア，舞踏運動，てんかん	舞踏運動，ジストニア，運動失調	ジストニア，舞踏運動
治療	フェニトイン，カルバマゼピン，バルビツール剤，アセタゾラミド	クロナゼパム，オキサゼパム	

AD；autosomal dominant(常染色体優性)，PKD；paroxysmal kinesogenic dyskinesia(発作性運動誘発性ジスキネジア)，PND；paroxysmal nonkinesogenic dyskinesia(発作性非運動誘発性ジスキネジア)，PED；paroxysmal exertional dyskinesia(発作性労作誘発性ジスキネジア)

テトーゼとジストニア性不随意運動に対して最もよく使われる．発作性ジスキネジアは一般に 3 つに分類される(**表 6.1**)．

- 発作性運動誘発性ジスキネジア paroxysmal kinesogenic dyskinesia(PKD)
  - ●数秒～数分続く，突然の動き，驚愕，過呼吸で誘発され，1 日何回もおこり，感覚性の前兆を発作前に感じることがある．
  - ●病因のほとんどが原発性(家族性–常染色体優性または孤発性)で，二次性に PKD をおこす原因には，多発性硬化症，頭部外傷，低酸素血症，副甲状腺ホルモン低下症，基底核または視床の脳卒中などがある．

●特に発作の持続が短い場合は，抗てんかん薬に反応することがある．

- 発作性非運動誘発性ジスキネジア paroxysmal nonkinesogenic dyskinesia（PND）
  ●ジストニア姿勢，舞踏運動，アテトーゼ，バリスムのいろいろな組み合わせからなり，一側性のことも両側性のこともある．PKD とくらべると，発作の持続が長く，頻度が少ない．
  ●アルコール，コーヒー，お茶，ストレス，疲労などによって誘発される．
  ●病因は原発性（家族性-常染色体優性または孤発性）または二次性（多発性硬化症，低酸素血症，脳炎，代謝性，心因性など）がある．
  ●抗てんかん薬には反応性が乏しい．
- 発作性労作誘発性ジスキネジア paroxysmal exertional dyskinesia（PED）
  ●PND よりも発作は短く，5〜30 分持続する．長時間の運動によって誘発される．
  ●多くの家族例で，常染色体優性遺伝である．
  ●抗てんかん薬や抗ムスカリン薬に反応することがある．
- 発作性睡眠誘発性ジスキネジア paroxysmal hypnogenic dyskinesia
  ●短時間〜長時間の発作．
  ●補足運動野や前頭葉のてんかんによる場合もある．

■周期性ジスキネジア diurnal dyskinesia
- 芳香族酸デカルボキシラーゼ aromatic acid decarboxylase（AADC）欠損：（p119 を参照）．
- GTP シクロヒドロラーゼ I 欠損（DYT5）：（p119 を参照）．

■その他の原因
- レボドパ治療の副作用，神経遮断薬に対する急性ジストニア反応 acute dystonic reaction，胃食道反射，眼球回転発作 oculogyric crisis（突然の一過性眼球共同偏倚）など．

病因による分類

1. 原発性ジスキネジア primary dyskinesia（特発性ジスキネジア

表 6.2 ジストニアの遺伝子による分類

種類	染色体/遺伝子	遺伝型	特徴	参考文献
DYT1	9q34/torsin A；GAG リピート 1 対の欠失	AD；浸透率 30〜40%	若年発症；アシュケナージ系ユダヤ人の 1/2,000 人に発症；米国では民間サービスで遺伝子検査可能；四肢が最初におかされる(26 歳以下の早期発症で検査が有用)；純粋ジストニア；MRI は正常	6
DYT2		AR	スペイン系ジプシーで報告されている	7
DYT3	Xq13.1	X-linked	"Lubag", フィリピン系男性, ジストニア-パーキンソニズム	8
DYT4			"ささやくような発声障害 whispering dysphonia"家系	9
DYT5	14q22.1/GTP cyclohydrolase-1	AD	ドパ反応性ジストニア	10
DYT6	8p21-q22	AD	混合型；メノー派やアーミッシュにみられる；小児〜成人発症；発症部位は腕/頭部＞脚/頸部；通常は上半身に限局	11
DYT7	18p	AD	ドイツ北西部の家系にみられる成人発症家族性痙性斜頸；ときどき腕もおかされる	12
DYT8	2q33-q35	AD	発作性非運動誘発性ジスキネジア	13, 14
DYT9	1p21	AD	痙縮を伴う発作性ジスキネジア	15
DYT10	16p11.2-q12.1	AD	発作性運動誘発性ジスキネジア	16
DYT11	7q21-q23/epsilon-sarcoglycan	AD	ミオクローヌス-ジストニア症候群；アルコール反応性	17
DYT12	19q	AD	急速発症ジストニア-パーキンソニズム	18
DYT13	1p36.13-p36.32	AD	成人発症；家族性；頭部-頸部-上腕優位;通常は頸から発症し, 分節性となる	19
DYT14	14q14	AD	ドパ反応性ジストニア	20
DYT15	18p11	AD	ミオクローヌス-ジストニア症候群	21

AD;autosomal dominant(常染色体優性), AR;autosomal recessive(常染色体劣性)
＊現在 DYT16 まである

表 6.3 若年性パーキンソニズム(JP)，ドパ反応性ジストニア(DRD)，小児期原発性捻転ジストニア(cPTD)の鑑別

特徴	DRD	JP	cPTD
性差	女性に多い	男性に多い	性差なし
ジストニア症状	発症時からジストニアが存在；睡眠で改善することがある(sleep benefit)；足または脚から発症 動作緩慢を伴う	発症時からジストニアが存在；日内変動と sleep benefit がみられる；足から発症；パーキンソニズムを伴う	発症時からジストニアが存在；日内変動も sleep benefit もみられない；パーキンソニズムや動作緩慢の徴候はない
治療反応性	低用量 Sinemet®(メネシット®，レボドパ/カルビドパの合剤)と抗コリン薬	高用量 Sinemet®(メネシット®)；抗コリン薬を含む他のすべての抗 PD 薬	Sinemet®(メネシット®)には反応しないが，抗コリン薬には反応する
予後	不変	進行性	通常は進行性

idiopathic dyskinesia)：家族性(**表 6.2**)または孤発性の純粋なジストニア症候群.

2. ジストニア・プラス dystonia-plus：ジストニア以外に，パーキンソニズムやミオクローヌスがみられる“非神経変性”疾患である．一般的にこれらは神経変性疾患ではなく，神経化学疾患と分類されるべきである.

● ドパ反応性ジストニア dopa-responsive dystonia(DRD)

- GTP シクロヒドロラーゼⅠ欠損(DYT5)：テトラヒドロビオプテリン合成の最初の段階の欠損；小児期発症(< 16 歳)；女>男；周期性(夜に悪化)；パーキンソニズム；低用量レボドパで改善；成人ではパーキンソニズムまたは局所ジストニアで発症；フェニルアラニン負荷試験で異常.
- 常染色体劣性チロシン水酸化酵素遺伝子変異
- 他のビオプテリン欠損症
- 若年性パーキンソニズムや小児期発症の原発性捻転ジストニアと間違えられやすい(**表 6.3**).

● ドパミン作動薬反応性ジストニア dopamine agonist-responsive dystonia　芳香族酸デカルボキシラーゼ aromatic acid decarboxylase (AADC) の欠損；常染色体劣性遺伝．乳児期にみられ，体軸の筋緊張低下，アテトーゼ，眼球共同偏倚性攣縮，眼球回転発作 oculogyric crisis，四肢の固縮などをきたす．

- **急性発症ジストニア-パーキンソニズム rapid-onset dystonia parkinsonism (RDP)**：常染色体優性；染色体 19q13；青年期〜成人発症；数日〜数週のうちにジストニアが全般化する；パーキンソニズムを伴う；数週以内に鎮静化し，ゆっくり進行もしくは進行しない；レボドパやドパミン作動薬にはほとんど反応しない．
- **ミオクローヌス-ジストニア症候群**：ミオクローヌス性単収縮を伴ったジストニアで，アルコールに反応する；常染色体優性；染色体 7q21/18p11 (DYT11)；上半身がおかされる；小児期〜青年期発症だが，成人発症もある；進行は遅く，プラトーに達する傾向；他の精神症状(薬物依存，不安，精神病)を合併することがある．

  ＊ DYT15 もミオクローヌス-ジストニア症候群を呈する(第 3 章も参照)．

3. **二次性ジストニア** secondary dystonia：環境による侵襲によっておこる(**表 6.4**)．
4. **遺伝子変性性ジストニア** heredodegenerative dystonia：神経変性疾患によるもの；通常は遺伝性；純粋なジストニアでないことが多い(**表 6.5**) (**図 6.1**)．
5. 他の神経疾患の部分症：チック，発作性ジスキネジア，PD，進行性核上性麻痺など．
6. **偽性ジストニア** pseudodystonia
   - 真のジストニアではないが，持続する姿勢異常が存在する．
   - スティッフ・パーソン症候群，アイザークス症候群，里吉病，慢性炎症性筋症[22]，Sandifer 症候群，骨疾患，靱帯欠損症，先天性筋性斜頸(一般的には胸鎖乳突筋の腫瘍に合併)，若年性関節リウマチ，てんかんなど．
   - 心因性ジストニア：心因性ジストニアを示唆する手掛かりには以下のようなものがある．
   - 突然発症．
   - 経過中にジストニアの特徴が変化する．
   - 一般的に知られたジストニアのパターンと一致しない．

表 6.4 ジストニアの二次的原因

核黄疸を伴う周産期脳損傷	アテトーゼ型脳性麻痺，遅発性ジストニア
感染	ウイルス性脳炎 嗜眠性脳炎 ライ症候群 亜急性硬化性全脳炎 クロイツフェルト・ヤコブ病 HIV 感染
薬物	レボドパおよびドパミン作動薬 ドパミン受容体拮抗薬 fenfluramine（＊肥満薬，すでに市場から撤退） 抗てんかん薬 フレカイニド（＊抗不整脈薬） 麦角薬 カルシウムチャネル阻害薬の一部
毒物	マンガン 一酸化炭素 二硫化炭素 シアン化合物 メタノール ジスルフィラム 3-ニトロプロピオン酸 スズメバチ刺傷毒素
代謝性	副甲状腺機能低下症
脳/脳幹病変	傍腫瘍性脳幹脳炎 原発性抗リン脂質抗体症候群 脳血管障害，虚血性損傷 橋中心髄鞘崩壊症 多発性硬化症 腫瘍 動静脈奇形 外傷 手術（視床破壊術）
脊髄病変	脊髄空洞症
末梢病変	腰部脊柱管狭窄症 外傷 電撃障害

表 6.5 ジストニアを呈する遺伝性変性疾患

遺伝型	疾病	特徴	診断
伴性	Lubag(X 連鎖ジストニアパーキンソニズム/DYT3)	Panay 島にすむフィリピン人男性；若年成人発症；頭部～全身性ジストニア；パーキンソニズムが発症時または経過中に出現；進行性で障害も強い	臨床所見；遺伝子診断は現在民間サービスでは行われていない
	deafness-dystonia syndrome(Mohr-Tranebjaerg 症候群)	男性，聴覚障害とジストニア	
	ペリツェウス・メルツバッハー病 Pelizaeus-Merzbacher 病	ミエリン特異的脂質の欠損；ミエリン化の部分～完全欠如；運動失調；眼振；筋緊張低下；ジストニアは進行してから出現し，緩徐に進行する	
	レット症候群 Rett's syndrome	伴性優性遺伝(したがって女児のみに発症，＊通常男児は致死的)，典型的には精神運動の退行；目的をもった手の使用ができない；常同運動；運動失調；歩行失行；小頭症；ジストニア；50% 以上で眼球回転発作	臨床所見
常染色体優性	若年性パーキンソニズム	初期からジストニアがある場合がある(表 6.2)	臨床所見；遺伝子検査*
	ハンチントン病	舞踏運動を呈するが，ジストニアも一般的である；どの年齢でも発症するが 30～54 歳が一般的；種々の程度の認知・精神障害を伴う進行性の疾患	遺伝子検査；iT15 (interesting transcript 15)遺伝子の CAG リピート伸長
	マシャド・ジョセフ病 Machado-Joeseph 病(SCA3)	主にポルトガル領 Azores 諸島出身者の家系にみられる；20% にジストニアがみられる；1 型＝主に錐体路＋錐体外路徴候，2 型＝小脳＋錐体路，3 型＝小脳＋遠位筋萎縮	遺伝子検査；14q の CAG リピート伸長

＊本邦では順天堂大学で Parkin，PINK1，DJ-1…の検査を行っている．

表 6.5 つづき

遺伝型	疾病	特徴	診断
常染色体優性	歯状核赤核淡蒼球ルイ体萎縮症 dentatorubropallido-luysian atrophy (DRPLA)	小脳，小脳遠心路，淡蒼球一視床下核系の変性；ジストニアは通常あまり顕著ではない；成人発症＝運動失調，舞踏アテトーゼ，認知症；若年発症＝進行性ミオクローヌスてんかん様	遺伝子検査；21p の CAG リピート伸長
	他の脊髄小脳変性症	表現形の幅が広いため，完全な運動失調遺伝子スクリーニングが推奨される	遺伝子検査
常染色体劣性	ウィルソン病 Wilson's disease	振戦，ジストニア，パーキンソニズムなども呈しうる；通常は 50 歳以下の発症；銅代謝異常による神経系への銅沈着；第 13 番染色体と関連(図 6.1 参照)	Kayser-Fleischer 輪；第 13 番染色体上のセルロプラスミン遺伝子異常；肝生検
	ニーマン・ピック病 C 型 Niemann-Pick disease type C	ジストニア脂質症 dystonic lipidosis や海青組織球症 sea-blue histiocytosis とも呼ばれる亜型(＊骨髄中に泡沫細胞/海青組織球がみられる)；特異的な酵素欠損はない；ほとんどの組織でスフィンゴミエリナーゼ活性は正常；晩発性の患者では核上性眼球麻痺，知的低下，歩行障害，運動失調，ジストニアを呈する	不完全なコレステロールのエステル化/スフィンゴミエリナーゼ活性
	若年性神経セロイドリポフスチン蓄積症 juvenile neuronal ceroid-lipofuscinosis	脂肪色素の著明な沈着；乳児～若年～成人型；若年型は視力障害がなくミオクローヌスてんかん，認知症，行動異常，錐体外路症候(特に顔面ジスキネジア)を呈する	病理(直腸生検)
	GM1 ガングリオシドーシス GM1 gangliosidosis	内臓巨大症，認知機能低下，異形症 dysmorphism，黄斑部の cherry-red spot が特徴；小児では 1～3 型があり，3 型は 2～27 歳で発症し，運動失調，ジストニア，筋症など多彩な症状を呈する；成人ではジストニアと早期発症パーキンソニズムで発症し寿命は長い	β-D-ガラクトシダーゼ欠損

表 6.5　ジストニアを呈する遺伝性変性疾患　つづき

遺伝型	疾病	特徴	診断
常染色体劣性	GM2 ガングリオシドーシス GM2 gangliosidosis	ライソゾーム・ヘキソサミニダーゼ欠損；東ヨーロッパのアシュケナージ系ユダヤ人に多い；乳児 GM2 では痙性四肢麻痺，てんかん発作，盲，進行するとジストニアを呈し激しい経過をたどる；若年性/慢性/成人性ではジストニアが主な症状である(通常は下肢)	ヘキソサミニダーゼ欠損
	異染性白質ジストロフィー metachromatic leukodystrophy	セレブロシドスルファターゼ欠損によりスルファチドが蓄積；知的低下；行動異常；ジストニアを呈する	アリールスルファターゼ A 欠損
	レッシュ・ナイハン症候群 Lesch-Nyhan syndrome	全身性ジストニアを呈することがある；小児期に精神発達遅滞，自傷行為，高尿酸血症で発症	ヒポキサンチン・グアニン・フォスフォリボシルトランスフェラーゼ欠損
	ホモシスチン尿症 homocystinuria	小児期に全身性ジストニアを呈する；局所脱落症状，水晶体転位，骨格異常，精神発達遅滞；画像上局所の虚血性病変や静脈洞血栓症を呈することがある	アミノ酸クロマトグラフィ
	グルタル酸尿症 glutaric acidemia	脳性麻痺のなかで 1 歳児におけるジストニアの主要原因の 1 つ；精神発達遅滞を伴う全身性ジストニア	尿中グルタル酸；グルタル CoA 脱水酵素欠損
	メチルマロン酸尿症 methylmalonic aciduria	急性脳症を伴う小児の全身性ジストニア	有機酸のクロマトグラフィ；メチルマロン CoA ムターゼ
	毛細血管拡張運動失調症 ataxia-telangiectasia	運動失調と末梢神経障害を伴う小児の全身性ジストニア 画像：小脳萎縮	臨床所見；IgA 低値

表 6.5　つづき

遺伝型	疾病	特徴	診断
常染色体劣性	パントテン酸キナーゼ関連神経変性症 pantothenate kinase-associated neurodegeneration（PKAN）	以前は Hallervorden-Spatz 症候群と呼ばれた；淡蒼球への鉄の沈着が特徴；ジストニアにチックや他の運動障害疾患が加わる	病理；MRI-T2WI で淡蒼球の低信号（“虎の目徴候 eye of the tiger sign”）を呈する
	神経有棘赤血球症 neuroacanthocytosis	30 代で口舌の運動過多，唇打ち，発声，口舌動作性ジストニアによって口唇・舌の自傷をおこす；50％でてんかん発作；多くで，多発神経障害，遠位筋萎縮，凹足を認める	末梢血スメア中の有棘赤血球
ミトコンドリア性	リー病 Leigh's disease	筋緊張低下，運動失調，視神経萎縮を伴う小児の全身性ジストニア	ピルビン酸とアラニン濃度，mtDNA 変異，シトクロム酸化酵素活性

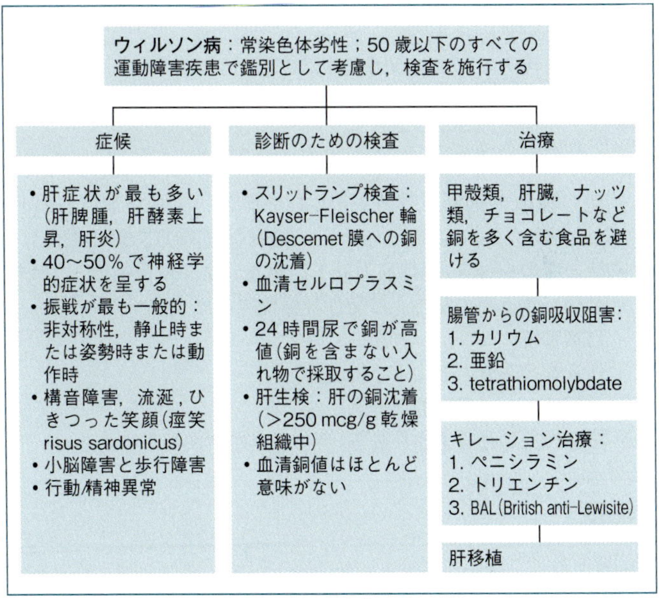

ウィルソン病：常染色体劣性；50 歳以下のすべての運動障害疾患で鑑別として考慮し，検査を施行する
症候
• 肝症状が最も多い（肝脾腫，肝酵素上昇，肝炎）
• 40〜50％で神経学的症状を呈する
• 振戦が最も一般的：非対称性，静止時または姿勢時または動作時
• 構音障害，流涎，ひきつった笑顔（痙笑 risus sardonicus）
• 小脳障害と歩行障害
• 行動/精神異常
診断のための検査
• スリットランプ検査：Kayser-Fleischer 輪（Descemet 膜への銅の沈着）
• 血清セルロプラスミン
• 24 時間尿で銅が高値（銅を含まない入れ物で採取すること）
• 肝生検：肝の銅沈着（>250 mcg/g 乾燥組織中）
• 血清銅値はほとんど意味がない
治療
甲殻類，肝臓，ナッツ類，チョコレートなど銅を多く含む食品を避ける
腸管からの銅吸収阻害：
1. カリウム
2. 亜鉛
3. tetrathiomolybdate
キレーション治療：
1. ペニシラミン
2. トリエンチン
3. BAL（British anti-Lewisite）
肝移植

図 6.1　ウィルソン病の症候，診断，治療

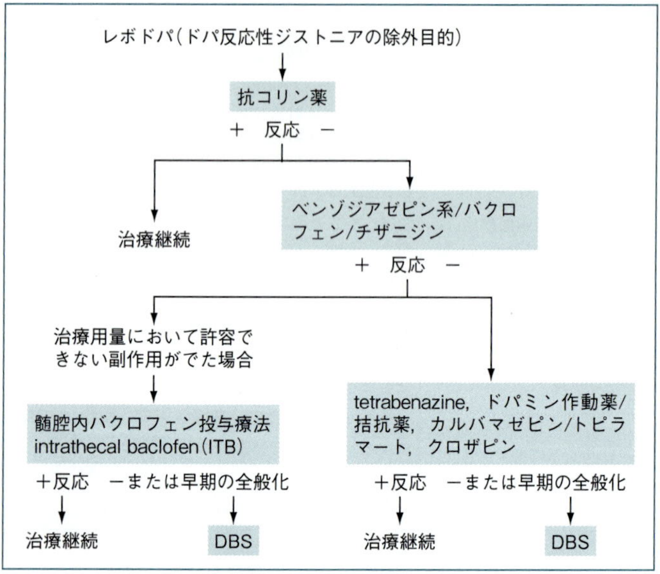
レボドパ(ドパ反応性ジストニアの除外目的)
抗コリン薬
＋　反応　－
治療継続
ベンゾジアゼピン系/バクロフェン/チザニジン
＋　反応　－
治療用量において許容できない副作用がでた場合
髄腔内バクロフェン投与療法 intrathecal baclofen(ITB)
＋反応　－または早期の全般化
治療継続
DBS
tetrabenazine，ドパミン作動薬/拮抗薬，カルバマゼピン/トピラマート，クロザピン
＋反応　－または早期の全般化
治療継続
DBS

図 6.2　全身性ジストニアの治療アルゴリズム
この治療アルゴリズムは代謝性疾患には適応されない．
DBS：deep brain stimulation(脳深部刺激療法)

- 他の種類の運動を伴う(律動的な揺れ，奇妙な歩行 bizarre gait，失立失歩 astasia−abasia，過剰な驚愕反応/動作緩慢)．
- 他の特徴を伴う(偽性筋力低下，感覚異常，精神疾患，二次性利得，係争中の裁判，多発性身体化現象)．
- 自然寛解．
- 注意をそらすことによって改善．
- 発作性または間欠的な経過．
- 顔面の捻じれるような動き(特に口を左右に動かす動き)．

治療

ジストニアの病因に焦点を当てて行う．しかし，治療は難しいことが多く，必ずしも1種類の治療法に反応するとは限らず，複数の

表 6.6 ジストニアの症候学的治療に用いられる一般的薬剤

薬剤	典型的な開始用量(mg/日)	典型的治療用量(mg/日)	コメント
レボドパ/カルビドパ	25/100	800 まで	1 日 3 回投与；特に若年発症ではドパ反応性ジストニア(低用量で効く)を除外するために常に最初はレボドパを投与すべき
トリヘキシフェニジル	1〜2	120 まで	複数回に分けて投与；ゆっくり増量すれば若い患者は高用量でも耐えられる
ベンズトロピン	0.5〜1	8 まで	抗コリン性副作用に注意
バクロフェン	5〜10	120 まで	GABA 作動薬；急に中断しないこと(てんかんのリスク)
クロナゼパム	0.5〜1	5 まで	
tetrabenazine	25	75 まで	北米・英でのみ販売*
チザニジン	2	24 まで	バクロフェンと違って急に中断してもてんかんのリスクは最小

＊米国ではハンチントン病に適応が認められた．本邦でも治験中．

対処法が必要となることがある(**図 6.2**)．

1. 経口内服薬(**表 6.6**)
2. 化学的除神経：嫌気性菌である *Clostridium botulinum* の産生するボツリヌス毒素を純化し，患部の筋肉に注入する．米国ではA 型(ボトックス®，Dysport®，Xeomin®)と B 型(Myobloc®)2 系統の毒素が使用可能である．
   - 注射部位：
   - 眼瞼攣縮/眼瞼痙攣の注射部位(**図 6.3**)：
     - 非常に少量から始めること(A 型で 2.5 単位/各注射部位など)
     - 上部眼輪筋では，効果を最大限にし，副作用を減らすために，可能な限り眼瞼の辺縁に近い部位に注入する．
     - 眼瞼下垂を避けるため，上眼瞼の中央(上眼瞼挙筋がある)を避ける．

6

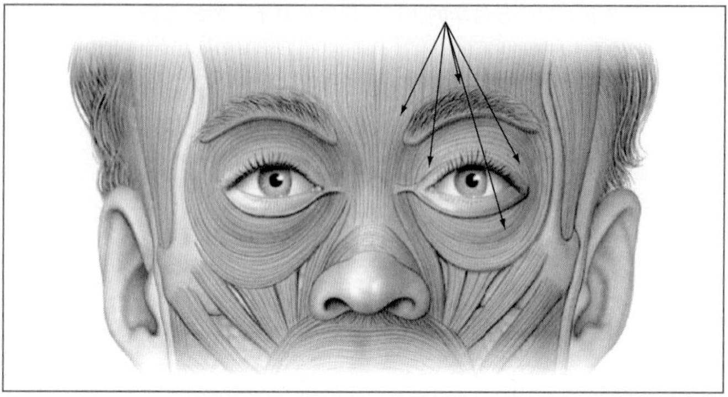

図 6.3　眼瞼攣縮/痙攣：注入部位

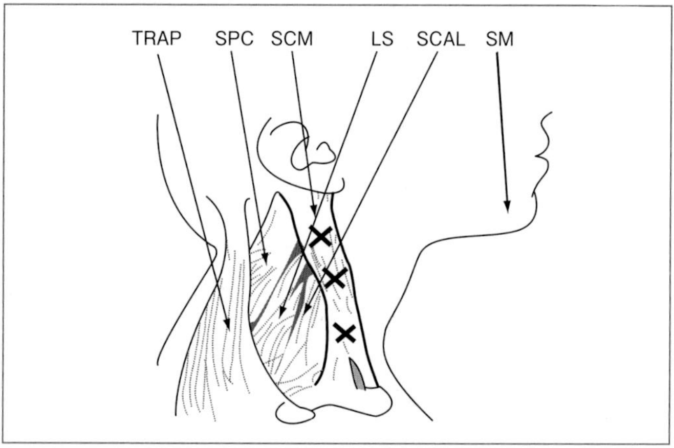
TRAP
SPC
SCM
LS
SCAL
SM

図 6.4　頸部ジストニア：注入部位

●30 ゲージで 1/2 インチの針を使用.

- 頸部ジストニア（痙性斜頸/攣縮性斜頸）（**図 6.4**）：
  - ●胸鎖乳突筋 sternocleidomastoid muscle（SCM）：頸部前屈と対側顎の偏位に関与.
  - ●頭板状筋 splenius capitis（SPC）：頸部後屈（遅発性ジストニアの最も多い症状）と同側の顎の偏位に関与.

表 6.7 ボツリヌス毒素 A 型(ボトックス®)と B 型(Myobloc®)の典型的用量

症状	筋	平均的開始用量(ボトックス®)(U/部位)	平均的用量(ボトックス®)(U/部位)	開始用量(Myobloc®)(U/部位)
眼瞼攣縮/痙攣 blepharospasm	眼輪筋 鼻根筋	2.5〜5 2.5〜5	5〜10 2.5〜10	250〜500 250〜500
片側顔面痙攣/攣縮* hemifacial spasm	眼輪筋 口角挙筋 口角下制筋 オトガイ筋 広頸筋 頬骨筋	2.5 2.5〜10 2.5〜10 2.5〜5 2.5〜5 2.5〜5	2.5〜5 2.5〜10 2.5〜10 2.5〜10 2.5〜15 2.5〜10	125〜750 125〜250 125〜250 125〜250 500〜2,500 125〜500
咬筋ジストニア jaw-closing dystonia	咬筋 側頭筋	40 20	20〜60 20〜40	1,000〜3,000 1,000〜3,000
開口ジストニア jaw-opening dystonia	翼状筋 顎二腹筋	5〜20 5〜15	5〜20 5〜15	1,000〜3,000 250〜750
頸部ジストニア cervical dystonia				
・頸部前屈 anterocollis	胸鎖乳突筋	40	40〜70	1,000〜3,000
・頸部後屈 retrocollis	頭板状筋 僧帽筋	60 60	50〜150 50〜150	1,000〜5,000 1,000〜5,000
・斜頸 (下顎偏位) torticollis	同側頭板状筋 対側胸鎖乳突筋	60 40	50〜150 40〜70	1,000〜5,000 1,000〜3,000
・頸部側屈 laterocollis	斜角筋	30	15〜50	1,000〜3,000
・肩挙上 shoulder elevation	肩甲挙筋 僧帽筋	80 60	25〜100 50〜150	1,000〜4,000 1,000〜5,000
肩関節外転	三角筋	50	50〜150	
肩関節内転	胸筋複合 広背筋	100 100	75〜150 50〜150	2,500〜5,000 2,500〜5,000
肘関節伸展	上腕三頭筋	50	25〜100	
肘関節屈曲	上腕二頭筋 上腕筋 腕橈骨筋	100 60 60	50〜150 40〜100 40〜100	2,500〜5,000 1,000〜3,000 1,000〜3,000
手関節屈曲	橈側手根屈筋† 尺側手根屈筋†	50 40	25〜100 20〜70	1,000〜3,000 1,000〜3,000

6

表 6.7　ボツリヌス毒素 A 型(ボトックス®)と B 型(Myobloc®)の典型的用量　つづき

症状	筋	平均的開始用量(ボトックス®)(U/部位)	平均的用量(ボトックス®)(U/部位)	開始用量(Myobloc®)(U/部位)
手関節伸展	橈側手根伸筋 尺側手根伸筋†	20 20	25〜100 20〜40	500〜1,500 500〜1,500
手関節回内	方回内筋† 円回内筋†	25 40	10〜50 25〜75	1,000〜2,500 1,000〜2,500
手関節回外	回外筋	20	15〜45	
指屈曲	深指屈筋† 浅指屈筋†	20 20	20〜40 20〜40	1,000〜3,000 1,000〜3,000
こぶしを握る	橈側手根屈筋† 尺側手根屈筋† 尺側手根伸筋 橈側手根伸筋 深指屈筋† 浅指屈筋† 長母指屈筋† 母指対立筋†	50 40 20 20 20 20 20 5	25〜100 20〜70 10〜30 15〜40 20〜40 20〜40 10〜30 2.5〜10	1,000〜3,000 1,000〜3,000 500〜1,500 500〜1,500 1,000〜3,000 1,000〜3,000 1,000〜2,500 500〜1,500
指伸展	示指伸筋	5	2.5〜10	500〜1,000
母指伸展	長母指伸筋	5	2.5〜10	
母指内転位 thumb-in-palm	長母指伸筋† 母指対立筋† 母指内転筋†	20 5	10〜30 2.5〜10	1,000〜2,500 500〜1,500 500〜2,500
母指突出 thumb protrusion	長母指伸筋 母指内転筋	5 5	2.5〜10 5〜15	
小指外転	小指外転筋	5	2.5〜10	125〜250
股屈曲	腸腰筋 大腿直筋	150 100	50〜200 75〜200	3,000〜7,500 2,500〜5,000
股内転	大/長/短内転筋	200	75〜300	5,000〜10,000
膝屈曲	半膜様筋 半腱様筋 大腿二頭筋 腓腹筋	100 100 100 150	50〜200 50〜200 50〜200 50〜200	2,500〜7,500 2,500〜7,500 2,500〜7,500 3,000〜7,500
膝伸展	大腿直筋 外側広筋 内側広筋	100 100 100	75〜200 50〜200 50〜200	3,000〜7,500 3,000〜7,500 3,000〜7,500

表 6.7 つづき

症状	筋	平均的開始用量(ボトックス®)(U/部位)	平均的用量(ボトックス®)(U/部位)	開始用量(Myobloc®)(U/部位)
足底屈曲(尖足 equinus)	腓腹筋 ヒラメ筋	100 100	50～200 50～200	3,000～7,500 2,500～5,000
足背屈	後脛骨筋	75	50～150	3,000～7,500
足底屈	前脛骨筋	75	50～150	2,500～5,000
足趾屈曲	長趾屈筋 短趾屈筋 長母趾屈筋	75 25 50	50～100 20～40 25～75	2,500～5,000 2,500～5,000 1,500～3,500
母趾背屈(線条体趾)	長母趾伸筋	50	20～100	2,000～4,000

*眼瞼攣縮や顔面攣縮をきたすがジストニアとは考えられておらず，常に片側性である．一側の顔面で眼瞼，鼻周囲，頬筋，広頸筋など不随意の再発性攣縮をきたす神経疾患と定義され，通常は脳幹周囲の迷走血管または異常脈管構造による顔面神経の圧迫または刺激によっておこる．顔面神経の微小血管減圧術は成功率が高いが，恒久的な顔面神経麻痺や脳卒中，聴力障害などのリスクがあり，ボツリヌス毒素注射が治療の選択肢となる．

†上肢ジストニアにおいてこれらの筋では低用量から始める．上記に示した用量は上肢の痙縮に対して推奨される用量である．

- 僧帽筋 trapezius(TRAP)：同側の肩挙上に関与．
- 肩甲挙筋 levator scapulae(LS)：同側の肩挙上に関与．
- 斜角筋複合 scalenus complex(SCAL)：同側の頭部側屈に関与．
- オトガイ下筋 submentalis(SM)：頸部前屈に関与．

- 使用用量(**表 6.7**)
  - ボトックス®：1 バイアル 100 単位の粉末を保存料の入っていない生食で希釈する．
  - Myobloc®：1 バイアル 2,500/5,000/10,000 単位がある．
- 推奨される最大使用量(ボトックス®)：
  - 1 か所の注入部位につき，最大 50 単位までが推奨される．
  - 推奨される最大注入量は注入箇所につき 0.5 mL まで．
  - 3 か月以内に再注入するべきではない．
  - 成人における最大投与量/日は 400 単位までが推奨される(*本邦では 360 単位まで)．

6

表 6.8 ボツリヌス毒素施注の際に考慮すべき用量調整因子

状況	低用量から始める	高用量から始める
体重	軽い	重い
年齢	高齢	若齢
筋の大きさ	小さい	大きい
注射部位の数	多数	わずか
病気の重症度/攣縮	軽度	重度
筋量低下のおそれ	高い	低い
以前の治療結果	筋力低下が強すぎた	不十分であった
予想治療期間	慢性	急性

●小児では：
- 最大全投与量/日は，ボトックス®12 単位/kg か 400 単位以下.
- 大きな筋では，推奨される最大投与量は 3〜6 単位/kg を超えない.
- 小さな筋では，推奨される最大投与量は 1〜2 単位/kg 以下である.

●ボツリヌス毒素には量を調整すべき因子がある(**表 6.8**).

3. 外科的治療

●末梢性外科手技
- 神経根切断術 rhizotomy
- 神経支切断術 ramisectomy
- 筋切断術 myotomy
- 髄腔内バクロフェン投与 intrathecal baclofen

●中枢神経凝固術(第 9 章参照)
- 淡蒼球破壊術 pallidotomy
- 視床破壊術 thalamotomy

●脳深部刺激術(第 9 章参照)
- 淡蒼球内節 GPi 刺激術
- 腹外側視床刺激術

4. 他の治療法

●四肢抑制，局所副子固定

●サポートグループ

●理学療法(歩行，移動，筋力訓練，ストレッチ)
●作業療法(部分的に自立するための補助器具)

参考文献

1) Fahn S. The varied clinical expressions of dystonia. Neurol Clin 1984；2：541-554.
2) Nutt JG, Muenter MD, Aronson A, et al. Epidemiology of focal and generalized dystonia in Rochester, Minnesota. Mov Disord 1988；3：188-194.
3) Marsden CD. The focal dystonias. Clin Neuropharmacol 1986;9: (Suppl 2)：S49-60.
4) Fahn S. Generalized dystonia：concept and treatment. Clin Neuropharmacol 1986；9(Suppl 2)：S37-S48.
5) Chan J, Brin MF, Fahn S. Idiopathic cervical dystonia：clinical characteristics. Mov Disord 1991；6：119-126.
6) Ozelius LJ, Hewett JW, Page CE, et al. The early onset torsion dystonia gene (DYT1) encodes at ATP binding protein. Nat Gene 1997；17：40-48.
7) Khan NL, Wood NW, Bhatia KP. Autosomal recessive DYT2-like primary torsion dystonia：a new family. Neurology 2003；61：1801-1803.
8) Nolte D, Niemann S, Muller U. Specific sequence changes in multiple transcript system DYT3 are associated with X-linked dystonia parkinsonism. Proc Natl Acad Sci USA 2003；100：10347-10352.
9) Parker N. Hereditary whispering dystonia. J Neurol Neurosurg Psychiatry 1985；45：218-224.
10) Ichinose H, Ohye T, Takahashi E, et al. hereditary progressive dystonia with marked diurnal fluctuation caused by mutations in the GTP cyclohydrolase I gene. Nat Genet 1994；8：236-242.
11) Almasy L, Bressman SB, Raymond D, et al. Idiopathic torsion dystonia linked to chromosome 8 in two Mennonite families. Ann Neurol 1997；42：670-673.
12) Leube B, Rudnicki D, Ratzlaff T, et al. Idiopathic torsion dystonia；assignment of a gene to chromosome 18p in a German family with adult onset, autosomal dominant inheritance and purely focal distribution. Hum Mol Genet 1996；5：1673-1677.
13) Fouad GT, Servidei S, Durcan S, et al. A gene for familial paroxysmal dyskinesia (FPD1) maps to chromosome 2q. Am J Hum Genet 1996；59：135-139.
14) Fink JK, Rainier S, Wilkowski J, et al. Paroxysmal dystonic choreoathetosis：tight linkage to chromosome 2q. Am J Hum Genet 1996；59：140-145.
15) Auburger G, Ratzlaff T, Lunkes A, et al. A gene for autosomal dominant paroxysmal choreoathetosis spasticity maps to the vicinity of a potassium channel gene cluster on chromosome 1p. Genomics 1996；31：90-94.
16) Tomita H, Nagamitsu S, Wakui K, et al. Paroxysmal kinesogenic choreoath-

etosis locus maps to chromosome 16p11.2–q12.1. Am J Hum Genet 1999；65：1688–1697.

17) Zimprich A, Grabowski M, Asmus F, et al. Mutations in the gene encoding epsilon–sarcoglycan cause myoclonus–dystonia syndrome. Nat Genet 2001；29：66–69.

18) Kramer PL, Mineta M, Klein C, et al. Rapid onset dystonia parkinsonism：linkage to chromosome 19q13. Ann Neurol 1999；46：176–182.

19) Valente EM, Bentivoglio AR, Cassetta E, et al. DYT 13, a novel primary torsion dystonia locus maps to chromosome 1p36.13–36.32 in an Italian family with cranial–cervical or upper limb onset. Ann Neurol 2001；49：362–366.

20) Grotzsch H, Pizzolato GP, Ghika J, et al. Neuropathology of a case of dopa-responsive dystonia associated with new genetic locus, DYT14. Neurology 2002；58：1839–1842.

21) Grimes DA, Han F, Lang AE, et al. A novel locus for inherited myoclonus dystonia on 18p11. Neurology 2002；59：1183–1186.

22) Preston DC, Finkleman RS, Munsat TL, Dystonia postures generated from complex repetitive discharges. Neurology 1996；46：257–258.

7

「チックな」患者のみかた

The "Tic" Patient

症候

チックは不随意な運動もしくは発声であり，特徴として，通常，突然おこる，すばやく，繰り返す，常同的だが律動的ではなく，普通の動作に似ていることが多く，しばしば通常の活動と並行して出現する．チックは，通常，特定の動きを行いたいという，前駆する感覚や"蓄積する"感覚を伴い，一度，動作を行うと"解放"されて楽になる感覚を伴う．

チックは**運動チック** motor tic と**音声チック** vocal tic に分類することができる．運動チックは運動を伴い，音声チックは発声を伴う．また，チックは，症状によって，**単純チック** simple tic と**複雑チック** complex tic にも分けることができる（**表 7.1**）．単純運動チックは体の特定の部分に限局する少数の筋のみにおこる．間代性 clonic（断裂的に急に発症する）であることや，強直性 tonic（等尺性収縮をおこす）であったり，ジストニア性 dystonic（持続する異常肢位）であったりすることがある[1]．

■単純運動チックの例としては以下のようなものがある．

- まばたき eye blinking
- 肩すくめ shoulder shrugging
- 顔しかめ facial grimacing
- 頸部の伸展 neck stretching
- 口の動き mouth movement
- 顎のくいしばり jew clenching
- 痰の喀出 spitting

表 7.1 単純チック vs 複雑チック

種類	例	特徴
単純運動チック	まばたき，肩すくめ，顔しかめ，頸部の伸展，痰の喀出，髪のかきあげ	体の一部分，少数の筋群のみ障害される
単純音声チック	咳払い・咳嗽，咽喉音の発生，鼻すすり	単語にはならない音声
複雑運動チック	ジャンプや，キック，スクワット，異常な体位，反響動作，卑猥行為	体の多くの部位が障害される
複雑音声チック	悪言，同語反復，反響言語，完全な単語	単語または文章の発音，他人の言葉の繰り返し

- 髪のかきあげ hair combing

単純音声チックは単語を形成しない音からなり，以下のようなものがある．

- 咳払い・咳嗽 throat cleaning/coughing
- 咽喉音の発生 grunting
- 鼻すすり sniffing

音声ノイズが筋肉の収縮の結果おこる場合は，運動チックと音声チックを区別するのが難しいときもある(**表 7.1**).

■複雑運動チック

- 複数の筋群を含む動きからなり，計画的な動きで，普通の動きやしぐさに似ることが多い．
- 通常，単純チックとくらべて持続が長い．
- 例えば，ジャンプや，キック，スクワット，奇妙な体位を保持するなどがある．
- 他人のしぐさをまねること(反響動作 echopraxia)や，性器を露出するなどの下品なもしくは猥褻なしぐさ(卑猥行為 copropraxia)などもある．

■複雑音声チック

- 単語や文章の発音や他人の言葉の繰り返し(反響言語 echolalia),

単語や単語の語尾を繰り返す(同語反復 palilalia)，冒瀆を言葉にする(悪言 coprolalia)など．

臨床的特徴

- チックは，通常，特定の動きを行いたいという，前駆する感覚や不快感を伴い，一度，動作を行うと“解放”されて楽になる感覚を伴うことが多く，典型的には随意運動を阻害しない(チックと似ていることがある舞踏運動やミオクローヌスなどの他の異常運動と鑑別するポイントである)．
- チックは多くの場合意図的に抑制することができるが，通常は患者側の集中力を要し，チック動作によって解放される“不快感”を蓄積してしまう．
- チック動作の重症度は増減し，人によっては，チックを繰り返したあと，数分から数時間のチックがない時間を経験する場合がある[2)]．
- 大きな注意や集中が必要な活動時には，チックの頻度は減少する一方，ストレスや疲労で症状が悪化する．
- チックは通常，小児期に発症する．平均発症年齢は 5.6～6.4 歳で，10 歳ころに最も重症化する．18 歳の時点までに頻度が減少し，チックを発症したうち半数はチックが消失する[3)]．トゥレット症候群 Tourette's syndrome(TS)の罹患率は，男性に多い(男女比 4.3：1)[4)]．稀に成人発症もあるが，最も多いのは小児期に発症したチックの再発である[5)]．
- TS の患者に最もよくみられるチックは顔面チックであり，ここから上肢，体幹や他の部位に広がることがある．チックは他の運動に組み込まれ，普通にみえることも多い．一部の患者では，チックが激しい場合があり，罹病率が上昇する原因となっているかもしれない．

『精神疾患の診断・統計マニュアル，第 4 版』(DSM−Ⅳ)はチック障害を 3 つのカテゴリーに分類している：一過性チック障害 transient tic disorder(TTD)，慢性運動/音声チック障害 chronic motor or vocal tic disorder，TS(**表 7.2**)[6)]．

7

表 7.2　チック障害の DSM−IV 分類

一過性チック障害	単一または複数の運動チック，または音声チック，またはその両方(突然の，すばやい，繰り返す，律動的でない，常同的な動きまたは発声). A. チックが 1 日に何度もおこり，少なくとも 4 週以上ほとんど毎日生じるが，12 か月以上は連続しない. B. 発症が 18 歳以前である. C. 障害は薬物(興奮剤など)の直接の生理学的影響や，神経疾患(ハンチントン病やウイルス性脳炎後など)によらない. D. トゥレット症候群や慢性運動または音声チックの診断基準を満たさない. 1 回のみのエピソードか再発性かを明記する.	この診断は通常はレトロスペクティブにつけられる.
慢性運動または音声チック障害	A. 単一または複数の運動チックまたは音声チックのどちらか(片方のみ). B. チックは 1 日に何度もおこり，少なくとも 1 年以上ほとんど毎日または間欠的に生じ，3 か月以上連続してチックがない期間がない. C. 発症が 18 歳以前である. D. 障害は薬物の直接の生理学的影響や，神経疾患によらない. E. トゥレット症候群の診断基準を満たさない.	慢性チックにおけるチックは，経過中，重症度，持続が増減する.
トゥレット症候群	A. 複数の運動チックと 1 つ以上の音声チックの両者が経過中におこるが，必ずしも同時でなくてよい. B. チックは 1 日に何度もおこり(通常は発作性に)，少なくとも 1 年以上毎日または間欠的に生じ，3 か月以上連続してチックがない期間がない. C. 発症が 18 歳以前である. D. 障害は薬物の直接の生理学的影響や，神経疾患によらない.	異常な活動は検者によって目撃されるかビデオで証拠が記録される必要がある.
特定不能のチック障害	チックが特徴であるが，特定のチック障害の診断基準を満たさないチック(例えばチックの持続が 4 週以内か発症が 18 歳以上など).	

表 7.3 トゥレット症候群と関連する他の症候

• 注意欠陥多動障害	• 短気
• 強迫性障害	• 不条理な挑戦的行動
• 衝突	• 躁
• 暴力	• 広場恐怖症
• 怒り	• 単純恐怖症
• うつ	• 社会恐怖症
• パーソナリティ障害	• 規律を守れない

付随する所見

トゥレット症候群(TS)に一般的に随伴する行動異常には，注意欠陥多動障害 attention deficit-hyperactivity disorder(ADHD)と強迫性障害 obsessive compulsive disorder(OCD)の2つがある．TSに伴うADHDの罹患率は50～75%であり，最も多く報告される併存症である．OCDは一般に，チックの発症後にみられるのに対して，ADHDに関しては，TSが発症する約2.5年前にADHD症状が始まる[7]．**表 7.3** にTSにみられる症状をあげた．

7

疫学・病因・病態生理

■ チック障害の有病率は非常に幅があり，おそらく研究によって，診断基準や方法，研究対象となった集団が違うためと考えられる．

■ すべてのチック障害の有病率は4.2%にのぼると推定される[8]．一過性チック障害は4～24%，TSは3%と報告されている[9]．

■ チックやTSの正確な責任病巣は不明であるが，線条体-視床-皮質回路が関与しているという仮説が提唱されている．

■ いくつかの神経伝達物質系，特にドパミン系の異常が症候の原因に関連していると考えられている[10]．

■ 機能的MRI(fMRI)ではいくつか相反する所見もあるが，眼窩前頭皮質や背外側前頭前野，補足運動野，帯状回，感覚運動野，基底核の代謝障害が示唆されており，TSは運動と行動の障害であるという考えに矛盾していない[11]．

■ 他の報告ではTS，ADHD，OCDを過去のA群β溶血性連鎖球菌の感染と関連づけており，溶血性連鎖球菌関連小児自己免疫性神経精神疾患 pediatric autoimmune neuropsychiatric disorders associated with streptococcus(PANDAS)[12]として知られている．その他の感染源も報告されている[13]．多くの著者がPANDASのすべての症例をTSと信じているため，PANDASのトピックは非常に議論を呼んでいる．

■家族内でのTSの発症から，遺伝性または家族性の要素があることが示唆されている(一卵性双生児において53%で一致がみられるのに対して，二卵性ではわずか8%の一致性である)．

■複数の研究者が浸透率が低い常染色体優性遺伝形式を示唆し，多くの候補遺伝子を提唱しているが，現在まで明らかな染色体座の連鎖はみつかっていない．

診断のための検査

■チックやTSの診断は臨床症状から行う．**表7.4**にチックの鑑別診断を列挙した．

■診断を確定する血液検査や画像検査はない．

■診断が疑われた場合は，行動異常に対するスクリーニングを行うべきであり，必要があれば治療も開始する．

■もし患者が何らかの薬剤を服用している場合は，抗うつ薬や抗痙攣薬などの薬剤はチックを誘発する可能性があるので，服用歴を問診するべきである．

■神経学的異常が診察でみつかった場合は，二次性チックの原因を評価するためにさらなる検査が必要である(**表7.5**)．

治療(図7.1)

■薬物療法は，チックが，学業や仕事，社会性の形成を重篤に阻害しない限りは，必ずしも必要としない．

■多くの軽症患者は，診断と，病気が原因でおこりうることに関しての教育が有益である．

■患者教育は，患者のための適切な環境をつくるために教師や両親にも行われるべきであり，チックは精神疾患ではないと説明するべきである．

表 7.4 チックの鑑別診断

常同(症) stereotypy	繰り返す，無目的な運動	揺れ，身震い，拍手，羽ばたき，顔面の動き	正常児や，自閉症，全般性発達障害でもみられる
強迫行動 compulsive behavior	心理的な欲求からくる，繰り返す，儀式的な運動	手洗い，掃除を繰り返す，特定のやりかたにこだわる	健常者や発達遅滞の人にもみられる．強迫的思考もみられることがある
punding	機械を繰り返しさわったり，調べたりすることに対する強い欲求に伴う常同的な運動・行動(時計やラジオをいじったり分解したりするなど)や，小石などの小さなものを並べたり整列させるような行為[7)]	もともとアンフェタミン中毒者で記載されたが，現在はPDにおいてもドパミン誘発性副作用としてしばしば報告されている	社会生活の崩壊につながるかもしれない；薬剤の再調整に反応する
衒(げん)奇症 mannerism	身ぶりなどの動作に関連する特殊な随意運動	例えとしては，帽子をとった後に髪をかきあげたり，帽子をかぶる時に小指を立てるなどである．目的がある場合もある	時に個人を見分ける特徴になるような，病的ではない動作である
てんかん発作	不随意な運動の発作で，意識の変動を伴うこともある	障害された身体部位によって動作が異なる；脳波が診断に有用	意図的に抑制することはできない．意識変動に注意
ミオクローヌス	突然の，すばやい，不随意な筋の単収縮	体中どこでもおこる 意図的に抑制できない	ミオクローヌスは単純運動チックに似ていることもあるが，抑制不可で時に不規則である
アカシジア akathisia	障害された身体部位の恒常的な運動がおこす，過剰なじっとしていられない感覚で，運動により解放される	脚の動き，脚こすり，歩き回る，顔こすりなど．じっと座っていられない	ドパミン受容体拮抗薬の曝露と関連(遅発性アカシジア)．日周変動はない
レストレスレッグス症候群	通常は下肢の不快な感覚で，午後～夕方にかけておこり，運動によって解放される	患者によって訴えの表現が異なる；“痙攣”，“痛み(ピリピリ)”，“むずむず感”など	日周性の特徴が診断を示唆する；ドパミン作動薬やレボドパ，鎮静剤が有効

表 7.5 チックの二次的原因

促進因子
精神刺激薬
抗てんかん薬
抗コリン薬
抗うつ薬
一酸化炭素中毒
頭部外傷
遺伝/染色体疾患
ハンチントン病
神経有棘赤血球症
脳炎
人工心肺

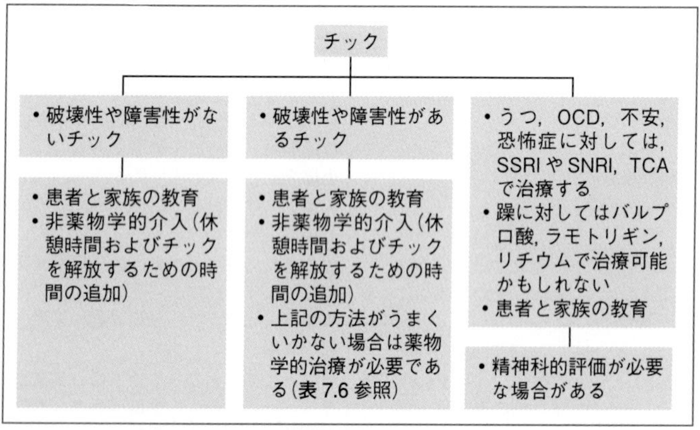
チック
• 破壊性や障害性がないチック
• 患者と家族の教育
• 非薬物学的介入（休憩時間およびチックを解放するための時間の追加）
• 破壊性や障害性があるチック
• 患者と家族の教育
• 非薬物学的介入（休憩時間およびチックを解放するための時間の追加）
• 上記の方法がうまくいかない場合は薬物学的治療が必要である（表 7.6 参照）
• うつ，OCD，不安，恐怖症に対しては，SSRI や SNRI，TCA で治療する
• 躁に対してはバルプロ酸，ラモトリギン，リチウムで治療可能かもしれない
• 患者と家族の教育
• 精神科的評価が必要な場合がある

図 7.1　チック患者管理のためのアプローチ

OCD；obsessive-compulsive disorder（強迫性障害），SSRI；selective serotonin reuptake inhibitors（選択的セロトニン受容体阻害薬），SNRI；selective serotonin norepinephrine reuptake inhibitors（選択的セロトニン・ノルアドレナリン受容体阻害薬），TCA；tricyclic antidepressants（三環系抗うつ薬）

■計画的休養によって患児にチックを“解放する”機会を与えることが最も必要である．これは働く環境にある成人患者にも同様に有用である．

■習慣逆転療法 habit reversal therapy はいくつかの施設では成功したと報告されているが，まだ研究中である．

薬物療法が必要であれば，以下の方法を検討する

- 治療はおこりうる副作用を考慮したうえで開始されるべきである．
- 薬物療法の目的はチックを完全に抑制することではなく，チックによって引きおこされる機能障害を減らすことである．
- 目標は，低用量で始め，最低限の有効容量で調整することである．
- チックおよびTSに対する薬物療法の主軸はドパミン受容体阻害薬である（**表7.6**）．
  - ハロペリドールとピモジドはおそらく最も多く使われている薬剤であり，患者の最大80%に有効である．
  - フルフェナジンは，他の薬剤のなかも，同様にチックに有効であると報告されていて，特にハロペリドールに耐えられない患者において有効である．
- 非定型抗精神病薬も同様に有効であると報告されており，定型抗精神病薬と比較すると副作用の発生が低いことが関係しているかもしれない．
  - アリピプラゾール（エビリファイ®）や，リスペリドン，オランザピン，クエチアピン，amisulpride，ziprasidone，スルピリドは，複数の報告でチックの重症度と頻度を減らしたとある．
- その他，以下の治療薬もTS患者においてチックの頻度を減らす効果があると報告されている．
  - ニコチン
  - メカミラミン（ニコチン作動性アセチルコリン拮抗薬）
  - tetrabenazine
  - tetrahydrocannabinol
  - ベンゾジアゼピン（特に，クロナゼパム）
  - バクロフェン
  - ボツリヌス毒素
  - クロニジンとguanfacine

近年，薬剤難治性のTS患者で脳深部刺激療法（DBS）による改善の報告が蓄積されてきているが，電極位置の最適なターゲットに関しては明確なコンセンサスがない．まだ実験的な段階ではあるが，DBSは薬剤難治性のTS患者に対して現実的な選択肢になるかも

表 7.6 トゥレット症候群におけるチックに対してよく使用される内服薬

一般名	用量(mg/日)	副作用	コメント
リスペリドン	0.25～6 mg，1～2 回/日	TD，めまい，鎮静，アカシジア，EPS	0.25 mg 眠前から始め，3 日毎に 0.25 mg ずつ効果がでるか，副作用がでるまで増量，6 mg/日 以上で EPS のリスク
ハロペリドール	0.5～5 mg，1～2 回/日(成人) 0.05～0.075 mg/kg/日，2～3 回/日(小児)	鎮静，TD，EPS，NMS，乳汁漏出，アカシジア	EPS に注意して観察
オランザピン	2.5～20 mg，1 回/日	体重増加，EPS，鎮静，糖尿病，NMS，TD	EPS と血糖に注意して観察
ピモジド	1～10 mg/日	心電図変化，体重増加，EPS，鎮静，TD	投与前および定期的な心電図のチェック(QT 延長)
クエチアピン	25～800 mg/日	体重増加，めまい，傾眠，低血圧，EPS	
フルフェナジン	1～10 mg/日	鎮静，TD，EPS，NMS，乳汁漏出，アカシジア	いくつかの報告ではハロペリドールより耐容性あり
クロニジン	0.05～0.6 mg/日，1～2 回/日	鎮静，低血圧，中断による反跳高血圧，錯乱	低用量から始め，低血圧に注意し，突然の中止を避ける
クロナゼパムまたは他のベンゾジアゼピン系薬	薬剤によって異なる	鎮静，耐性，認知機能障害	第 1 選択としては使われるべきではない；可能な限り低用量で始める

TD；tardive dyskinesia(遅発性ジスキネジア)，EPS；extrapyramidal syndrome(錐体外路症候)，NMS；neuroleptic malignant syndrome(悪性症候群)

しれない．

■TS に関連する行動学的症状に関しては，この病気の最も障害となる症状になることがあり，特別な注意が必要である．うつ，不安，強迫性障害の選択的セロトニン再取り込み阻害薬(SSRI)による治療だけで必要十分な場合がある．同様に ADHD も治療するべきである．

参考文献

1) Jankovic J. Tourette syndrome. Phenomenology and classification of tics. Neurol Clin 1997；15(2)：267-275.
2) Peterson BS, Leckman JF. The temporal dynamics of tics in Gilles de la Tourette syndrome. Biol Psychiatry 1998；44(12)：1337-1348.
3) Diagnostic and Statistical Manual of Mental Disorders(DSM-IV-TR). Washington DC：American Psychiatric Association, 2000.
4) Leckman JF, Zhang H, Vitale A, et al. Course of tic severity in Tourette syndrome：the first two decades. Pediatrics 1998；102(1 Pt 1)：14-19.
5) Freeman RD, Fast DK, Burd L, et al. An international perspective on Tourette syndrome：selected findings from 3,500 individuals in 22 countries. Dev Med Child Neurol 2000；42(7)：436-447.
6) Chouinard S, Ford B. Adult onset tic disorders. J Neurol Neurosurg Psychiatry 2000；68(6)：738-43.
7) Shapiro AK, Shapiro ES, Young JG, et al. Gilles de la Tourette Syndrome, 2nd ed. New York：Raven Press, 1988.
8) Costello EJ, Angold A, Burns BJ, et al. The Great Smoky Mountains Study of Youth. Goals, design, methods, and the prevalence of DSM-Ⅲ-R disorders. Arch Gen Psychiatry 1996；53(12)：1129-1136.
9) Mason A, Banerjee S, Eapen V, et al. The prevalence of Tourette syndrome in a mainstream school population. Dev Med Child Neurol 1998；40(5)：292-296.
10) Kurlan R. Tourette's syndrome：current concepts. Neurology 1989；39(12)：1625-1630.
11) Adams JR, Troiano AR, Calne DB. Functional imaging in Tourette's syndrome. J Neural Transm 2004；111(10-11)：1495-1506.
12) Muller N, Kroll B, Schwarz MJ, et al. Increased titers of antibodies against streptococcal M12 and M19 proteins in patients with Tourette's syndrome. Psychiatry Res 2001；101(2)：187-193.
13) Muller N, Riedel M, Blendinger C, et al. Mycoplasma pneumoniae infection and Tourette's syndrome. Psychiatry Res 2004；129(2)：119-125.

8

「フラつく」患者のみかた

The "Unsteady" Patient

小脳の役割

小脳は脳の他の部位で開始された機能を調整しており，運動の調整器としては主に2つの機能がある．

①運動活動の最中に筋の収縮力のバランスをとる．

②複雑な運動活動を調整する．

小脳は部位によって働きが異なる．**表 8.1** に小脳の部位による機能を概説した．

解剖と機能の相関

小脳障害の臨床所見を理解するうえで有用な，基本的解剖学的事項がある(**表 8.2**)．

症候

小脳障害は系統発生学的組織の障害部位と一致する．

- 小脳正中部の障害は，前庭機能，眼球運動，平衡機能，姿勢保持などの体軸の制御に関わる．
- 小脳半球の障害は，運動の計画，緻密な運動の制御に影響する．
- 一般認知機能における小脳性調整の関与に関するデータはまだ十分に蓄積されてはいないが，小脳は，運動の計画や緻密な運動計画に関与する，運動の計画・調整・手続き化する遂行機能に重要な役割を果たしている可能性がある[1)]．

表 8.1 小脳機能区分

系統発生学的起源	解剖学的部位	調整する機能
古小脳	正中 片葉結節 flocculonodular lobe	• 前庭機能 • 眼球運動
旧小脳	正中 虫部 vermis (anterior lobe) 錐体部 pyramis 虫部垂 uvula 傍片葉部 paraflocculus	• 筋トーヌス • 体軸の調整 • 姿勢 • 歩行
新小脳	正中/半球 虫部の中央 middle vermis 小脳半球 cerebellar hemisphere	• 運動の開始，計画 • 微細な運動計画 • (おそらく)認知機能

表 8.2 主な機能と解剖における障害との関連性

項目	機能・解剖学的事実	障害との関連性
場所	小脳は生命を維持している脳幹部の近くに位置している．	小脳の浮腫や小脳の占拠性病変は水頭症をおこしたり，脳の他の構造を移動させ，脳ヘルニアをおこしたりする．
解剖	小脳半球は腕と脚の調整をする．正中部は体幹(バランス)の調整をする．	小脳半球の障害は四肢の運動失調をきたす．正中病変は歩行・バランス障害(体幹の動揺，開脚歩行) をきたす．
交叉	小脳は二重交叉が特徴である．	左(右)の小脳の病変は体の左(右)側に影響する．
機能	小脳は運動機能の調整器である．	運動失調と歩行障害は小脳だけの障害だけではなく，その入・出力の経路の病変でもおこる． 1. 脊髄感覚求心路(主に延髄を経由) 2. 皮質運動求心路(橋を経由) 3. 視床出力経路(中脳を経由)

■**表 8.3** に小脳障害が疑われる患者におけるベッドサイドで簡単にできる診察の概略を示した．神経学症状の重症度と病変部位によって，診察上所見が明らかになる場合と，軽微か症状として表れない場合とがある．

表 8.3　運動失調を呈した患者の臨床所見のとり方

臨床的領域	診察手法	小脳障害の所見
眼球運動	観察	矩形波様眼球運動(突然の，無意識な，意図しない眼球の偏位で，衝動性運動 saccade によって元の位置に矯正される)
	正中から離れた対象(例えば検者の指など)を凝視するように命ずる. 指示「(検者の)右手の指を見てください…次は左手の指…」	固視障害： 不随意な衝動性運動によって視線が外れる. 矯正的衝動性運動によって対象から視線が戻る. 眼振(外側または垂直方向の凝視における固視)： 緩徐な回転性の運動によって固視が中断されニュートラルに戻り，急速な矯正的衝動性運動によって戻る.
	2つの対象間の衝動性運動(例えば，検者の指と鼻など) 指示「この指を見てください…次は(検者の)鼻を見て…指…鼻…」	測定異常性衝動性運動： 衝動性運動が目標を行き過ぎたり，届かなかったりして，その後補正される.
	空間における対象の滑動性追視 smooth pursuit 指示「(検者の)指を追ってください」	眼球はスムーズに動くべきである．滑動性追従運動のサッカーディックな中断は健常高齢者ではよくみられるが，小脳疾患の症候でもある.
	注意するべき事	前庭機能不全は眼振をおこす. わずかな側方への眼振は成人健常者では一般的である. サッカーディックな追視は高齢健常者でもおこる. 緩徐な衝動性運動，衝動性運動開始の障害や，眼筋麻痺もおこりうるが，その場合は，脳幹も障害されていることが多い.
振戦	指鼻試験と指追い試験，手を水平位に保つ.	通常は，低頻度だが，高振幅の企図または姿勢時振戦

表 8.3 つづき

臨床的領域	診察手法	小脳障害の所見
四肢協働運動	指鼻試験 指追い試験：検者が指を動かし，患者に指で検者の指の後を追わせる（ミラーリング）	指示試験 past pointing（検者の指を通りすぎる） 過剰な修正 反跳現象
	踵膝試験（踵で膝を叩き，踵を膝からすねへと滑らせる）	遅い/精度が低い/過剰な修正
	rapid alternating tapping（手掌と手背で交互に素早く大腿を叩く）	精度を欠いたゆっくりとした動き 膝を叩くというよりは“塗っている”ようになる．
姿勢/歩行	通常歩行の観察	不安定で，開脚歩行． 急に止まることや方向を変えることが困難． 歩幅が変わる． 床を見て歩く．
	つぎ足試験 tandem gait	小脳症状がより顕在化する． バランスをとるため横に脚を出してしまう．
	眼を閉じて直立 （Romberg 試験）	Romberg 陽性（目をつぶるとバランスを保てなくなる）＝感覚の入力または小脳での受信の異常．
筋緊張	手首・肘・膝・足首の筋緊張	受動運動の抵抗が減弱
言語機能	あらかじめ定型文を用意しておくとよい．例えば“Rainbow Passage”*など	呂律障害 流暢性の異常 ゆっくりとしたしゃべり方 “scanning dysarthria”：単語を音節ごとに発音

＊欧米で最もよく使われている例文．第 10 章付録 A-2(226 頁)参照．

分類と検査

運動失調の診断は非常に難しく，完全な病歴，身体所見，神経画像に加えて，広範な検体検査が必要である．検査を完全に行っても，運動失調の病因は不明なままである場合が多い．

- 多くの慢性小脳失調は遺伝学的に診断されるので，家族歴の聴取が必須である．多くの遺伝性運動失調症候群では，表現促進現象（次の世代での発症年齢が若くなっていく現象）がみられることがあり，家族歴がない場合もありうる．両親が発症していなくても同胞が似たような症状を呈している場合は非常に重要な手掛かりとなりうる．フリードライヒ運動失調症のような劣性遺伝形式の可能性を示唆する場合があるので，血族結婚については必ず尋ねる必要がある（例えば，御両親は親族同士ですか？　など）．
- 運動失調は多系統萎縮症（MSA；自律神経症状とパーキンソニズムも呈する）のように，孤発性に発症することがある．若年発症例では，原発性ビタミンE欠乏症や，脂質吸収異常をおこす血清リポ蛋白の異常などのような栄養学的異常（ある程度，遺伝的関与もある）も，ミトコンドリア病と同様に運動失調をおこしうる．高齢での発症は傍腫瘍性症候群のような自己免疫異常で失調をきたすことがある．抗グリアジン抗体による自己免疫性疾患であるセリアック病も運動失調をきたすことがある[2]．さらに，多発性硬化症においても急性または慢性の症状として失調が合併することがある．
- 運動失調をきたしうる疾患の増加とともに，臨床医は，より注意深く，標準化された診断アプローチを確立する必要がある（**図8.1，図8.2**）．急性の失調症状は急性感染症または血管性，構造学的または代謝性の病変に関連していることが多い一方，慢性の失調症状は遺伝性疾患や緩徐に増大する腫瘍によることが多く，失調症状の時間的経過は診断に重要である．小児と成人における失調症状の診断アルゴリズムの案を**図8.1，図8.2**に示した．一部の症例では，特定の遺伝性症候群の頻度に地域差があったり，家族歴が手がかりとなったりすることがあり，この診断手順は適宜変更して利用する必要がある．

脳卒中と小脳占拠性病変

- 血管病変，感染症（膿瘍など），構造的病変は運動失調の診断においては常に考慮するべきであり，画像検査は常に重要である．

運動失調 / ふらつき

急性 acute

- 感染
  - 小脳膿瘍
  - ウイルス性脳幹脳炎
  - ウイルス性内耳炎
  - 急性小脳炎(水痘)
- 良性頭位眩暈症
- 頭部外傷または児童虐待
  - 後頭蓋窩血腫
- 代謝または遺伝性
  - 急性中毒
  - ミトコンドリア性
  - ピルビン酸脱炭酸酵素欠損
  - カルニチンアシルトランスフェラーゼ欠損
  - ハートナップ病
  - 若年性メープルシロップ尿症
  - オルニチントランスカルバモイラーゼ欠損
  - 家族性発作反復性運動失調症
- 自己免疫性(傍腫瘍性含む)
  - ギラン・バレー症候群のミラー・フィッシャー亜型
  - 急性散在性脳脊髄炎(ADEM)
  - 多発性硬化症
  - 神経芽細胞腫(眼球クローヌス・ミオクローヌス症候群)
- 血管性
  - 虚血性梗塞
  - 頭蓋内出血
  - 深部静脈血栓症
  - くも膜下出血
- 悪性新生物
  - 髄芽腫
  - アストロサイトーマ
  - 上衣腫
  - 転移性

診断のための検査

- 神経学的所見
- 身体的所見・肺機能
- 家族歴/社会歴
- 中枢神経系画像検査(頭部CT，その後MRI)
  - 動脈/静脈画像が必要な場合もある
- 髄液検査，中毒スクリーニング，乳酸・ピルビン酸，血清および尿中アミノ酸，血清有機酸，アンモニア濃度も検討する

発作反復性 episodic

- 児童虐待
  - 急性頭部外傷
  - 後頭蓋窩血腫
- 良性頭位眩暈症
- 代謝性
  - 薬剤性
  - ミトコンドリア性
  - ピルビン酸脱炭酸酵素欠損
  - カルニチンアシルトランスフェラーゼ欠損
  - ハートナップ病
  - 若年性メープルシロップ尿症
  - オルニチントランスカルバモイラーゼ欠損
  - 悪性新生物
    - 髄芽腫
    - アストロサイトーマ
    - 上衣腫
  - 遺伝性
    - 家族性発作反復性運動失調症

診断のための検査

- 神経学的所見
- 眼科的検査
- 身体的所見
- 家族歴/社会歴
- 中枢神経系画像検査(MRI)
  - 動脈/静脈画像が必要な場合もある
- 腰椎穿刺，中毒スクリーニング，乳酸，ピルビン酸，尿中・血清アミノ酸，血清有機酸，アンモニア濃度，遺伝子検査(発作反復性運動失調症)を考慮

慢性 chronic

- 頭部外傷または虐待
- 悪性新生物
  - 髄芽腫
  - アストロサイトーマ
  - 上衣腫
- 失調性脳性麻痺
- 構造性
  - 小脳低形成
  - 頭蓋底陥入
  - アーノルド・キアリ奇形
- 多発性硬化症
- 代謝または遺伝性
  - 慢性/亜急性薬物依存
  - ビタミンE欠乏
  - 白質脳症
  - 中枢低ミエリン形成を伴う小児失調(CACH)
  - 常染色体優性脊髄小脳変性症
  - 常染色体劣性
    - 無βリポ蛋白血症(ビタミンE)
    - 血管拡張性失調症
    - フリードライヒ失調症
    - 若年性GM2ガングリオシドーシス
    - 若年性スルファチドリピドーシス
    - Marinesco-Sjogren症候群
    - 若年性ニーマン・ピック病
    - レフスム病
- ミトコンドリア性

診断のための検査

- 神経学的所見
- 眼科的検査
- 身体的所見
- 家族歴/社会歴
- 中枢神経系画像検査
  - 動脈/静脈画像が必要な場合もある
- 血清中毒スクリーニング
- 代謝・遺伝子検査を検討：常染色体優性運動失調症およびフリードライヒ失調症，ビタミンE，ビタミンB_{12}，血清リポ蛋白，血清フィタン酸，血清αフェトプロテイン，血清酸スフィンゴミエリナーゼ，ヘキソサミニダーゼ，尿中スルファチド．急性期運動失調スクリーニングパネルも検討する(急性の運動失調も慢性になる可能性もあるので)．

図8.1 小児または青年における運動失調症の診断アルゴリズム

運動失調/ふらつき

急性 acute
- 感染
  - 小脳膿瘍
  - ウイルス性脳幹脳炎
  - ウイルス性内耳炎
  - 急性小脳炎
- 頭部外傷
- 代謝または遺伝性
  - 薬剤服薬による
  - 家族性発作反復性運動失調症
- 自己免疫性
  - ギラン・バレー症候群のミラー・フィッシャー亜型
- 急性散在性脳脊髄炎(ADEM)
  - 多発性硬化症
  - 傍腫瘍性脳脊髄炎
- 血管性
  - 虚血性梗塞
  - 頭蓋内出血
  - 深部静脈血栓症
  - くも膜下出血
- 悪性新生物
  - アストロサイトーマ
  - 転移性

診断のための検査
- 神経学的所見
- 身体的所見，肺機能
- 家族歴
- 中枢神経系画像検査(CT の後に MRI)
  - 動脈/静脈画像が必要な場合もある
- 中毒スクリーニング，腰椎穿刺，傍腫瘍性症候群パネルも考慮する

発作反復性 episodic
- 代謝性
  - 薬剤性
- 多発性硬化症
- 良性頭位眩暈症
  - 悪性新生物
- 血管性
  - 一過性脳虚血発作
- 遺伝性
  - 家族性発作反復性運動失調症
  - 片頭痛

診断のための検査
- 神経学的所見
- 眼科的検査
- 身体的所見
- 家族歴/社会歴
- 中枢神経系画像検査(MRI)
  - 動脈/静脈画像が必要な場合もある
- 腰椎穿刺，中毒スクリーニング，遺伝子検査(発作反復性運動失調症)を考慮

慢性 chronic
- 頭部外傷
- 血管性
  - 虚血性または出血性
    - 脳卒中
- 悪性新生物
  - アストロサイトーマ
  - 転移性
- 多発性硬化症
- 構造性
  - アーノルド・キアリ奇形
- 孤発性神経変性疾患
  - 多系統萎縮症(MSA)
- 代謝または遺伝性
  - 慢性薬物依存
  - ビタミンE欠乏
  - ビタミンB_{12}欠乏
  - 常染色体優性
    - 脊髄小脳変性症
  - 常染色体劣性
    - 無ベータリポ蛋白血症(ビタミンE)
    - フリードライヒ失調症

診断のための検査
- 神経学的所見
- 眼科的検査
- 身体的所見
- 家族歴/社会歴
- 中枢神経系画像検査(MRI)
  - 動脈/静脈画像が必要な場合もある
- 血清中毒スクリーニング
- ラボ検査：血清ビタミンE濃度，血清ビタミンB_{12}濃度，常染色体優性遺伝性運動失調症パネル
  - フリードライヒ失調症および血清リポ蛋白を考慮
- 傍腫瘍性症候群パネル

図 8.2　成人の運動失調症の診断アルゴリズム

■急性期では，脳卒中と小脳占拠性病変は神経学的救急疾患であり，脳外科的介入が必要となることがある．

自己免疫性

■多発性硬化症，急性脱髄性脳脊髄炎(ADEM)，ミラー・フィッシャー症候群(ギラン・バレー症候群の亜型)などはすべて急性運動失調を呈しうるので，急性運動失調の診断において考慮するべきである．

■傍腫瘍性運動失調は，亜急性～慢性発症の運動失調を呈する患者で鑑別となる．自己免疫性小脳失調では抗 GQ1b 抗体(ギラン・バレー症候群)[3]，抗 Hu 抗体，抗 CV−2 抗体，抗 CRMP−5 抗体などの抗体があがる[4]．傍腫瘍性運動失調は肺小細胞癌と最も関連しているが，胸腺腫や，稀に，子宮サルコーマなど，他の原発性悪性腫瘍にも関連していることがある．

- 腰椎穿刺が自己免疫性運動失調の診断には有用であることが多い．
- 傍腫瘍性症候群の場合，血清傍腫瘍性抗体の評価に加えて，腰椎穿刺で脳脊髄液中の傍腫瘍性抗体が認められることもある．
- もし傍腫瘍性症候群が疑われる場合は，胸部と頸部の造影 CT を行う．

8

遺伝性

遺伝性運動失調以上に診断が複雑になっている分野はないといっても過言ではない．

■同定できる劣性遺伝性運動失調は，小児で最も一般的であり，若年型 GM2 ガングリオシドーシスやスルファチド脂質症や他の異常代謝性中間生成物の沈着をおこす症候群など，多くの代謝性疾患が含まれる[5]．

■フリードライヒ運動失調症は小児～若年成人で発症するが，時に，それ以上の年齢での発症の報告がある．

■ビタミン E 欠損を伴う遺伝性運動失調は劣性遺伝形式であり，フリードライヒ運動失調症と非常に似た症状を呈する[6,7]．

■無 β リポ蛋白血症はビタミン E 欠乏のもう 1 つの劣性遺伝形式の原因であり，β リポ蛋白欠損の程度およびそれに伴うビタミ

表 8.4 常染色体劣性小脳失調症

疾患名	遺伝子産物が発見されているか？	遺伝子診断が可能か？	臨床的特徴
フリードライヒ運動失調症	Yes	Yes	古典的には，若年発症で固有感覚障害，幅広い臨床症状を呈することが報告されている
ビタミンE欠乏を伴う遺伝性運動失調症	Yes	Yes	固有感覚異常を伴う運動失調，低ビタミンE濃度
無βリポ蛋白血症	Yes	Yes	固有感覚異常を伴う運動失調，低ビタミンE濃度，血清リポプロテイン異常
鉄芽球性貧血を伴う伴性遺伝性運動失調症	Yes	No	鉄芽球性貧血を伴う緩徐進行性小児期発症の運動失調
血管拡張性失調症 ataxia telangiectasia	Yes	Yes	運動失調，舞踏運動，ジストニア，眼球運動失行

ンＥの欠乏の程度によって，小児または成人で運動失調がおこる.

■文献上症例報告によれば，ビタミンB_{12}欠乏も，しばしば固有感覚障害に関連した慢性運動失調をおこすことがあることが示唆されている[8, 9].

- ビタミンＥとビタミンB_{12}濃度は，補正しうる進行性運動失調の原因であるので，運動失調を新たに発症したすべての患者で調べる必要がある.

■**表 8.4** に，最も頻繁にみられる劣性遺伝性小脳失調とその臨床的特徴をあげた.

発作反復性運動失調症 episodic ataxia は，稀な優性遺伝性疾患である．2種類の臨床病型が同定されており，遺伝子検査が可能である.

①発作反復性運動失調症1型 episodic ataxia type 1(EA1)では，歩行時バランス障害，不明瞭発語を伴う運動失調の発作が，自然におきるか，もしくは突然の動作，興奮，運動により促進さ

れる．発作は一般に数秒～数分持続し，日に何度もおきる．

②発作反復性運動失調症 2 型 episodic ataxia type 2(EA2)では，運動失調が数時間から数日持続し，発作時の眼球運動異常を伴う．労作とストレスが一般に発作を促進する．EA2 はカルシウムチャネル(CACNA1A)の遺伝的欠損によっておこることが知られており，このチャネルの別の遺伝子欠損は家族性片麻痺性片頭痛 familial hemiplegic migraine を遺伝的におこす[7,10]．

■この遺伝子の CAG リピートは進行性運動失調(SCA6)の原因となり，症候学的な重複がある[11,12]．

■両親は運動失調だけでなく，片頭痛のエピソードがあることがあり，SCA6 変異がある患者の一部では，発作反復性運動失調症を呈することがある．

■アセタゾラミドが発作反復性運動失調症の治療には有用である．

優性遺伝性家系が示唆される家族歴を持つ患者で，運動失調の原因が同定される例が急増している．

■常染色体優性遺伝性運動失調症の原因として，現在までに 24 の原因遺伝子が同定されている．そのなかには，ポリグルタミン蛋白をコードする部位である CAG リピートの伸長によっておこる 7 つの症候群(SCA1，SCA2，SCA3，SCA6，SCA7，SCA17，DRPLA)を含む．その他にも 5 つの症候群で原因遺伝子が同定されている[13]．他の 12 の症候群における遺伝子座と遺伝子産物の研究が現在もまだ行われている．最近，米国ではこれらの疾患のいくつかは遺伝子検査がいろいろな機構を通して可能になっている．

- 世界では，常染色体優性遺伝性運動失調症を持つ家系の約 65% で SCA1，SCA2，SCA3，SCA6，SCA7，もしくは，SCA8 を持つことが同定された．国によってどの運動失調症が多いかは異なる[14～17]．
- 世界では，常染色体優性遺伝性小脳失調症のうち，SCA3 が最も多く，同定されている家系のうち，約 21% である(第 6 章も参照)[13]．SCA3 はブラジル，ドイツ，中国に多い[18]．
- SCA1 はイタリアと南アフリカで多い[19,20]．
- 歯状核赤核淡蒼球ルイ体萎縮症(DRPLA)は，多様な症状を呈する疾患で，運動失調も呈しうる．世界的にも稀な運動失調の原因であるが，日本で最もよくみられる(第2，3，6章も参照)．

- 科学は急速に進歩しているが，常染色体優性遺伝性の運動失調症は，約30%の家系でまだ遺伝子が不明である[13]．

運動失調が発症した患者で，家族歴があれば，常染色体優性遺伝性運動失調を考慮するべきである．**表8.5** に現在知られている主な常染色体優性遺伝疾患とその遺伝的原因を示した．常染色体優性遺伝性運動失調の原因のそれぞれをすべて述べることはこの章の目的ではないが，いくつかの重要な点を以下に示す．

- 常染色体優性遺伝性運動失調症のいくつかの原因は純粋運動失調症を呈する一方で，痙縮，末梢神経障害，認知機能障害，ジストニア，パーキンソニズムも合併するものがある．純粋運動失調以外の特徴をみつけることは特定の疾患の診断に有用なことがある．
- 常染色体優性遺伝性脊髄小脳変性症と診断された患者の発症していない家族のメンバーに遺伝子検査を行うことは多くの場合複雑な問題があり遺伝子検査の前に遺伝子カウンセラーが関与すべきである．
- 常染色体優性遺伝は，CAGリピートなど，三ヌクレオチド・リピートによって発症し，表現促進現象を特徴とする．下の世代でリピートが伸長し，より早期に発症する．男性キャリアの子は女性キャリアの子よりもリピートが伸長する傾向がある．
- SCA8については特別な注意が必要である．多くのSCA8の症例では，CTGリピートの伸長と関連するが，同部位のCTGリピート伸長が正常対象においてもおこることが示されており，遺伝子検査を特に注意深く解釈する必要がある．

孤発性

成人において家族歴がなく，説明できない慢性進行性運動失調症の場合は遺伝性でないことが多い(それでも可能性はあるが)[21]．高齢者に目立つ進行性運動失調症の原因の1つに多系統萎縮症がある．多系統萎縮症はパーキンソニズムと起立性低血圧または原発性運動失調を呈す原因不明の病気である．多くの場合，患者はそのう

表 8.5 常染色体優性小脳失調症

疾患名	遺伝子産物が発見されているか？	遺伝子診断が可能か？	臨床的特徴
SCA1	Yes	Yes	運動失調，痙縮，遂行機能異常
SCA2	Yes	Yes	運動失調，腱反射減弱，ジストニア，稀にパーキンソニズム
SCA3	Yes	Yes	運動失調，痙縮，ジストニア，パーキンソニズム，レストレスレッグス，認知症
SCA4			運動失調，痙縮，軸索性感覚神経障害
SCA5	Yes	Yes	典型的には早期発症運動失調で，寿命は正常
SCA6	Yes	Yes	運動失調
SCA7	Yes	Yes	運動失調，網膜色素変性症，痙縮
SCA8	Yes	Yes	運動失調
SCA10	Yes	Yes	運動失調，てんかん
SCA11			運動失調，正常寿命，時に痙縮
SCA12	Yes	No	運動失調，痙縮
SCA13			しばしば早期発症(小児期)の運動失調(ただし後期に発症するかもしれない)，緩徐進行性で，正常寿命. 精神発達遅滞
SCA14	Yes	Yes	緩徐進行性運動失調，小児発症ではミオクローヌス，寿命は正常
SCA15			運動失調，ときに痙縮
SCA16			運動失調，正常寿命，頭部振戦
SCA17	Yes	Yes	運動失調，パーキンソニズム，ジストニア，舞踏運動，精神症状
SCA18			運動失調，軸索性神経障害
SCA19			運動失調，認知症，腱反射低下，腱反射亢進
SCA21			運動失調，認知症
SCA25			運動失調，感覚神経障害
FGF14	Yes	No	運動失調，精神医学的異常
DRPLA	Yes	Yes	運動失調，ミオクローヌス，てんかん，舞踏運動，精神症状，認知症

ち1つの症状を呈し，経過とともに他の神経学的所見を呈するようになる．認知症は末期に呈することもある．病態生理学的には，脳内の複数の構造における乏突起膠細胞と神経細胞の消失が特徴である．進行は他の遺伝性運動失調症とくらべ，比較的早い．

慢性の成人発症性運動失調の患者では，運動失調の原因がみつからないかもしれない．ドイツにおける慢性進行性運動失調の112症例の研究(基準：20歳以上，進行性の経過，傍腫瘍性の機序など症候性の原因がない，運動失調の家族歴がない)では，精密検査後も58%が原因が不明であった[13]．29%は多系統萎縮症の診断基準を満たした．遺伝子検査の結果，13%で常染色体優性または劣性運動失調症が認められた(SCA1，SCA2，SCA6，または，成人発症フリードライヒ運動失調症)．診断がつかなかった58%の患者においては，運動失調は多系統萎縮症より進行が遅い傾向であった．

治療

急性小脳失調症は，診断が確定するまでは，神経学的救急とみなすべきである．急性運動失調症の対処における重要なポイントを以下に示す．

①小児では，先天異常によって代謝異常がおこるので，永続的な脳障害を予防するために早急な治療が必要である．

②小児および成人における急性中毒は無治療の場合致死的となりうる．

③脳卒中や脳腫瘍などの血管性および器質的小脳病変は，脳浮腫をおこして脳ヘルニアに至ったり，脳脊髄液の流出路の閉塞をおこし水頭症に至ったりするので，脳神経外科的介入が必要になることがある．

④ギラン・バレー症候群のミラー・フィッシャー亜型は運動失調と構音障害をおこし，上気道障害によって呼吸障害をおこしうる．

⑤小児では，外傷の原因として虐待を常に考慮するべきである．

慢性運動失調症では，家族歴をもれなく聴取するべきである．常染色体優性遺伝形式であった場合，鑑別診断の範囲を狭めることに役立つ．運動失調症に対する一般的な治療法は現在のところない．

■一部の症例（傍腫瘍性運動失調症，自己免疫疾患による運動失調症，形態的異常，栄養障害，代謝性疾患）においては，運動失調の原因を同定することが，治療の選択にもつながる．

■多くの場合，治療はあくまで支持的であり，理学療法，作業療法，言語療法（構音障害・嚥下障害に影響がでるので）などがある．ほとんどの場合，特に軽症患者の場合で，明白な嚥下障害がなくても，診察開始時点で，言語療法士による言語および嚥下の評価が行われるべきである．

■運動失調症と遺伝的にリンクしている患者では，遺伝カウンセリングが治療の大事な一部となる．非罹患家族の検査は家族のメンバーに対して十分な情報を提供したあと，初めて，カウンセリングが行われるべきである．

■いくつかの薬剤が運動失調を改善することがあると報告されている．アマンタジン，L-5-ヒドロキシトリプトファン，オンダンセトロン，フィゾスチグミン，分枝鎖アミノ酸療法，ガバペンチン，ピラセタムなどである．

■視床中間腹側核凝固術やDBS療法は小脳性振戦を減弱するのには有効であるかもしれない．しかしながら，一部の稀な症例（SCAなど）で有効性が報告されてはいるが，小脳性失調は通常，有意には改善しない．

運動失調症は種々の神経学的疾患で発現する．運動失調症の評価と管理は，まず症候性の原因を除外することに焦点を置くべきである．可逆性の原因が除外された後に初めて遺伝子検査を検討するべきである．急性発症の運動失調症は，構造的，血管障害性，または中毒性運動失調が除外されるまでは，神経学的および可能性として脳神経外科的救急であると考えるべきである．小児における可逆性の原因には，代謝性病変が含まれるため，初期評価で不十分な場合は，小児神経内科医へ紹介することが適当である．成人では，ビタミンEや，時にビタミンB_{12}の欠乏は稀に慢性進行性運動失調症をおこすので，診断時の検査で見落としてはいけない．遺伝的原因が判明した患者の発症してない家族の検査は慎重に行われるべきであり，遺伝カウンセラーの関与がしばしば有用である．症候性であった場合，原因に対する治療後は，理学療法，作業療法，言語療法などを含む補助療法が中心となる．

参考文献

1）Schmahmann JD, Caplan D. Cognition, emotion and the cerebellum. Brain. 2006；129(Pt 2)：290–292.

2）Abele M, Schols L, Schwartz S, Klockgether T. Prevalence of antigliadin antibodies in ataxia patients. Neurology 2003；60：1674–1675.

3）Paparounas K. Anti-GQ1b ganglioside antibody in peripheral nervous system disorders. Pathophysiologic role and clinical relevance. Arch Neurol 2004；61：1013–1016.

4）Bataller L, Dalmau J. Paraneoplastic neurologic syndromes. Neurol Clin North Am 2003；21：221–247.

5）Berman P. Ataxia in children. Int Pediatr 1999；14(1)：44–47.

6）Stocker A. Molecular mechanisms of vitamin E transport. Ann N Y Acad Sci 2004；1031：44–59.

7）van de Warrenburg BPC, Sinke RJ, Kremer B. Recent advances in hereditary spinocerebellar ataxias. J Neuropathol Exp Neurol 2005；64(3)：171–180.

8）Miller MA, Martinez V, McCarthy R, Patel MM. Nitrous oxide "whippit" abuse presenting as clinical B12 deficiency and ataxia. Am J Emerg Med 2004；22(2)：124.

9）Morita S, Miwa H, Kihira T, Kondo T. Cerebellar ataxia and leukoencephalopathy associated with cobalamin deficiency. J Neurol Sci 2003；216(1)：183–184.

10）Facchini SA, Jami MM, Neuberg RW, Sorrel AD. A treatable cause of ataxia in children. Pediatr Neurol 2001；24(2)：135–138.

11）Ophoff RA, Terwindt GM, Vergouwe MN, et al. Familial hemiplegic migraine and episodic ataxia type–2 are caused by mutations in the Ca2+ channel gene CACNL1A4. Cell 1996；87：543–552.

12）Frontali M. Spinocerebellar ataxia type 6：channelopathy or glutamine repeat disorder？ Brain Res Bull 2001；56：227–231.

13）Abele M, Burk K, Schols L, et al. The aetiology of sporadic adult-onset ataxia. Brain 2002；125(Pt 5)：961–968.

14）Schöls L, Bauer P, Schmidt T, et al. Autosomal dominant cerebellar ataxias：clinical features, genetics, and pathogenesis. Lancet Neurol 2004；3：291–304.

15）van de Warrenburg BP, Sinke RJ, Verschuuren–Bemelmans CC, et al. Spinocerebellar ataxias in the Netherlands：prevalence and age at onset variance analysis. Neurology 2002；58：702–708.

16）Saleem Q, Choudhry S, Mukerji M, et al. Molecular analysis of autosomal dominant hereditary ataxias in the Indian population：high frequency of

SCA2 and evidence for a common founder mutation. Hum Genet 2000 ; 106 : 179-187.
17) Moseley ML, Benzow KA, Schut LJ, et al. Incidence of dominant spinocerebellar and Friedreich triple repeats among 361 ataxia families. Neurology 1998 ; 51 : 1666-1671.
18) Tang B, Liu C, Shen L, et al. Frequency of SCA1, SCA2, SCA3/MJD, SCA6, SCA7, and DRPLA CAG trinucleotide repeat expansion in patients with hereditary spinocerebellar ataxia from Chinese kindreds. Arch Neurol 2000 ; 57 : 540-544.
19) Brusco A, Gellera C, Cagnoli C, et al. Molecular genetics of hereditary spinocerebellar ataxia : mutation analysis of spinocerebellar ataxia genes and CAG/CTG repeat expansion detection in 225 Italian families. Arch Neurol 2004 ; 61(5) : 727-733.
20) Bryer A, Krause A, Bill P, et al. The hereditary adult onset ataxias in South Africa. J Neurol Sci 2003 ; 216 : 47-54.
21) Silveira I, Miranda C, Guimaraes L, et al. Trinucleotide repeats in 202 families with ataxia : a small expanded (CAG)n allele at the SCA17 locus. Arch Neurol 2002 ; 59 : 623-629.

運動障害疾患の
外科的アプローチ

9

パーキンソン病と運動障害疾患に対する外科的治療のキー・コンセプト

Key Concepts for Surgical Therapy for Parkinson's Disease and Movement Disorders

脳深部刺激療法 deep brain stimulation(DBS)は，パーキンソン病(PD)や，ジストニア，振戦，チック，その他種々の運動障害疾患に対して症状の軽減が見込める技術である．しかしながら，手術を行っている施設に紹介される患者のうち，DBSに適した患者はほんのわずかである．近年，米国食品医薬品局(FDA)によってPD，本態性振戦，およびジストニアに対するDBSが承認されて以降，DBS手技は全米で広く行われるようになったが，世界中で同様に受けることができる．DBSの手技には，スクリーニングや，電極留置，術後のフォローアップを含み，電極を留置した患者のケアには，高度のトレーニングや専門知識，学際的チームの関与が必要である．DBSに興味がある患者は北米で約200以上の施設でこの治療を受けることができ，世界中に多くの施設がある(ただし，FDAと治験審査委員会(IRB)の規制により，ジストニアの手術が受けられる施設はわずかである)．本章では，患者や，一般神経内科医，および臨床家に，DBS候補患者のスクリーニングや治療の有益な概要を提供するのが目的である．

DBSは，薬剤治療抵抗性のPDの症状を治療するために，片側もしくは両側に行われる(**図9.1，9.2**)．

脳深部刺激療法(DBS)とは？

- DBSは脳構造の"深部"に埋め込んだ電極を利用して刺激する手技であり，淡蒼球破壊術 pallidotomyや視床破壊術 thalamotomyなど破壊術(運動をコントロールする構造を焼いて穴をあける方法)の代わりに，もしくは，併用して用いられる[1]．
- PDや，振戦，ジストニア，強迫性障害(OCD)/トゥレット症候

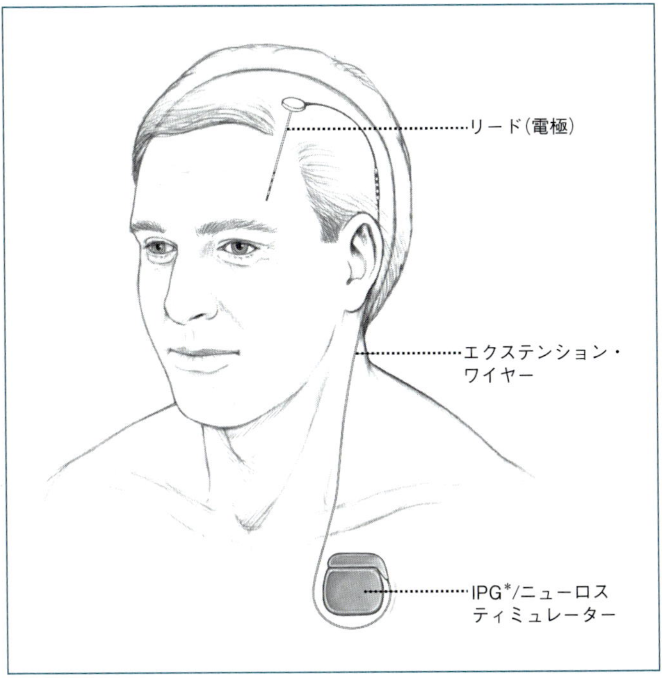
リード(電極)
エクスステンション・ワイヤー
IPG*/ニューロスティミュレーター

図 9.1 片側 DBS
＊ IPG：implantable pulse generator

群の患者のうち，標準的な治療により薬剤治療抵抗性で，認知機能に問題がないか，ごくわずかで，その他は健康である患者に適応が検討される．

■ 現在使用されている電極は FDA によって認可された，メドトロニック社(米国ミネソタ州ミネアポリス)によって製造されたものである．

- 電極 lead には 4 つの電極接触面 electrode contact があり(4 極電極)，疾患や治療の標的によって電極接触面間の距離の異なった種々のサイズの電極を利用できる．
- それぞれのコンタクトの単極刺激または双極刺激を用いて活性化され，個々の患者のニーズに合わせて何度も調整可能である．

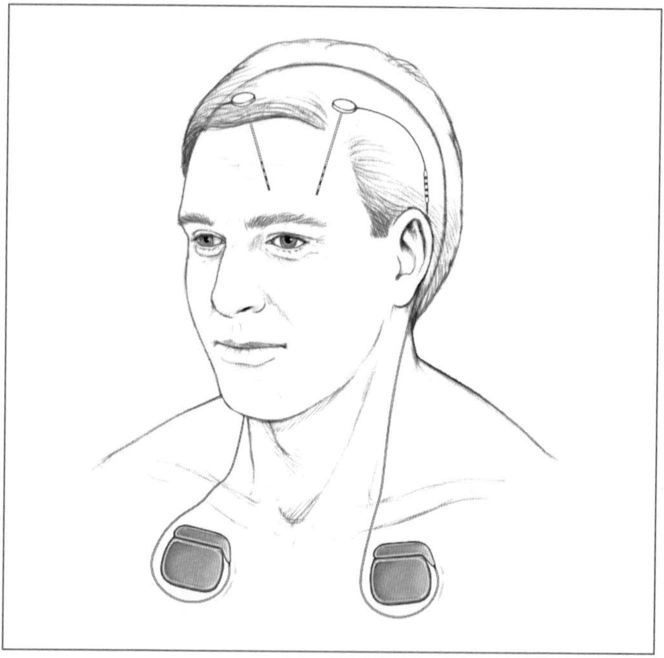

図 9.2　両側 DBS
現在では，1つのデバイスから両方の脳を刺激することができる刺激発生装置もある(Kinetra®，メドトロニック社，ミネソタ州ミネアポリス)．

- 刺激の設定項目には，パルス幅 pulse width(刺激の長さ)，周波数 frequency(刺激の頻度)，振幅(刺激の強さ)がある．
- DBS リード(電極)は脳内のターゲットに留置され，コネクター導線(エクステンション・ワイヤー)と体表からプログラム可能なパルス発生装置に接続される．
- パルス発生装置もしくは神経刺激装置は鎖骨の下方に設置され，頸部と頭部の後面を通るコネクター導線を介して DBS 電極と接続される．

パーキンソン病，本態性振戦，ジストニアの手術のための患者選択

DBSの成功のためには慎重な患者選択が，最初の，そしておそらく最も重要な段階である．適応患者選択のための標準化された判定基準はなく，ターゲットとなる症候や疾患によって，判定基準は異なると思われる．次の項では，PD，本態性振戦(ET)，ジストニア，およびOCD/トゥレット症候群において考慮するべき患者選択の重要な側面について述べる．

パーキンソン病

■PDは，緩徐進行性の神経変性疾患であり(主症状として，静止時振戦，運動緩慢，固縮，歩行障害がある)，DBSを考慮している臨床家にとって多くの難問を呈する．

■手術適応の明確に定まった基準はなく，最近，この目的のためのスクリーニング質問表が開発され報告されているのみである[2]．

- フロリダパーキンソン病手術質問表 The Florida Surgical Questionnaire for PD(FLASQ-PD)は5つの項からなる質問表で以下を含む：①特発性パーキンソン病の診断基準で“probable”の基準，②PD手術における潜在的禁忌，③一般的なPDの特徴，④手術に望ましい/望ましくない特徴，⑤薬剤反応試験情報の点数．
- この得点方式は，よりよい手術候補者ほど，高得点が与えられるようデザインされていて，最高は34点かつ“赤信号”が0であり，最低は0点かつ“赤信号”が8つである．赤信号とは自動的に手術合併症のハイリスク患者であるとみなされる症状または症候である．“赤信号”がなく25点あれば，よい手術適応患者とされる．
- この質問表は，DBSを専門としない一般神経内科医が記入し，得点をつけることができる．この質問表でよい得点であった候補患者は，次に，運動障害疾患専門の医師による内服薬の最適化(必要があれば)，脳神経外科へのコンサルテーション，ターゲッティングのための特殊なMRI検査，完全な神経心理学的評価を要する．一部の患者では，言語および嚥下の評価や，活動性の情動障害の治療のために精神科的評価を追加する必要がある．

■一般的に，最もよいPDの手術適応は，特発性PDであり(多系統萎縮症や進行性核上性麻痺，レビー小体病，大脳皮質基底核変性症などの他の原因によるパーキンソニズムではない)，より若く(69歳より若い方がよいが，それ以上でも禁忌ではない)，薬剤に明確に反応し(少なくとも30%以上の改善，高い方がよい)，著明な運動症状の変動motor fluctuation(ウェアリング・オフ現象やオン-オフ変動，ジスキネジアなど)があり，認知機能障害がないまたはわずかであることである．

■患者選択において，最も議論となっているのは，おそらく，容認できない認知機能障害の定義である．多くのPD患者には何かしらの前頭葉や記憶の障害があるが，日常生活には問題のないレベルであるからである．一般的なルールとしては，記憶または認知機能に問題を多くかかえ，頻繁に見当識が障害されるPD患者の場合は望ましくない手術候補者で，DBS手術によってそれらが悪化する可能性がある．

本態性振戦

■本態性振戦(ET)では，患者は姿勢時振戦(手と腕を固定した位置に保つことで誘発)と動作時振戦(タスクを試みる際にでる振戦)を呈し，書字やコップで水を飲むなどの単純だが重要な日常のタスクが振戦によって障害されてしまう．

■ETのDBS手術適応は薬剤抵抗性振戦でなくてはならず，最大耐容量の，β遮断薬，プリミドン，あるいはベンゾジアゼピンの併用まで試して失敗していると定義される．その他にも一部のET患者に効果が認められた薬剤があり，これらも同様に試してもよい．

■手術を考慮するには，振戦によってQOLが障害されていなければならない．

■ETのよい手術適応をスクリーニングするための現在利用可能な質問表はないが，(PDで議論されたような)いくつかの集学的な精密検査が必要である．ETは他の振戦の亜型と混同されうるので，振戦が正しくETであると診断されていることが重要である．

- 再度強調すると，特に最近，ETは前頭葉や記憶の障害と関連しうることが認められているので，ETの手術適応判定のための最もむずかしい基準は，神経心理学的スクリーニングデータの解釈である．

ジストニア

■DBSによって改善しうる他の疾患の選択基準に関していえば，ほとんど研究されていない．一般に最もよいジストニアの手術適応は全身性の(複数の身体部位に及ぶ)疾患であり，特定の遺伝子欠損による場合もあるし，そうでない場合もある．

- これらの基準は一般に限られた経験によるものであるが，局所性ジストニアに対するDBSの報告が増えているので，今後適応基準は拡大されるかもしれない．
- 二次性ジストニア，もしくは，外傷や中毒，先天性障害，代謝障害など他の原因によるジストニアに対しては，最もよい手術ターゲットは定まっておらず，いくつかの成功例の報告があるものの，DBSには反応しにくいようである．

■DBSを検討するためには，ジストニアの患者は最大量の適切な薬物療法が無効である必要があり，できれば抗コリン薬，筋弛緩薬，ベンゾジアゼピンの併用まで試すことが望ましく，PDと同様の精密検査が必要である．

■異常関節肢位が固定され拘縮する前に手術を行うことがジストニアの患者にとって有益である．

■全身性ジストニア患者では神経心理学的検査において正常であることが多いが，最近，複雑学習が障害されているかもしれないことが示されている．ジストニア患者における神経心理学的プロファイルが手術結果に影響を与えるかどうかは不明である．

最適なジストニアの手術適応は明確にされていないが，ジストニアの患者にとって，地域で内服薬の専門家やジストニアの評価ができる経験ある施設をみつけることはとても重要である．

内服薬とボツリヌス毒素に抵抗性の頸部ジストニアは頭蓋顔面ジストニア同様，DBSで改善する症例がある．

強迫性障害/トゥレット症候群

■OCDまたはトゥレット症候群に対するDBSは現時点ではまだ

研究段階である.

- すべての手術候補者は標準的薬物療法に抵抗性である必要があり，手技を行うにあたり治験審査委員会の承認とインフォームドコンセントが必要である.
- 同様の疾患においても，すべての候補者は上記に述べたように同様の積極的な検査が必要であり，薬剤抵抗性である必要があるのだが，最もよい手術適応はまだ不明である.

まとめ

- PD 患者において，DBS(もしくは破壊)手術の効果を最大限引き出すための重要な要素は多数ある.
- 一般に最もよい適応患者の特徴は，①“若くて”，明らかな認知機能障害がないまたはほとんどない特発性 PD 患者で，②薬剤抵抗性*の症状に対して複数の薬剤を試していることである.
  ＊レボドパ不応性の症状は効かないことに注意. 適切な薬剤治療にもかかわらず運動合併症に困っている場合がよい適応である.
- 複雑な術前，術中，術後ケアが必要とされるので，経験豊富で，スタッフが充実した集学的センターにおいて，患者選択や精密検査を行うことが患者にとって望ましい[3].
- 本態性振戦とジストニアの適応は，レボドパに対する反応性が基準に入っていないように，PD とはいくつかの観点で違う.

DBS 適応評価のために外来を受診した患者の場合，よく検討すべき問題がいくつもある(**図 9.3**).

パーキンソン病における DBS または破壊術の手術適応患者の特徴

年齢

- 年齢に下限はない.
- 上限は通常 75〜78 歳であるが，症例によっては変更しうる(例えば生理学的年齢がよいか全体的に健康であれば基準は柔軟にできる).

ある研究では，69 歳より高齢だと認知機能低下の外科的リスクが増加することが示されている[4].

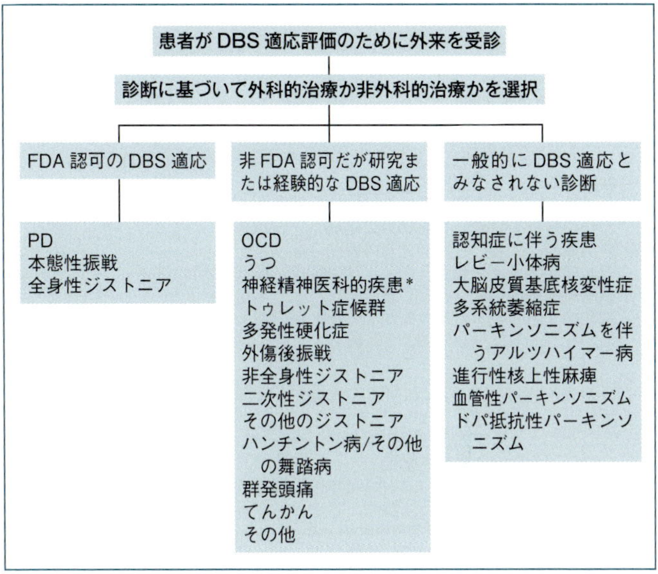
患者が DBS 適応評価のために外来を受診
診断に基づいて外科的治療か非外科的治療かを選択
FDA 認可の DBS 適応
非 FDA 認可だが研究または経験的な DBS 適応
一般的に DBS 適応とみなされない診断
PD
本態性振戦
全身性ジストニア
OCD
うつ
神経精神医科的疾患*
トゥレット症候群
多発性硬化症
外傷後振戦
非全身性ジストニア
二次性ジストニア
その他のジストニア
ハンチントン病/その他の舞踏病
群発頭痛
てんかん
その他
認知症に伴う疾患
レビー小体病
大脳皮質基底核変性症
多系統萎縮症
パーキンソニズムを伴うアルツハイマー病
進行性核上性麻痺
血管性パーキンソニズム
ドパ抵抗性パーキンソニズム

図 9.3　現在および将来的な DBS 手術の適応
＊倫理的な問題も議論されている.

特発性 PD の診断

■患者は特発性 PD の診断基準の"probable"を満たしていなければいけない.

■他のパーキンソン症候群(進行性核上性麻痺, レビー小体病, シャイ・ドレーガー症候群・オリーブ橋小脳変性症・線条体黒質変性症を含む多系統萎縮症*, 大脳皮質基底核変性症, 血管性パーキンソニズム, その他のパーキンソン症状を呈する非典型的症候群など)である場合は手術から除外されなければならない.

＊現在は MSA−P, MSA−C と呼ぶのが一般的

レボドパへのオン-オフ反応性

■患者は, 手術適応の精査の前に, 夜内服薬を中断して, Unified Parkinson's Disease Rating Scale(UPDRS)で評価されるべきである.

■UPDRS のパート 3(運動症状)を薬剤"オフ"で評価し, その後,

DBS 手術候補患者における認知・気分のベッドサイド診察

パーキンソン病　　**本態性振戦**　　**ジストニア**

認知機能(一般的原則としてはすべての中等度から重度の認知症を除外)

原始反射の有無の確認
見当識の確認と，錯乱や失見当識の既往がないことを確認
うつの影響も考慮した記憶力の確認
言語機能と失名辞がないことの確認
前頭葉機能(Luria 順序テスト，語流暢性，抑制課題)の確認
観念運動失行がないことを確認
主観的な思考の問題がないかを確認
幻覚をコントロールすることは難しいことに注意

気分障害(一般的原則はすべての未治療もしくは不安定な精神科的併発症を除外)

うつとうつ治療歴の慎重な評価
自殺企図と自殺念慮の定量化
不安および不安障害，パニック発作の詳細な既往の問診
双極性障害，躁病もしくは躁病エピソードの家族歴の確認
精神科入院歴の問診
すべての精神医学的併発症の再検討
薬物乱用(アルコール，タバコ，娯楽薬や他の薬剤の使用)の問診

図 9.4　DBS 手術における認知機能および気分障害の評価

薬剤“オン”で繰り返すべきである(患者に薬剤を内服させ，症状が“オン”になるのを待つ).

■ 一般にオフからオンへの改善率が 30%を超えることが，適切な手術適応患者の条件である.

患者は，神経内科医により，運動症状に加えて非運動症状についても評価されるべきである(図 9.4，9.5).

患者教育：手術によって反応する症状について話し合う

■ オン-オフ評価の結果を患者と詳細に話し合うべきである.
■ 薬剤に反応する“運動”症状のみが手術に反応する(オン-オフ評価の結果を話し合いのガイドに用いる).

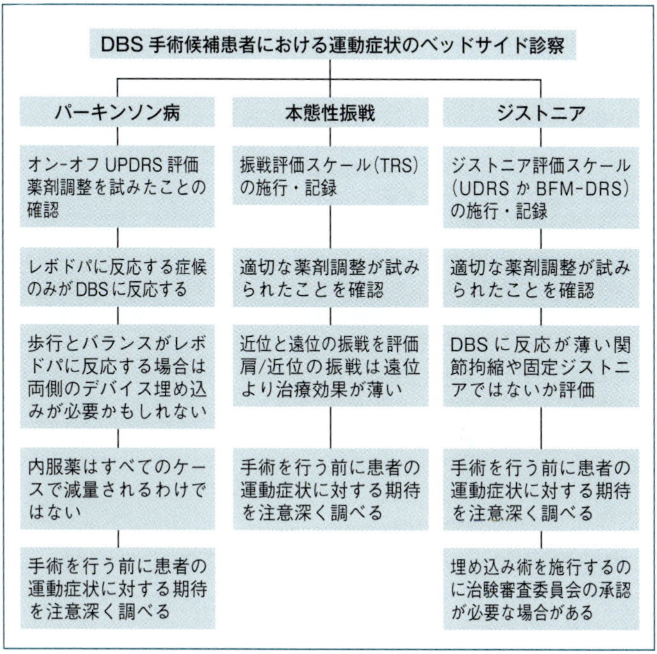
DBS 手術候補患者における運動症状のベッドサイド診察
パーキンソン病
本態性振戦
ジストニア
オン-オフ UPDRS 評価
薬剤調整を試みたことの確認
振戦評価スケール(TRS)の施行・記録
ジストニア評価スケール(UDRS か BFM-DRS)の施行・記録
レボドパに反応する症候のみが DBS に反応する
適切な薬剤調整が試みられたことを確認
適切な薬剤調整が試みられたことを確認
歩行とバランスがレボドパに反応する場合は両側のデバイス埋め込みが必要かもしれない
近位と遠位の振戦を評価
肩/近位の振戦は遠位より治療効果が薄い
DBS に反応が薄い関節拘縮や固定ジストニアではないか評価
内服薬はすべてのケースで減量されるわけではない
手術を行う前に患者の運動症状に対する期待を注意深く調べる
手術を行う前に患者の運動症状に対する期待を注意深く調べる
手術を行う前に患者の運動症状に対する期待を注意深く調べる
埋め込み術を施行するのに治験審査委員会の承認が必要な場合がある

図 9.5　DBS 手術候補患者の運動評価

UDRS ; unified dystonia rating scale, BFM-DRS ; Burke-Fahn-Marsden dystonia rating scale

- もし，患者の内服薬が適切化されていて，ベスト“オン”の状態で歩行やバランスが改善しない場合，手術でもそれらの症状は改善する見込みはない．
- うつや，不安，QOL 関連などの非運動症状は改善することもあるし，悪化することもあり，変わらないこともある．しかし，その見込みについての信頼できる予測因子はない．
- 結果を理解する助けとして患者に“おぼえがき”を使用して説明したり話し合うことが，臨床家にとっては有益であろう[5]（**表 9.1**）．

表 9.1 DBS を検討しているパーキンソン病患者のための，フロリダ大学式“おぼえがき”[5)]

パーキンソン病における DBS
根治療法ではない． 片側の DBS が歩行に著効することもあるが，歩行障害を改善させるためには，しばしば両側の DBS が必要になる． オン-オフ変動をなめらかにする．
多くの症例で振戦，硬直(固縮)，動作緩慢，ジスキネジアが改善するが，これらの症状が完全に消えるわけではない． ベスト“オン”の状態で反応しない症状は決して改善しない．例えば，もし歩行またはバランス障害が最良の薬物治療に対する反応でも改善しない場合は，手術で改善する見込みはない．
刺激調整のための外来通院は最初の 6 か月のあいだ頻繁になり，その後の経過観察は 6 か月毎の頻度になる．頻回の刺激および薬剤の調整が必要になる．
多くの患者は内服薬が減量できるがすべての患者に当てはまるわけではない．

本態性振戦とジストニアの手術適応患者の特徴

■レボドパの反応性には無関係．

■薬剤抵抗性である必要がある(本態性振戦ではプリミドンとβ遮断薬，ジストニアではカルビドパ/レボドパ合剤〔Sinemet®*〕，抗コリン薬，筋弛緩薬，ベンゾジアゼピン)．

＊日本ではメネシット®

認知機能障害のスクリーニング

■手術に先だって，認知機能障害のスクリーニングをすることが重要である．

■手術適応になるための許容できる認知機能というもののはっきりとした基準はない．

■道に迷ってしまうような，または，見当識が障害され始めている場合は一般的によい手術適応ではない．

■中等度から重度の前頭葉および記憶の障害がある患者はよい適応ではない．

■ミニメンタルステート検査 Mini-Mental State Examination(MMSE)

表 9.2 DBS 手術のための神経心理学的スクリーニングテスト*

一般	ミニメンタルステート検査 Mini-Mental State Exam(MMSE) マティス認知症評価スケール Mattis Dementia Rating Scale Wechsler Adult Intelligence Scale-Ⅲ；WAIS-Ⅲ(知識，語彙，行列推理)
学習・記憶	PSAT(米国の共通大学入試試験) WAIS Ⅲ(数字順唱・逆唱) ホプキンス言語学習作業 WMS Ⅲ(絵画配列) Brief Visual Motor Test(BVMT)-R
言語	Wide Range Achievement Test(WRAT) Ⅲ Wechsler test of adult reading(WTAR) Boston Naming Test Controlled Oral Word Association(COWA)
視空間	Judgment of Line Orientation Test(JOLO) 顔面識別試験
遂行	ストループテスト トレイルメーキングテスト(トレイル A とトレイル B) WAIS Ⅲ(符号)
気分	老年うつ病スケール Geriatric Depression Scale(GDS) ベックうつスケール State-Trait Anxiety Inventory(STAI) Visual Analog Mood Scale(VAMS)

*これはフロリダ大学で行われているスクリーニング検査の一例であり，これらのテストは施設によって異なる．

が 26 点より低い患者，もしくは，マティス認知症評価スケール Mattis Dementia Rating Scale が 116 点より低い場合は，一般的によい手術適応ではないと思われる．

■手術前に神経心理学的検査を行うことが推奨される．**表 9.2** に DBS 評価に用いられる典型的な神経心理学的検査のバッテリーの一覧を示した．

■神経心理学的スクリーニングは，特に認知機能低下が明らかな場合には，術後繰り返して行われる必要がある(この場合でも比較のために術前の検査を行っておくことは有用である)．

精神科的スクリーニング

■うつ病，うつ症状，不安，自殺，衝動性，強迫症性症状，攻撃性，怒り，躁など，DBS手術に伴う精神科的合併症の報告が増えている．

■術前スクリーニングは必須ではないが，多くの施設ではルーチンで行っている．

■術前に，『精神疾患の診断・統計マニュアル第4版』(DSM-Ⅳ)に基づく診断をつけるための体系化された臨床面接を行うことができる精神科医による術前スクリーニングと注意深いうつ，不安，躁の評価が有用である．

■必要があれば，術中手技や術後のアウトカムに影響を与えうるうつや不安にあらかじめ対応するために，術前の治療戦略を強化することを精神科医から提案してもらう．

パーキンソン病の薬剤抵抗性症状と例外的状況

■レボドパ“オン-オフ”変化が<30%または認知機能の問題のような，通常はPD手術の適応になりにくい場合であっても，薬剤抵抗性振戦やジスキネジアなどの“特殊な”状況下では手術が適応になることがある．

■以下の状況では，リスクは高くなるが，状況に応じて手術を考慮してもよい．

- 薬剤抵抗性振戦．
- 薬剤抵抗性重度ジスキネジア．
- ワルファリンや他の血液希釈薬を使っている場合(患者は，個々の状況に応じて，入院して，術前および術後にワルファリンを再導入するまでの間にヘパリンを使用する．
- 薬剤抵抗性かつ痛みを伴うジストニア．

パーキンソン病における服薬の試行と適正化[6)]

■PD手術を予定する前に十分な薬物療法の適正化を試みるべきである．

■PD手術を受ける場合も，術前・術後管理の際に薬剤の適正化が必須である．

■一部のPD患者では，薬剤適正化後に手術をしないことを選ぶことがある(これは特に“段階的”手術を考慮している場合に心に留めておくべきである*)．

＊“段階的”DBS手術とは，一側だけ手術をして半年経過をみてから，必要ならば対側も手術をする方法である．PDの症状が片側に強い場合，一側の手術だけでしばらく満足できる状況が続くことがあり，その場合，患者が対側の手術を望まないことがある．

■患者は手術に先だって，最大耐容量のカルビドパ/レボドパ製剤，ドパミンアゴニスト，ドパミン増量薬〔カテコラミンO-メチルトランスフェラーゼ(COMT)阻害薬など〕などを試す必要がある．

■ジスキネジアがある場合，アマンタジン100 mgを1～4回/日が有用である．量が多い場合は小児用制吐薬を用いたり，効果がでるよう調整する(腎機能が低下している患者ではアマンタジンは禁忌)．

■カルビドパ/レボドパ製剤によって嘔気が生じる場合，カルビドパ/レボドパ製剤の服薬ごとにカルビドパ25～100 mgを追加することを考慮するべきである*．

＊米国ではLodosyn®などカルビドパ単独の製剤が発売されているが，日本ではカルビドパ単独の製剤は発売されていない．日本ではメネシット®など(カルビドパ10 mg＋レボドパ100 mg)とイーシー・ドパール®など(ベンゼラジド25 mg＋レボドパ100 mg)，脱炭酸酵素阻害薬の配合比が異なる製剤が発売されているので組み合わせて使用することができる．

■薬剤抵抗性振戦がある患者では，トリヘキシフェニジルや塩酸エトプロパジンなどの抗コリン薬が試される(意識混濁・錯乱，尿閉などの副作用に注意)．

■ウェアリング・オフ現象がある患者では，カルビドパ/レボドパの通常製剤*に変更し，状況に応じて，4時間おき，3時間おき，または，2時間おきと，投薬間隔を短くすることを試みるべきである．

＊米国ではカルビドパ/レボドパ製剤の徐放剤も発売されている．

9

■突然の“オフ”は，カルビドパ/レボドパ製剤(25/100*)を1/2～1錠を粉砕してオレンジジュースに入れて飲むことや，カルビドパ/レボドパの口腔内崩壊錠(Parcopa®**)，もしくはアポモルフィン自己注射などで治療できることがある．

＊日本では10/100

＊＊日本では通常製剤のみ

■ジスキネジアとオン-オフ変動は，カルビドパ/レボドパの通常製剤に変更し，1回量を減らし，服薬間隔を近くすることでうまくいくことがしばしばある．さらに，ドパミンアゴニスト(低用量)とドパミン増量剤(COMT阻害剤など)をカルビドパ/レボドパ製剤と併用するとよいかもしれない．

■稀に，液体Sinemet®(＊日本ではメネシット®)が使用される．この場合，患者は，カルビドパ/レボドパ10～25/100の錠剤を粉砕し，粉砕したビタミンC錠剤と一緒に，ジンジャーエール1Lに入れ，1 cm(もしくは1 mm)でレボドパ1 mgになるように調整する．患者は一日中“オン”でいられるようにちびちびと頓服することによって自分自身で適量にすることができる(日光を避けて保存し，毎日新しく1日分を混ぜる)．

本態性振戦とジストニアにおける服薬の試行と適正化

■ET患者は手術を考慮する前に最低限(禁忌でない限り)，最大耐容量のβ遮断薬とプリミドン(Mysoline®)を試すべきである．

■ジストニア患者は手術を考慮する前に(禁忌でない限り)最大耐容量の抗コリン薬，筋弛緩薬，ベンゾジアゼピンの併用を試すべきである．

運動障害疾患専門神経内科医の診察

■DBSのスクリーニングは複雑なので，集学的かつ経験を積んだDBS手術チームに所属する，フェローシップ訓練をうけた，運動障害疾患専門の神経内科医に患者を紹介することが有益である．

手術をより成功させるための要素

下記にあげた，PD の手術をより成功させるための要素は，十分なエビデンスに基づいてはいないが，合理的な臨床的要素である．

- よく訓練された集学的かつ経験豊富な DBS チームであること．
- よい神経内科と脳神経外科のチーム(フェローシップ訓練を受けていることが望ましい)であること．
- 手術室において訓練された神経内科医もしくは生理学者がいること．
- フルタイムの DBS プログラマーを探すこと(＊原著者の施設ではナースプラクティショナーとフィジシャンアシスタントがフルタイムで DBS のプログラミング外来を行っている)．
- 施設が，神経心理学的，必要なケースでは精神科的スクリーニング検査を行っていることを確認すること．
- 内服薬とプログラミングの調整の際に生じる問題を効果的に対処するために，地元で術後でも診てくれる施設を探すこと．これらの施設によって DBS 装置の調整のために遠方のセンターに通院している患者は，地元での外来通院が可能になる．

手術アウトカムを改善すると考えられている，集学的 DBS チームの活用の例を**図 9.6** に要約した．

手術の種類(DBS か破壊術か)およびターゲット(視床下核か淡蒼球か)の選択(図 9.7)

- DBS は，可逆的で，球症状や認知機能の副作用なしに両側に埋め込みが可能であることから，多くの患者に好まれている．
- 破壊術はハードウェアを留置することを望まないか，できない患者に選択される．破壊術はその他の理由のために DBS のよい適応でない患者(免疫不全患者など)にも選択される．
- 破壊術は両側視床下核や片側淡蒼球で行われる．両側破壊術は淡蒼球でも行うことができるが，副作用を伴うリスクが高い．視床破壊術は，振戦のコントロールに限定されており，両側視

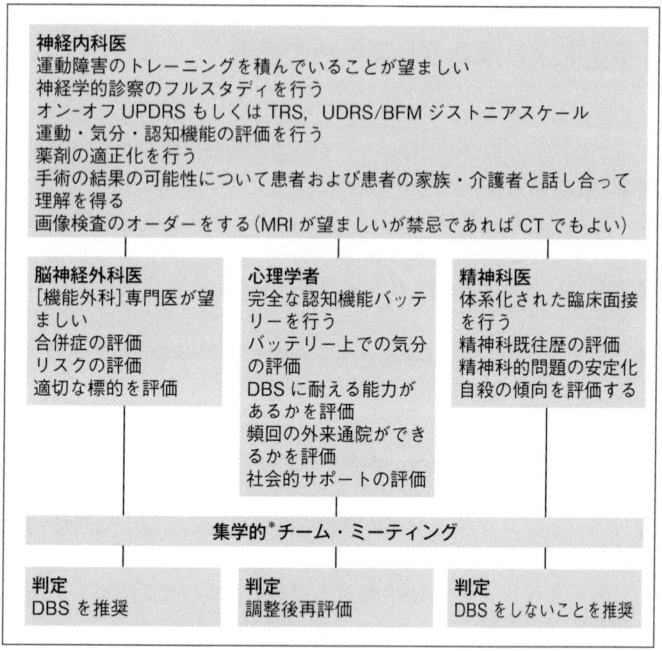
神経内科医
運動障害のトレーニングを積んでいることが望ましい
神経学的診察のフルスタディを行う
オン-オフ UPDRS もしくは TRS，UDRS/BFM ジストニアスケール
運動・気分・認知機能の評価を行う
薬剤の適正化を行う
手術の結果の可能性について患者および患者の家族・介護者と話し合って理解を得る
画像検査のオーダーをする(MRI が望ましいが禁忌であれば CT でもよい)
脳神経外科医
[機能外科]専門医が望ましい
合併症の評価
リスクの評価
適切な標的を評価
心理学者
完全な認知機能バッテリーを行う
バッテリー上での気分の評価
DBS に耐える能力があるかを評価
頻回の外来通院ができるかを評価
社会的サポートの評価
精神科医
体系化された臨床面接を行う
精神科既往歴の評価
精神科的問題の安定化
自殺の傾向を評価する
集学的*チーム・ミーティング
判定
DBS を推奨
判定
調整後再評価
判定
DBS をしないことを推奨

図 9.6 集学的チームによる DBS 適応評価

＊原文では interdisciplinary(学際的)であり，単に種々の異なる領域の専門家が関与するというだけの multidisciplinary(集学的)よりも，より融合した，緊密なチームを提唱している．

床破壊術はやはり副作用をおこしやすいので PD に用いられることはあまりない[7]．

■破壊術は DBS プログラミングのための通院が困難な患者において有用と思われる．

■視床の DBS ターゲットは一般的に振戦に対して有効であるが，その他の PD の主症状には効果はないため，PD にはあまり用いられない．

■淡蒼球(GPi)と視床下核(STN)はともに，PD における DBS 治療にとって非常に有効なターゲットである[8]．

■現時点ではどちらのターゲットがどのような症状の患者により

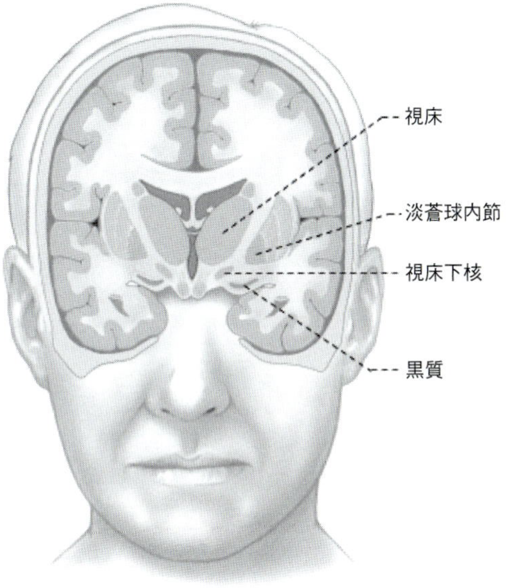
視床
淡蒼球内節
視床下核
黒質

図 9.7　通常の DBS 手術のターゲット
DBS 手術において用いられる主なターゲットを表記した．視床 thalamus，淡蒼球内節 GPi，視床下核 STN（ターゲットではないが黒質 SN も表記した）．視床は一般に PD のターゲットとしては用いられないが，本態性振戦のターゲットとして用いられる．DBS と破壊術の両方とも PD の治療として効果がある．

適しているのかは明らかでない．

各患者で適切なターゲットを考察する過程をへることは重要であり，**図 9.8** に概要を示した．

DBS テクニック：術中の DBS 電極留置

- 高解像度容積測定 MRI が術前スクリーニングおよび定位的ターゲッティングのための画像検査法である．
- MRI は，手術当日，MRI 対応の定位的ヘッドリングおよび照準器の装着後に施行されるか，または，非定位的に手術日以前に

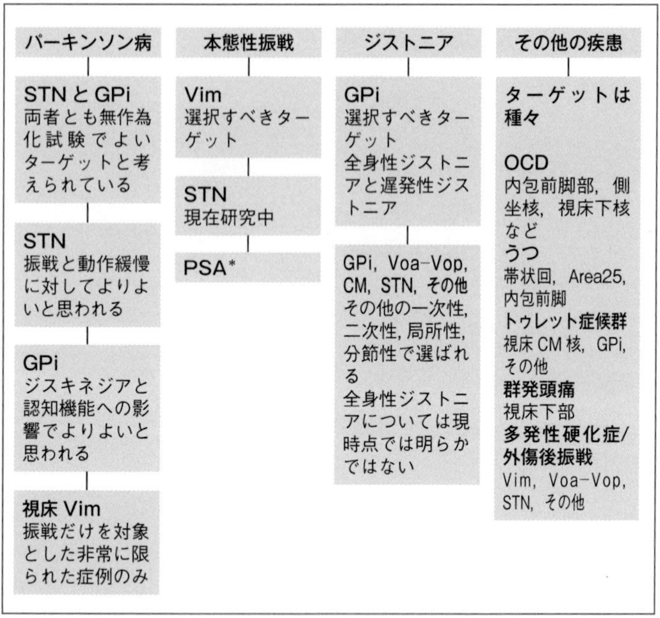
パーキンソン病
STN と GPi
両者とも無作為化試験でよいターゲットと考えられている
STN
振戦と動作緩慢に対してよりよいと思われる
GPi
ジスキネジアと認知機能への影響でよりよいと思われる
視床 Vim
振戦だけを対象とした非常に限られた症例のみ
本態性振戦
Vim
選択すべきターゲット
STN
現在研究中
PSA*
ジストニア
GPi
選択すべきターゲット
全身性ジストニアと遅発性ジストニア
GPi, Voa-Vop, CM, STN, その他
その他の一次性, 二次性, 局所性, 分節性で選ばれる
全身性ジストニアについては現時点では明らかではない
その他の疾患
ターゲットは種々
OCD
内包前脚部, 側坐核, 視床下核など
うつ
帯状回, Area25, 内包前脚
トゥレット症候群
視床 CM 核, GPi, その他
群発頭痛
視床下部
多発性硬化症/外傷後振戦
Vim, Voa-Vop, STN, その他

図 9.8　DBS 手術のターゲット選択
＊最近では PSA もターゲットになる.

行われ, 手術当日に定位的にとられた CT 画像と"融合"される.

■後者の方法は, 手術時間を短縮し, 手術当日の患者の苦痛を最小にし, 手術中に適切なソフトウェアを用いて, MRI 画像上でターゲッティングを行うことができるという点で優れている.

■定位的ターゲッティングは, 脳内のターゲットと刺入経路 trajectory を仮想の MRI 三次元空間において選ぶことができるいわば, "ヴァーチャルリアリティ"演習であり, その後, 実際の空間と仮想の空間の両方に存在する定位的参照ポイント, もしくは, "起点 fiducial"を用いて, 患者の頭の"実際の"空間に転換する.

■ほとんどの症例で, 定位的リング(フレーム)は, 手術当日に局麻下に患者の頭部に装着される.

■CT(もしくは MRI)スキャンはその後, リングに照準器を取り付けてから行われる. それによって, 容積測定脳画像のセットのどの点においても，リングに対して相対的な位置を正確に決めることができ，手術手技を通して患者の頭に対する相対的な位置も固定されたままになる．

■ “画像融合”技術を用いれば，定位的CTを術前に撮影されたMRIと正確に融合することができ，ターゲッティングはMR画像上で行われる．

コンピュータ化された方法を用いたターゲッティング

■ コンピュータ化された“仮想”ターゲッティングは，一般的に，MRI上で前交連と後交連を同定し，mid commissural point (MCP；前交連と後交連の中点)を0ポイントとする3次元直交座標系(＊直交する3本の数直線X軸，Y軸，Z軸によって定められる座標系)を確立することから始まる．

■ 次に，選択されたターゲットの予測される位置を同定するためには標準定位的脳アトラスを用いる．

■ その際，患者とアトラスの解剖学的相違を適合させるために，画像に基づいてターゲットを調整する．

■ 一度，解剖学的ターゲットが選択されたら，脳を通る安全な刺入経路を選択し，“仮想の”手術プランを，手術中にヘッドリングに取り付けられた定位的フレームを用いて，患者の頭の“現実空間”に転換する．

■ 仮想プランからの手術ターゲットと刺入経路によって定義された定位的座標を，フレームの数値に合わせることで，電極挿入のガイドとなる．

9

微小電極記録

■ 定位的に決められた挿入部位の皮膚を3 cm切開し，頭蓋骨上に約10セント硬貨大(＊＝直径約14 mm)のバーホールをあける．

■ 電極はこの時点で定位的ガイド下にバーホールを通じて解剖学的に選ばれたターゲットのX，Y，Z座標に挿入することで設置できるが，その際，微小電極記録 microelectrode recording (MER)を用いて電気生理学的にターゲットをより正確に同定することもできる．

■定位的ターゲッティングの不正確さは，不十分な結果につながるのみならず，むしろ悪化したり，許容できない副作用をおこしたりしうる重大なことであり，微小電極記録を用いることで，この不正確さを最小化できると思われる．

■微小電極記録を使用する場合，通常，患者を術中に覚醒した状態に保ち（微小電極記録を乱すかもしれないので），鎮静はしないか最小限に留める．

■ドパミン作動薬については，異常な生理学的活動を検出しやすくするため，手術 12 時間前に中断する．

■微小電極は，直径数ミクロンの白金やタングステンでできた記録器具であり，単一ニューロンに近接し，その活動の音を聞き，（オシロスコープ上の）生理学的特徴を記録するために用いられる．

微小電極記録を行う際のテクニック

微小電極記録には主に 3 種類のやり方がある．

■1 つめのテクニックは，ターゲット確認法である．微小電極は深部脳構造に挿入され，ターゲットもしくは十分なターゲット構造が記録できれば，その位置に DBS 電極が留置される．

- このテクニックは，最小限の侵襲で済むが，電極の入れ違いや，運動，気分，認知の副作用の確率を上げる可能性があるという問題を含んでいる．しかしこれは現在まだ議論中である．

■2 つめのテクニックは，真の生理学的マッピング法である．

- 生理学的マッピングには，ターゲットと周辺の部位の生理学的活動の同定，感覚運動細胞（運動や接触に反応する）を探すこと，周辺構造とターゲットとなる核の境界（視神経，感覚神経核，内包など）を同定すること，刺激による改善と副作用を記述することが含まれる．
- 微小電極マッピングの手技はターゲットによっていくらか異なるが，全例で，ターゲットの 3D 画像が作成され，最適な電極留置位置を決定するために標準アトラスのスライスと比較される．
- もちろん，一般にアトラスは目の前の患者におけるターゲットと完全に合致するわけではないが，実際のサイズと脳構造の位置はわずかに違うのみであり，アトラスは非常に有用なガイドとなる．

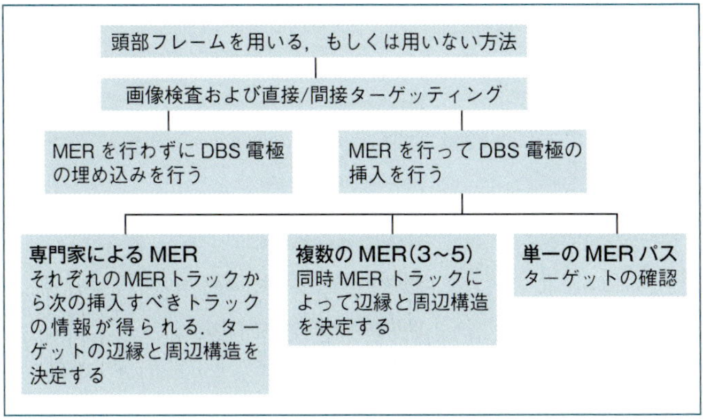
頭部フレームを用いる，もしくは用いない方法
画像検査および直接/間接ターゲッティング
MERを行わずにDBS電極の埋め込みを行う
MERを行ってDBS電極の挿入を行う
専門家によるMER
それぞれのMERトラックから次の挿入すべきトラックの情報が得られる．ターゲットの辺縁と周辺構造を決定する
複数のMER(3～5)
同時MERトラックによって辺縁と周辺構造を決定する
単一のMERパス
ターゲットの確認

図 9.9　微小電極記録に用いられる技術

- 複数回の微小電極記録はターゲット確認法より正確になる可能性があるが，より侵襲的でもある．

■3つめのテクニックは，最大5本同時に電極を使用する“ベン・ガン法”である．

- このアプローチは，最終電極位置のための最適位置を選択するために，定位的ターゲッティング，生理学，および術中の微小刺激を用いる方法である．

■微小電極記録による，前頭葉または他の皮質下構造を通る，単一または複数の刺入による神経心理学的，気分，行動の合併症が最近研究され始めている．

微小電極に用いうるテクニックの要点を**図 9.9** に示した．

微小電極または準微小電極記録は，ターゲット部位の正確な生理学的位置決めを可能にする．新たな脳内構造物に接触するたびに，異なる生理学的情報が得られる(**図 9.10**)．

GPi マッピング中に得られる細胞

■線条体 striatum

- 4 Hz の低自発放電

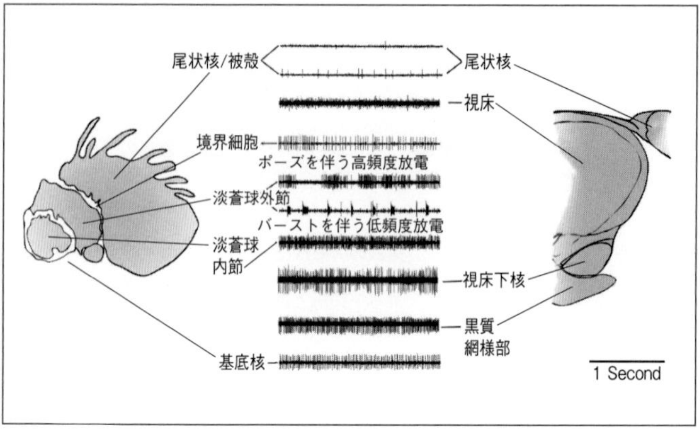
尾状核/被殻
尾状核
視床
境界細胞
ポーズを伴う高頻度放電
淡蒼球外節
バーストを伴う低頻度放電
淡蒼球
内節
視床下核
黒質
網様部
基底核
1 Second

図 9.10　GPi と STN の微小電極記録の例
(Benjamin Walter, M. D. と Jerry Vitek, M. D, PhD. の提供)

- 損傷放電 injury discharge
- たまに，4〜6 Hz の持続的発火細胞

■淡蒼球外節 globus pallidus externa(GPe)

- 高頻度放電 high−frequency discharge(HFD) (50±21 Hz)
- ポーズ(休止)によって分離される high−frequency discharge pause cell(HFD−P)
- 10〜20%の細胞は低頻度放電(18±12 Hz)で，高頻度かつ短い持続のバーストもみられることがある(LFD−B)

■淡蒼球内節 globus pallidus interna(GPi)

- 高頻度放電(HFD) (82±24 Hz)
- ただし GPe よりも緊張性
- チャギング細胞－ポーズを伴った HFD で，電車のシュ・シュ・シュ…という音のように聞こえる.
- 4〜6 Hz の明白な振戦細胞もときどき聞こえることがある

■境界細胞 border cells

- 頻度 34±19 Hz
- 基底細胞と同じ(異常に位置する基底細胞と考えられている)
- モーターボートのように聞こえる

GPiの部位を決める特徴

■後外側に感覚運動領域がある.
■感覚運動領域は受動運動によって同定しうる.
■GPiの尾側・外側部位は運動に対する感度が高い.
■背内側は脚(腕や顔とくらべると).
■腹側は顎.
■前内側–非運動関連または辺縁機能.

視神経の位置

■ライトを目の前で点滅させると微小電極記録の背景活動の周波数を変化させることができる.
■背景活動の変化を音信号の変化として聴くことが可能である.
■マイクロ刺激で誘発することも可能である(対側の視野に斑点をみる).

内包

■5〜40 μA(以上)かつ300 Hzで刺激する.
■マイクロ刺激によって四肢や口–顔面の運動が誘発されるかもしれない.

視床下核の微小電極マッピング

■STNに入る前にどの程度視床の細胞活動が記録されるかは, 電極の軌道が前後方向にどの程度かたよっているかによって決まる. 視床の記録がとれない場合は通常, 刺入経路が前方にかたよっていることを示唆する.
■STN内の細胞密度はきわめて高い.
■STN内の背景雑音は高く, 個々の細胞を分離するのが難しくなる.
■STNの単一ニューロン放電は20〜30 Hzだが, 多くの記録は複数の細胞の記録であるため発射頻度が高くみえる.
■電極のパスが, STNの下端を通って, 黒質網様部substantia nigra reticulata(SNr)に入るとき, 発射パターンは急に変化する．背景雑音は通常消失し，そして，50〜80 Hz の高頻度発射を伴う単一ニューロン放電が聞かれる．

- 重要な目印となる構造として，STN 内側の境界は内側毛帯（感覚）であり，外側と前方の境界は皮質脊髄路（運動）である．
- 内側と外側の境界はマイクロ刺激（＊微小電極の外筒を介した刺激），およびマクロ刺激（DBS 電極による刺激）による運動・感覚反応によって決めることができる．
- GPi ターゲット（初期平面の後方と外側の境界を決める）と異なり，マルチ・パス STN マッピングの目的は前方と外側の境界を決めることである．

DBS または破壊術のテクニック：マクロ刺激

- 微小電極記録を使用するかどうかにかかわらず，いったん最終ターゲット座標を選択したら，DBS 電極を留置する（もしくは代わりに凝固巣をつくる）．
- DBS 電極の最終位置は術中 X 線透視で確認する．
- マクロ刺激は，その後に，DBS 電極にテスト用のパルス発生器を取り付け，4 つの電極のそれぞれに双極配置による電流を流すことによって行われる．
- 術中試験者（神経内科医が好ましい）は，症状改善と副作用の閾値が許容範囲かどうかを決定するために，臨床的な改善（振戦，固縮，動作緩慢，気分の変化）や副作用（内包刺激による筋収縮，視床の感覚領域や内側毛帯刺激による異常感覚，動眼神経や視神経からくる複視や視覚症状，辺縁系回路の刺激による気分変動など）を評価する．
- 術中評価者が，電極が適切な位置にないと感じた場合，電極を抜去して再挿入してもよい．
- 最初のマクロ刺激後の術中の調整（例えば，電極を別の位置に移動するなど）は電流短絡（シャント）をおこし，結果的に術中評価者が惑わされることがある．
- 前頭葉や他の皮質下構造を通る DBS 電極の単一または複数パスによる，神経心理学的，気分，行動合併症への影響は不明である．

電極の固定とパルス発生器の埋め込み

■DBS電極がその最終位置に埋め込まれた後に，特殊なプラスチック・バーホールカバー(もしくは代わりの固定法)で頭蓋骨に固定し，余剰なリード線は頭皮下に埋め込む.
■通常は別の段階的手技で，プログラム可能なパルス発生器を全身麻酔で鎖骨下の皮下ポケットに埋め込む.
■その後，エクステンションケーブル(コード)をパルス発生器から頭皮にかけての皮下を通して，埋め込んだDBS電極に接続し，DBSシステムを完成する.
■多くの施設ではDBS電極の周りの炎症や脳浮腫が回復する時間をとるために，刺激装置のプログラムを開始するまで約30日待つことが好まれている.
■手術によってひきおこされる神経心理学的，気分，行動変化が回復するのにどのくらい時間がかかるかは不明なままであり，調査中である.

DBSプログラミング：一般的事項

■DBSプログラマーは，デバイスの電源を入れた後，数千の刺激設定の組み合わせから1つを選んで，遠隔操作で設定することができる.
■刺激装置は必要に応じて何回でもプログラミングをやり直すことができる.
■それゆえ，刺激パラメータは個別の患者のニーズに合わせて調節することが可能である.
■しかしながら，刺激装置のプログラミングにおいては，最適な運動の改善が得られる部位は認知・気分の副作用をおこすこともあり，またその逆もありうるように，トレードオフが存在する.
■したがって，電極を適切なターゲット位置に埋め込むことが，手術施設にとって最重要事項である．特にDBS電極は，ターゲットの神経核の感覚運動領域(感覚運動STN，GPi，視床)に埋め込む必要があり，電流が拡散して副作用をおこす可能性のある周辺構造に近すぎないように，電極を埋め込むよう注意が必要である．

■電極が神経核内に埋め込まれていても，電流が辺縁系または連合系領域に広がる場合は，気分や認知の副作用をおこすことがある．

■DBS 装置の埋め込みおよびプログラミングをするチームは，短期および長期の運動，気分，認知，および行動の DBS 合併症をモニターするべきである．

外来における DBS デバイスの簡易プログラミング・アルゴリズム

1. 電極の前交連と後交連と正中に対する相対的な留置位置を，画像（CT/MRI または融合）を撮影し測定する．
2. 電極留置の全体的印象だけでなく，電極位置の標準アトラス座標（次項を参照）との比較も行う．
3. インピーダンスをチェックする（＞2,000 Ω は接続異常，電極の故障または破損を示唆し，＜50 Ω は短絡を示唆する）．
4. 使用している設定におけるインピーダンスおよびバッテリーのチェックを行う．
5. プログラマーを用いて，各電極のそれぞれのコンタクト（0，1，2，3）で単極刺激（周波数 135 Hz，パルス幅 60～90 ms）でゆっくり刺激電圧を副作用（＜30 秒の一過性の副作用ではないことが望ましい）がでるまで増加させる．各コンタクトにおける副作用と効果の内容と電圧値を記録する．
6. 慢性の DBS 刺激のために単極刺激で最良のコンタクトを選ぶ（Soletra デバイスで 3.6 V 以上の電圧を使用するとバッテリーの寿命が劇的に短くなることに注意）．
7. もし，副作用が多すぎたり，効果に満足できなかったりする場合は双極刺激を試す．
8. 徐々に内服薬と服薬間隔を減らすが中止してはいけない．投薬と DBS の最もよい組み合わせを探す．片側 DBS では薬剤をあまり減らすことはできないかもしれない．両側 STN や GPi の

デバイスの状態と電極位置の確認
可能であれば画像検査からの電極位置の再確認
脳外科医/神経内科医による手術室での所見に基づく最も有効なコンタクトを再確認
インピーダンスとバッテリー残量をチェックする

効果と副作用を見極める
それぞれのコンタクト(0, 1, 2, 3)で効果と副作用の閾値をチェックする
チェックは単極刺激で刺激幅と刺激頻度を固定して行う.
典型的な刺激幅は 60〜90 μs, 刺激頻度は 135〜185 Hz

コンタクトとプログラミング
閾値をチェックした結果, 最もよいコンタクトを選択
そのコンタクトで刺激幅, 刺激頻度, および電圧を調整する

効果を増加するための微調整
副作用がある場合は双極刺激に変更することを考慮する
調整困難な振戦の場合はダブル単極刺激(double monopolar)を考慮する

図 9.11 DBS プログラミング・アルゴリズム

DBS はかなりの薬剤減量または服薬間隔の変更が必要になるであろう.

9. プログラミングは常に患者が(薬剤)オフ状態で行う.
10. 調整が難しい患者では, プログラミングを終えた後, 服薬してもらい, 薬剤“オン”かつ刺激“オン”の状態になるまで待って再検査する.
11. 刺激誘発性の副作用に対しては薬剤と刺激設定の両方を減らす, または変更する必要があるかもしれない.

もし, プログラミングが非常に難しい場合, その電極は正しく挿入されていない可能性があるので, 経験のある DBS センターに紹介することを検討する.

図 9.11 に DBS プログラムにアプローチする簡易アルゴリズムを要約した.

■もし患者が PD であるならば, 最初のプログラミング外来に引き続き, フォローアップ外来でも内服“オフ”の状態で患者をみるべきである.

■埋め込み術後の最初の数週間では電極周囲の浮腫のために適切なDBSパラメータを見つけにくくなるかもしれないので，注意が必要である．
■すべての疾患で内服薬はゆっくり減らすべきである．
■PDではしばしば服薬間隔が長くでき，服用量が減量できる．時に，内服を中止できることもある．
■患者の大多数では内服と刺激の併用が必要であり，装置の寿命を通して多数回の調整が必要である．
■PDにおける1つの治療戦略は服薬間隔を長くし，その後の外来でレボドパの効果を長引かせる薬剤(エンタカポンまたはtolcaponeのような)とアマンタジンを中止することを試みて，ドパミンアゴニストとレボドパの減量をはかる方法である(服薬量と間隔は一度に1つのみゆっくり変更するべきであり，悪化するならば以前の服薬量と間隔に戻す)．
■DBSの目的は薬剤の減量ではなく，症状が改善するのであれば薬剤も使用すべきである．
■一部のETやジストニアでは内服を中止できる．
■術後月1回の刺激と内服の調整のための外来受診が有用である*．
　*本邦では通常の外来でも月1回は珍しくないが，米国では安定しているPDの専門医による外来は半年に1回か年に1回なので月1回の受診は頻回なのである．

アトラスによる電極位置の標準座標(間接ターゲッティング)

■GPi
- mid commissural point(MCP)に対して，20～21.5 mm外側；2～3 mm前方；4～5 mm下方

■STN
- mid commissural point(MCP)に対して，10～12 mm外側；0～2 mm後方；2～3 mm下方

電極位置とプログラミングの際にみられる副作用

■STN DBS
- 内側すぎる場合：眼球偏位，散瞳，およびめまい
- 後方すぎる場合：異常感覚
- 前方または外側すぎる場合：筋収縮や呂律不良
- 深すぎる場合：眼球共同偏位
- 前方かつ内側すぎる場合：自律神経症状

■STN DBS はヘミバリスムをおこすことがあるので，電圧は低めに設定し，数週間かけて漸増するべきである（通常は症候学的な効果とともに改善する）.

■GPi DBS
- 視覚症状（深すぎる場合）や，筋収縮（後方すぎるか内側すぎる場合）.

DBS のリスク

■この治療は高価で，電極の破損や，感染，早い時期でのバッテリー故障，頻回の再プログラミングの必要性など，実際の手術そのもの以上のリスクがある.

■外科的リスクには，感染，出血，硬膜下出血，脳卒中，てんかん発作，空気塞栓，電極の不適切留置，水頭症などがある.

■最大のリスクは，実際の結果が，患者が術前に期待した結果に満たないことである.

■DBS システムの破壊術よりすぐれた点は，言語や認知の合併症なしに両側の治療が行えることと，刺激は可逆的であること，そして，効果を高めるために刺激パラメーターを最適化することができることである.

術後 DBS エマージェンシー

■刺激発生装置または電極コードの上の皮膚の色の変化は感染の兆候である可能性があり，患者は速やかに病院に行って診察を

受け，場合によっては抗菌薬治療を始めるべきである．感染が早期に積極的に治療されれば，デバイスを除去しないで済む可能性がある．

- 長引く熱やデバイス付近の皮膚からの排膿も同様に感染を意味する．
- 持続的な錯乱や見当識障害，精神状態の変化は感染やその他の神経学的救急疾患を示唆する．
- 症状のリバウンドは電極の破損やバッテリーの故障を示唆する．
- 電気ショック様の感覚は電極の短絡を示す可能性がある．
- 突然の過剰な浪費や強迫的会話，ギャンブル，誇大的行動は躁を示唆する．
- 悲運，不安気分，泣くこと，やる気の喪失はうつの兆候かもしれず，DBS は自殺のリスクを増やす可能性が示唆されているので[9]，早急に積極的な治療が必要である．
- 緊張や，不安，憤怒は DBS によりおこりうる．
- 持続する術後の頭痛は水頭症の可能性がある．
- 術後のてんかん発作は，出血，気脳症，硬膜下血腫などの症状の可能性があり，即時に画像検査を行う必要がある．

DBS の不全例

- FDA が PD，ET，ジストニアの DBS を認可（人道的免除）して以来，この治療を提供する医療施設の数が急増している．
- DBS のための最適なスクリーニング手順のための単一のコンセンサスは確立されていない．
- DBS 分野において明らかになってきた問題は，治療の合併症であり，それらは経験を積んだ DBS センターに紹介して管理される必要がある．
- 最近の DBS 不全例の 41 連続症例の後ろ向き研究によれば，すべての合併症は予防可能であり，適応患者選択，スクリーニング，手術手技，プログラミング，内服調整における問題に起因した[10]．
- 電極の不適切留置は，DBS への反応不良の最も多い原因の 1 つであり，19 人（46％）でみられた．

■電極の挿入位置はDBSの効果に重大な影響を与える．DBS電極の植え込みを行う施設はこの治療法を提案された患者の評価・選択，正確な埋め込み，調整に必要な適切な集学的チームを持つことがDBS治療の成否に決定的に重要である．

参考文献

1）Vitek JL, Bakay RA, Hashimoto T, et al. Microelectrode-guided pallidotomy：technical approach and its application in medically intractable Parkinson's disease. J Neurosurg 1998；88(6)：1027-1043.

2）Okun MS, Fernandez HH, Pedraza O, et al. Development and initial validation of a screening tool for Parkinson disease surgical candidates. Neurology 2004；63(1)：161-163.

3）Krack P, Fraix V, Mendes A, et al. Postoperative management of subthalamic nucleus stimulation for Parkinson's disease. Mov Disord 2002；17(Suppl 3)：S188-S197.

4）Saint-Cyr JA, Trepanier LL, Kumar R, et al. Neuropsychological consequences of chronic bilateral stimulation of the subthalamic nucleus in PD. Brain 2000；123 (Pt 10)：2091-2108.

5）Okun MS, Foote KD. A mnemonic for Parkinson disease patients considering DBS：a tool to improve perceived outcome of surgery. Neurologist 2004；10(5)：290.

6）Romrell J, Fernandez HH, Okun MS. Rationale for current therapies in Parkinson's disease. Expert Opin Pharmacother 2003；4(10)：1747-1761.

7）Okun MS, Vitek JL. Lesion therapy for Parkinson's disease and other movement disorders：update and controversies. Mov Disord 2004；19(4)：375-389.

8）Follett KA, Weaver FM, Stern M, et al. Pallidal versus subthalamic deep brain stimulation for Parkinson's disease. N Engl J Med 2010；362；2077-2091

9）Okun MS, Green J, Saben R, et al. Mood changes with deep brain stimulation of STN and GPi：results of a pilot study. J Neurol Neurosurg Psychiatry 2003；74(11)：1584-1586.

10）Okun MS, Tagliati M, Pourfar M, et al. Management of referred deep brain stimulation failures：a retrospective analysis from 2 movement disorders centers. Arch Neurol 2005；62(8)：1250-1255.

運動障害疾患の
包括的アプローチ

10

言語療法によるアプローチ

Speech and Swallowing Therapy

運動障害疾患の患者における言語および嚥下の異常

言語および嚥下の異常は運動障害疾患のある患者には頻繁に生じる．運動性言語障害〔例えば，構音障害 dysarthria や発語失行 apraxia of speech(AOS)〕や口腔咽頭嚥下障害の評価は，通常，言語療法士〔speech therapist(ST)/speech−language pathologist(SLP)〕によって行われる．これらの評価と治療によって，①言語と嚥下が障害されているかの判定，②言語・嚥下障害の重症度と予後の判定，③治療計画作成の補助，④機能および生活の質の改善，⑤医療チームの鑑別診断の補助ができる．本章では，言語療法士が言語・嚥下を評価するのに用いる過程を概説する．運動性言語障害の Mayo 分類システムは，医師や他の医療従事者にとって信頼できるものであることも紹介する．最後に，いろいろな運動障害疾患における言語・嚥下障害とその治療について述べる．

言語の評価

- 言語療法士は言語障害を評価するために，聴覚知覚法を主に用いているが，喉頭鏡，言語の音響分析，運動測定アプローチなど，器械を用いた方法も徐々に一般的になってきている．
- 従来の臨床的運動言語評価は 4 つの構成要素からなる．
  ①病歴聴取
  ②非言語性活動による言語機能の評価
  ③言語機能の最大能力評価

④種々の言語タスクを用いた言語機能評価

図 10.1 に言語障害のより詳細な古典的評価過程の構成要素をあげた.

言語障害の Mayo 分類

■ Darley ら[1~3]は, 一連の研究のなかで, 言語障害分類の聴覚知覚法を洗練させた.

■ この分類方法は, 現在では Mayo 法として知られており, 下記の特徴がある.

- 言語障害は種々の型に分類することができる.
- 聴覚知覚的特徴によって分類される.
- それぞれの分類は, いろいろな神経・運動障害を伴う, 異なった病態生理がある.
- したがって, Mayo 法は神経疾患における局在診断に役立ち, 鑑別診断を行うのに有用である[4].
- Mayo システムは治療計画の手引きにもなる[5].

表 10.1 に, 運動言語障害の種類, その局在, 原因となる神経・筋疾患を詳記した.

表 10.1 運動言語障害の種類, 病変の局在, およびその神経学的運動異常

種類	局在	神経学的運動異常
弛緩性構音障害	下位運動ニューロン	筋力低下
痙性構音障害	両側上位運動ニューロン	痙縮
失調性構音障害	小脳が調整する回路	協調運動障害
運動減少性構音障害	基底核が調整する回路	固縮もしくは運動範囲の減少
運動過多性構音障害	基底核が調整する回路	異常な(不随意)運動
混合性構音障害	複数の部位	複数の異常
発話失行	左(優位)半球	運動の計画/プログラムの異常

言語障害の病歴	非言語活動による言語機能評価	言語活動による言語機能評価	言語タスクによる言語機能評価
発症様式と経過 潜行性か急性か，時間による変動，薬剤の効果 **合併する神経学的欠損** 嚥下障害，認知機能，言語，感情変化，身体機能 **患者の認知** 患者が言語の変化や改善する方法をどう表現するか **言語障害の影響** 職業的・社会的活動への参加能力の変化 **全体的健康管理** 他にかかっている医療専門職，提供されているサービス，現在の内服薬，地域の医療資源の活用[4, 6]	**呼吸機能** 姿勢，安静時呼吸の観察と理学的診察． 軽い鼻すすり，すばやい喘ぎによって誘発性呼吸機能の筋力と協調性を判定する **喉頭機能** 意図的に咳嗽やうねり声を出すことによって喉頭の整合性を評価． 可変性の喉頭ファイバーか経口硬性喉頭鏡による喉頭の直接鏡検が必要な場合もある **帆咽頭機能(velopharynx；VP)** 安静時のVPの左右対称性，不随意運動，構造的異常を評価 **口-顔面機能(顔面/口唇/顎/舌)** 左右対称性，筋力，動作範囲，協調性を判定．不随意運動，構造的異常，姿勢異常を観察[4]	**呼吸機能** 発声時の音量の範囲，最大音量を評価． 最大の発声持続を評価 **喉頭機能** 適切な発声を3秒間行い，声帯の質を評価．低音から高音まで上下させ，声高の範囲を評価 **帆咽頭機能(velophyarynx；VP)** 鼻音同化タスク(“Make me a Hong Kong cookie”)や標準文(“Buy Bobby a poppy”)の発声によって共鳴を評価 **口-顔面機能(顔面/口唇/顎/舌)** “パ”“タ”“カ”を素早く，正確に，一定のリズムで繰り返させ，交互運動の速度を評価．“カ”で舌を分離するためには，患者に親指を歯で軽く咬むように指示する[7]	**連続した会話** 評価の最も重要な部分．言語機能の要素がどのように共同して働いているかを判定．速度，抑揚，強さ，リズム，自然さなど言語の特徴を評価する．病歴聴取や会話のなかで引き出される(例えば，「ご家族のことについてお話しください」など) **繰り返し単語/文章** 1. Snowball 2. Impossibility 3. Catastrophe 4. Please put the groceries in the refrigerator 5. The valuable watch was missing 6. The shipwreck washed up on the shore[8] **標準文章の音読** Grandfather passage(付録A-1を参照)[4] のような，決まった単語数，音の数，既定の速度基準の文章を用いる

図 10.1　古典的な臨床的言語機能評価法

言語障害の行動療法

■運動障害患者における言語異常の治療アプローチ法を，それぞれの疾患ごとに，本項の後半で述べる．

■医学的/言語学的診断にかかわらず，以下の治療原則が適応される．

- 治療は明瞭性と自然さを最大化することを目的とするべきである．
- 治療効果を最大限にするために，患者および家族はリハビリテーションを行うべきである．
- 多くの場合，治療は集中的に行う必要がある．

■運動言語障害の治療原則に関する詳細は，Rosenbek and Jones[9]に詳しい．

嚥下の評価

■嚥下機能は3相からなる：

①口腔相 oral stage
②咽頭相 pharyngeal stage
③食道相 esophageal stage

■嚥下の口腔相と咽頭相の評価および治療は，集学的チーム(内科医，外科医，作業療法士，栄養士，看護師，歯科医，その他の医療従事者を含む)の一員としての，言語療法士の守備範囲である一方，食道性嚥下障害は主に内科医(胃腸科専門医など)によって対処される．

■口腔咽頭嚥下の評価は，通常，臨床的な嚥下機能評価から始める．一般的には以下の点が重要である．

- 病歴聴取
- 口腔の運動機能(感覚テストも行う)
- 声質，咳嗽の強さ，嚥下時の喉頭可動域の触診などの理学的評価
- 食塊や液体がどのように嚥下されるかの観察

■ビデオ透視嚥下評価 videofluoroscopic swallowing evaluation

(VFSE)やファイバー内視鏡嚥下評価 fiberoptic endoscopic evaluation of swallowing(FEES)など器具を用いた評価も必要となることがあり，熟練した臨床家がこれらを行うことによって以下のことが可能になる．

- 口腔咽頭嚥下機能を評価する
- 嚥下障害をおこしている器質的異常を確定する
- 口からの食事摂取に関する適切な助言や治療的介入，または他の医療従事者へのコンサルトを行う

■VFSE と FEES は喉頭浸入 penetration や誤嚥 aspiration を評価することもできる．これらは健康への悪影響を与えうるため，決定的に重要な徴候である．

- 喉頭浸入 penetration：食塊が喉頭には入るが，気管には入っていない状態(声帯を越えない)．**図 10.2** に VFSE 中の喉頭浸入を示す．
- 誤嚥 aspiration： 食塊が喉頭を通り，声帯をこえて気管に入った状態．**図 10.3** に VFSE 中の誤嚥を示す．
- 誤嚥も喉頭浸入も，VFSE 中に，喉頭浸入–誤嚥評価尺度 penetration-aspiration scale で測定できる．これは，気管浸入の深さと食塊が排出されるかどうかを定量的に測定する 8 点満点のスケールである[10]．

嚥下障害の行動療法

■運動障害疾患患者の嚥下障害のための行動療法は主に評価中に観察された生体器械的異常に基づく．嚥下障害の治療は言語の治療と違って，あまり病態特異的ではない．したがって，一般的な方法を最初にあげ，箇条書きで紹介する．特殊な患者に対する特殊治療はこの章の後半に紹介する．

■医学的診断にかかわらず，嚥下が，①安全でない，②水分と栄養の補給を保つのに適切でない，③患者の許容範囲よりも努力が必要である，のいずれかの場合は，種々の行動療法を検討する．

■器械的評価によって嚥下の生体器械的評価が可能になり，適切な行動療法を最も効果的に決定することができる．

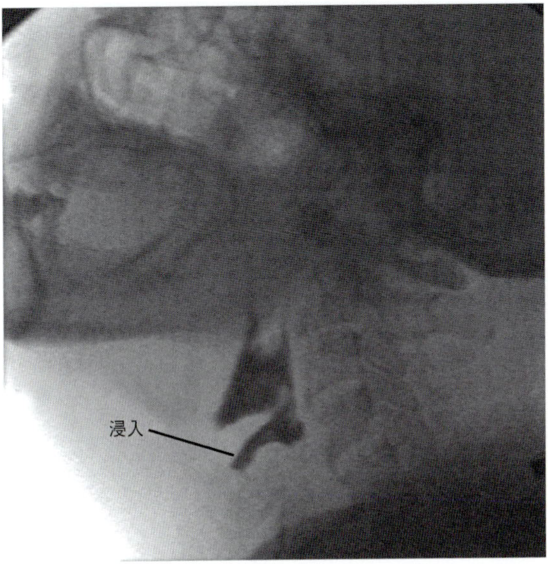
浸入

図 10.2　VFSE における浸透(食塊が喉頭へ浸入するが，気管には入っていない状態)

■行動療法はリハビリテーション的アプローチと代替的アプローチに分類される．嚥下障害の患者に対する一般的な行動療法を以下に述べる．

■リハビリテーション療法は以下のものがある．

- **息こらえ嚥下法** supraglottic swallow は気管保護テクニックであり，強制的喉頭内転と咳払い，連続嚥下などを含む[11]．
- **Mendelsohn 法**は，嚥下の終了前に，喉頭が挙上している状態を1〜3秒間固定することによる，主に上部食道括約筋(UES)[12]の開口を延長するテクニックである[11]．
- **頸部挙上訓練** shaker head raise は，患者を仰臥位にして頭部を繰り返し上げ下げして，UES 開口を増加する練習である[13, 14]．
- **Lee Silverman 音声治療法** Lee Silverman voice treatment(LSVT)

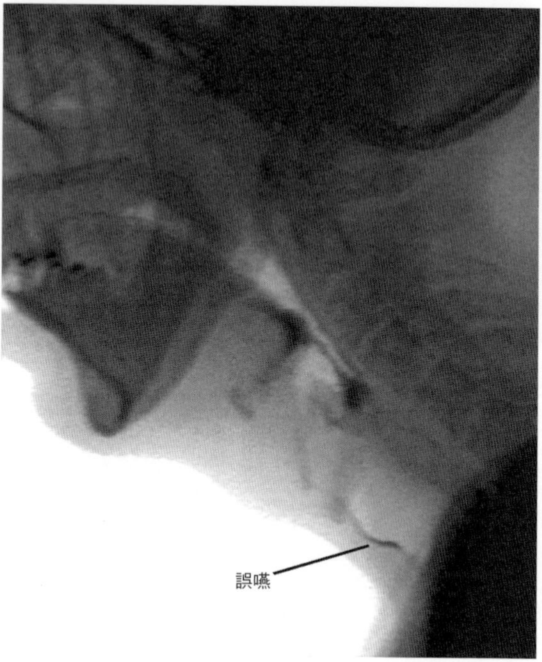
誤嚥

図 10.3　VFSE における誤嚥(食塊が気管へ浸入)

は主に構音障害のリハビリテーションに関連した最大限に声を出す練習である．LSVT は嚥下運動においても全般的な治療効果がある[15]．

- **呼息筋筋力訓練** expiratory muscle strength training(EMST)は，呼息筋に荷重を課す圧閾値装置を使った練習である．EMST は発語および嚥下運動において全般的な治療効果がある[16]．
- **昭大式嚥下法** Showa's maneuver は，舌を強制的に口蓋に強く押しつけた後に，顔面と頸部のすべての筋に力を入れて長く強く嚥下を行う方法である．この方法は嚥下中の口腔と咽頭の動きに影響を及ぼす．
- Masako 法は，強制空嚥下をしながら，挺舌を保持して，後部咽頭壁運動を増やす練習である[17].

- **舌筋力訓練** lingual strengthening technique は舌を抵抗に対して動かす種々のテクニックであり，口腔相機能と嚥下の開始を改善する[18].
- **感覚療法** sensory therapy は，寒冷，酸性，電流による刺激を用いて，口腔および咽頭相機能を改善する[19, 20].

■リハビリテーション療法が無効もしくは非実用的である場合，種々の代替的治療を考慮する.

- 全般的姿勢安定化.
- 頭部屈曲位 chin tuck や頭位変換 head turn など，嚥下機能に合わせた姿勢調整.
- 嚥下後の気管をきれいにするための咳払い.
- 口腔咽頭残渣をきれいにするための連続嚥下.
- 口腔咽頭残渣をきれいにするための"液体洗浄".
- 指導または適応のある道具による一口の量の調整.
- 嚥下が努力性または疲労を伴う場合は，適切な栄養摂取をするための少量・頻回の食事.
- 食べにくい食べ物を取り除いたり，やわらかく湿った形状に準備する.
- 栄養補助剤.
- 食事・水分摂取のタイミングを薬剤の効果が最もある時に合わせる.
- 最後の手段として，液体を濃くしたり，食べ物を裏ごししたりする.

■リハビリテーションおよび代替治療による治療法が不十分であった場合，経腸栄養をするか否か決断をする必要がある.

パーキンソン病における言語・嚥下障害

言語障害

■運動減少性構音障害は，パーキンソン病(PD)の患者のほとんどで，病気の進行過程のある時点でみられ，いくつかの報告では90％のPD患者で構音障害がみられたとされる[21, 22]．付録Bに運動減少性構音障害の知覚的特徴を記した．

■一部のPD患者では，運動減少性構音障害が主訴のこともある．

■小声症 hypophonia という単語がPD患者で声量の低下を記載するのにしばしば用いられる．

■不適切な沈黙もしばしばおこり，発声のための運動を開始するのが困難であることによる(＊すくみ現象)．

■神経学的吃音 neurogenic stuttering は，多くは音節や単語の繰り返しからなり，PD患者の一部にもみられる．

■PD患者には，実際の声量と，患者自身の声量の内的知覚との間に知覚的乖離があるようである．

■患者が自身の言語障害について説明する場合，声量が“弱い”と表現することが多い．スピーチを必要とするような社会的状況を避けていると報告する人もいる．

■構音障害の重症度は，PDの罹病期間や他の運動症状の重症度と一致しない．

■運動過多性構音障害もよく遭遇する症状である．これは特に長期のレボドパ治療後にみられるジスキネジアがある時によくおこる．

■認知機能障害や，仮面様顔貌，小字症などによるコミュニケーション障害もPD患者でよく認められる．

治療

■PD患者の言語を改善するために種々の内科的および外科的アプローチが試みられているが，行動療法で最も持続的な効果が示されている[23)]．

■LSVTは，その有効性が確固とした文献に支持されており，PDと動作過少性構音障害がある患者の治療の選択肢である[24〜26)]．

■EMSTのような他の能力最大化訓練も効果があるかもしれない[27)]．

■他の行動療法テクニックも同様に効果が示唆されている．

・速度調節法 rate-control technique：遅延聴覚フィードバック delayed auditory feedback(DAF)やピッチシフトフィードバック pitch-shifted feedback，ペーシングボードなど．

・拡大・代替コミュニケーション augmentative-alternative communication(AAC)療法：拡声器や発声コンピュータなどを用いたア

プローチで，特に構音障害の重症度が進行した場合に適している．

■PD患者の多くにとって，薬物治療は，発声に対する有意な効果はないが，一部の患者では発声機能が改善する場合がある．

■PDの外科治療も，PDでみられる言語障害において一定した有意な効果はみられない．一部の患者では手術後に発語が改善する場合があるが，予期された効果ではない．一般に手術によって言語機能は変わらないか悪化する．

嚥下障害

■口腔咽頭嚥下障害はPD患者の90～100％で報告されているが，患者自身は嚥下障害に気づいていないか，過小評価をしている[28～30]．

■口腔咽頭嚥下障害は初発症状であることもあり，舌の反復性ポンピング運動を特徴とする舌の加速現象の独特のパターンは，PDに疾患特異的な徴候と考えられている[11]．

■嚥下障害の重症度はPDの罹病期間や運動障害の重症度と必ずしも一致しない．

■PD患者では，嚥下機能のすべての相がおかされる可能性がある．

- 口腔相の障害では，流涎，口腔内移送時間の延長，舌反復ポンピング運動，食塊の中途流出などがある．
- 咽頭相の障害では，咽頭嚥下の遅延，嚥下後咽頭残渣，喉頭浸透，誤嚥などが著明となる．
- 食道相の障害も一般的で，食道運動性の障害が最も多い．

治療

■一般的治療戦略については「嚥下障害の行動療法」の項で述べた．

■LSVTとEMSTなどの典型的にはPDの言語障害のリハビリテーションに用いられる能力最大化訓練は口腔咽頭嚥下機能も改善する[15]．

■運動症状(例えば，振戦など)によって障害されている，食事の自立を促進するために使用する補助食器や補助装置の適切性を判断するためには，作業療法士へのコンサルトが有用である．

■ドパミン作動薬は，多くの場合，嚥下機能を有意には改善しないが，一部の患者では効果がある．このような患者では，“オン”効果が食事に一致するように調整する．

■PD の外科的治療は，多くの場合，嚥下機能を改善せず，文献的には合併症として術後嚥下機能障害が報告されている．

■嚥下障害は PD では一般的ではあるが，栄養補助の代替手段を必要とするほど重症となるのは稀である．

多系統萎縮症における言語・嚥下障害

言語障害

■多系統萎縮症（MSA）における構音障害は一般的であり，いくつかの研究では任意に抽出された患者において最大 100％にみられると報告されている[31]．

■MSA における構音障害は PD より重症で，病早期におこることがある[4]．

■MSA では脳の多系統が障害されるため，構音障害の症状は不均一かつ複雑であることが想定される．

■MSA では，運動過少性，運動失調性，痙性といった混合性の構音障害が多く報告されている[4]．付録 B にこれらの構音障害の特徴を詳記した．

- パーキンソニズムが顕著な患者（つまり，MSA−P，かつての線条体黒質変性症）では，運動過少性構音障害が優位である．
- 小脳障害が顕著な患者（つまり，MSA−C，かつてのオリーブ橋小脳萎縮症）では，運動失調性構音障害が顕著である．
- 自律神経障害が顕著な患者（つまり，かつてのシャイ・ドレーガー症候群）では，運動失調性，運動過少性，痙性構音障害が，単独もしくは混合でみられる[32]．

■MSA の患者では，喘音 stridor がおこり，呼吸合併症につながり，重症例では気管切開を必要とする．MSA の喘音は通常は声帯麻痺に関連するが，喉頭咽頭ジストニアが原因であることを示唆するデータもある[33]．

治療

■MSA の患者に LSVT が有効であるというデータがある[34]．

■EMST のような能力最大化訓練が一部の患者ではよいアプローチである.

嚥下障害

■嚥下障害は MSA でよく知られた症状である.

■嚥下障害は PD よりも MSA でより重症であることが多い[35].

■MSA 患者の VFSE の結果, 口腔相および咽頭相の障害が認められる.

- MSA 患者の口腔相嚥下障害は病初期でもしばしばみられ, 病気の進行とともに重度になる. 口腔相の障害では食塊の保持と移送が困難となる.
- 咽頭相の機能も障害されることがあるが, 特に病初期では, 口腔相よりも障害は少ない. 咽頭相障害では, 咽頭クリアランスの減少, 喉頭挙上の減少, 上部食道括約筋の不完全な弛緩がおこる[36, 37].

■嚥下障害は線条体黒質変性症(SND), オリーブ橋小脳萎縮症(OPCA), シャイ・ドレーガー症候群(SDS)といった用語を用いた文献においても報告されていたが, 体系的には注目されていなかった.

- 嚥下障害は SND の 44 % に報告されていて, 初発症状としては稀である[38, 39].
- OPCA の患者では, 嚥下障害は 24～33 % で報告されていて, 初発症状としては稀である[40].
- SDS における嚥下障害はほとんど注目されておらず, 口腔咽頭嚥下障害は“純粋”自律神経機能不全症においては比較的稀である可能性がある. もちろん, 病気の進行とともに, 錐体外路および小脳系がさらにおかされると, 口腔咽頭嚥下障害はおこりやすくなる.

治療

■一般的治療戦略については「嚥下障害の行動療法」の項で述べた.

■LSVT や EMST のような能力最大化訓練が MSA の口腔咽頭嚥下機能に有効かもしれない.

進行性核上性麻痺における言語・嚥下障害

言語障害

- 進行性核上性麻痺（PSP）の患者における構音障害は一般的である．いくつかの研究では任意に抽出された患者において70～100％にみられると報告されている[21, 41, 42]．
- PSPの構音障害は，運動過少性，痙性，運動失調性といった構音障害型の混合性構音障害が多く報告されている[4, 31]．付録Bにこれらの構音障害型の特徴を詳記した．
- PSPにおける混合型構音障害に気づくことはPDとの鑑別に有用である．
- PSPにおける構音障害は早期からおこり，しばしば病気の最初の2年以内におきることがある[4]．
- PDにおいてよりもPSPにおいて，構音障害が最初の神経学的症候としてみられることが多い[4, 21]．
- 構音障害は比較的病初期であっても重度であることがある．構語障害や無言が進行期においてみられることがある[6]．
- 認知・言語障害および，アパシーや脱抑制などのコミュニケーションに影響する他の問題もおこることがある．

治療

- 限られたデータからは，LSVTやEMSTのような能力最大化訓練がPSPの構音障害の治療に有効な可能性がある[34]．このアプローチは運動過少性と運動失調性が顕著な場合に最も理にかなっている．
- 遅延聴覚フィードバック（DAF）はPSPにおける会話速度を遅くし，声量を強くし，明瞭性を改善すると報告されている[43]．
- PSP患者では進行が速いことと認知機能障害の頻度が高いことが治療における予後のよくない指標となる．したがって，PSPにおける言語療法は，言語と認知が重度におかされる前の病初期に行われた場合により有効である．

嚥下障害

■嚥下機能をVFSEで評価した場合，嚥下障害はPSP患者の95%以上で報告される[44]．

■PD患者と対照的に，嚥下障害があるPSP患者は，認知機能障害があっても，嚥下障害に気づいていることが多い[21]．

■PSP患者において嚥下困難が発症することは，生命予後の負の指標であるかもしれない[21, 41]．

治療

■一般的治療戦略については「嚥下障害の行動療法」の項で述べた．

■LSVTやEMSTのような能力最大化訓練がPSP患者における口腔咽頭嚥下機能に有効かもしれない．

大脳皮質基底核変性症における言語・嚥下障害

言語障害

■大脳皮質基底核変性症（CBD）における構音障害の頻度は85％程度と報告されている[45]．

■運動減少性，痙性，運動失調性の構音障害が独立してまたは混合しておこることが最も多い[3, 45]．付録Bにこれらの構音障害の特徴を詳記した．

■CBDにおける構音障害は他の運動機能障害よりも軽度である[46]．

■CBDの症例では会話失行apraxia of speech（AOS）も報告されており[4, 47, 48]，早期の症状としてみられることもある[4, 49〜52]．AOSの存在は鑑別診断に重要である．AOSの特徴は付録Bを参照．

■稀ではあるが，CBDは変性の特徴として，結果的に発声が完全にできなくなることがある[53〜55]．

■失語などの認知・言語障害がCBDの言語障害に合併することが多い[3]．

治療

■LSVTやEMSTのような能力最大化訓練が運動減少性や運動失調性構音障害が顕著な場合には適しているかもしれない．

■CBDにおけるさらなる治療ターゲットには以下のものがある．

• 会話速度を遅くしたり，単語の最初の文字を同定するための文字カードを使ったり，間違って理解した場合に別の言い方をするなどの会話の明瞭性を増すために代替的戦略を用いる.
• 有効なコミュニケーションを達成するために，患者およびコミュニケーションパートナーに代替的な方法を訓練する[56].

■音調，音節，単語，熟語の集中的なドリルでAOSを治療することが有効であるかもしれない.

■特に，認知と言語能力が比較的保たれている場合は，AAC装置を入手し使用することを検討することが推奨される[6, 57].

嚥下障害

■CBDでは嚥下障害がおこりうる.

■CBD患者では特に決まった嚥下困難のパターンはない.

■CBD患者での嚥下障害の発症は生命予後の負の指標であるかもしれない[21, 41].

治療

■一般的治療戦略については「嚥下障害の行動療法」の項で述べた.

■LSVTやEMSTのような能力最大化訓練がCBD患者における口腔咽頭嚥下機能に有効かもしれない.

運動失調症における言語・嚥下障害

言語障害

■運動失調症には構音障害は一般的である.

■失調性構音障害はこれらの状態に伴って生じる最も多い構音障害型である．付録Bに失調性構音障害の特徴を詳述したので参照されたい.

■混合性構音障害も神経学的所見が小脳に限局しない場合にはみられる．以下の構音障害の詳細も付録Bを参照のこと.

• フリードライヒ失調症などの脊髄小脳変性症における構音障害は運動失調および痙縮の要素がみられる[4, 31].
• 運動失調性，運動減少性，痙性，または弛緩性の構音障害型を持つ混合性構音障害はMSA-C(OPCA)の患者でみられる(詳細は多系統萎縮症の項を参照)[4, 31].

治療

■運動失調性疾患における構音障害に関する治療の文献はかなりまばらである.

■種々の原因による運動失調性構音障害の患者の治療に関する文献が参考となる.

- 速度調整法は運動失調性構音障害患者において明瞭性を改善するのに有効である[58]. DAF やペーシングボードの使用は適切な戦略かもしれない.
- LSVT や EMST のような最大能力訓練が運動失調性構音障害の患者には有効かもしれない[59, 60].

嚥下障害

■嚥下障害は，運動失調症の患者において，構音障害よりも多くないようにみえる.

■しかし，VFSE の結果からは，食塊の中途半端な流出，咽頭残渣および誤嚥など，口腔および咽頭相の嚥下障害が明らかになっている[61].

■嚥下障害は口腔，咽頭，呼吸器の協調不全が原因となっていることが理由であろう.

治療

■一般的治療戦略については「嚥下障害の行動療法」の項で述べた.

■とろみのある流動食などの食事形態の変更や，頭部屈曲位 chin tuck や声門上嚥下 supraglottic swallow などの治療テクニックが変性性運動失調症の患者において誤嚥を防ぐのに有効であると報告されている[61].

ハンチントン病における言語・嚥下障害[62]

言語障害

■ハンチントン病(HD)の舞踏運動は会話のメカニズムにおいても出現し，運動過多性構音障害となる. 舞踏運動における運動過多性構音障害の特徴を付録 B に示した.

■HDにおける認知症はさまざまな認知・言語障害をきたし，コミュニケーションに負の影響を与える[56].

治療

■Yorkstonらは HD患者のための，構音障害と合併する認知・言語障害の重症度に応じた，治療アプローチを推奨した[56].

- 軽度の構音障害がある患者には，韻律 prosodyの訓練，喉頭の運動過多を減らす訓練，速度調整訓練などが有効である.
- 中等度の構音障害がある患者には，軽度構音障害で用いられる行動療法を継続するとともに，患者および家族のコミュニケーション障害を改善するための代替法の訓練も行う.
- 重度の構音障害がある HD患者では，会話はもはや理解不可能である．治療は，介護パートナーとの自然な会話のための，文字盤，カレンダーや記憶補助具，選択肢を提示する，イエス/ノーで答える質問，会話のきっかけ conversation starterなどのテクニックが中心となる.

嚥下障害

■主に運動過多症状を呈する HDの患者における嚥下障害には，コントロール困難な速食症 tachyphagiaや，クチャクチャするような舌の舞踏運動 darting lingual chorea，抑制されない嚥下の開始，嚥下時の呼吸抑制の障害(つまり，呼吸性舞踏運動)などがある[63, 64].

■速食症，もしくは速すぎる調整不能な嚥下はしばしば HD患者や運動過多性症候の患者においてみられる[63, 64].

■固縮や動作緩慢が主にみられる HDの患者では，下顎固縮，無効な咀嚼，口腔内移送の遅延などが嚥下障害の特徴としてみられる.

■嚥下後の小溝残渣 vallecular residueが HD患者では頻繁におこる[63, 64].

■喉頭浸透と誤嚥は運動過多性症候を呈する HD患者には，めったにおきないが，固縮と動作緩慢が優位な患者ではおこりうる[63, 64].

■食道性嚥下障害は比較的稀であるが，過剰なげっぷ，空気嚥下，嘔吐，食道の可動性減少などがみられる患者もいる[64].

治療

■一般的治療戦略については「嚥下障害の行動療法」の項で述べた.

■嚥下障害がある HD 患者によく用いられる治療アプローチには, 姿勢・肢位変更, 補助器具, 摂取速度と食塊の大きさをコントロールするために食事の監督, 食事形態の変化, 経管栄養の使用などがある[56].

■患者の頭部を壁もしくは補助具にあてて固定することは, 病初期の間は嚥下の補助となりうる.

■HD 患者においては認知機能障害のために, これらのアプローチの成功には, 介護者の多大な補助が必要であるが, これらのアプローチはかなり有用であることが報告されている[65].

■HD 患者は, 嚥下障害, 舞踏運動と認知機能障害による食品調整が困難であること, 自立して食事をする能力の障害, 舞踏運動によるカロリー消費の増加などの多数の要素のために, 栄養リスクが増加する. 栄養補助剤と栄養士への相談が HD 患者においては有用であるかもしれない[66].

ウィルソン病における言語・嚥下障害

言語障害

■ウィルソン病(WD)の患者には構音障害は一般的にみられ[4], 本疾患の神経学的所見がある, 選択されていない患者の 90 % 以上で報告されている[67, 68].

■WD は一般的に, 運動過少性, および, 痙性, 失調性の構音障害型の混合型の合併が多い. 付録 B にこれらの構音障害型の特徴について詳述した.

■構音障害は WD の最も多い神経学的合併症である[69].

■構音障害は WD の主症状でもある[67].

■静止時・動作時の振戦や不随意に左右へふるまたは挺舌する運動のような舌の異常が WD の一部の例では報告されている[70〜72].

■WD における言語障害は合併する認知症によって複雑になる.

治療

■WD における構音障害の行動療法のデータはほとんどないが,

言語療法の有用性の報告はある[73]．

■ D−ペニシラミンによる薬物治療(硫酸亜鉛の併用とは無関係)はWDの多くの神経学的所見を改善することが示されているが，構音障害はこの治療に対して抵抗性である[74]．

■ 肝移植後の構音障害の改善もしくは軽減が報告されている[68]．

嚥下障害

■ WDにおける嚥下障害は，流涎を含む嚥下困難がおこるにもかかわらず，ほとんど注目されていなかった[4]．嚥下障害は構音障害よりも少ないようである．

■ 誤嚥は病気の重症度が進行するとともに合併しやすくなる．

■ 咽頭および食道運動減少は同様に報告されている[12, 75]．

■ 唾液分泌過多 sialorrhea(唾液の分泌が過剰な状態)も同様に一部の症例で報告されている[68]．この問題は，真の唾液分泌の過剰というよりは，口腔咽頭嚥下障害と嚥下頻度の減少に関連していそうである．

治療

■ 一般的治療戦略については「嚥下障害の行動療法」の項で述べた．

■ 食事形態の変更，薬物療法，肝移植の嚥下における効果はこれまではほとんど注目されていない．

ジストニアにおける言語・嚥下障害

言語障害

■ ジストニアが会話機能のいずれの要素におこっても，運動過多性構音障害がおこりうる．ジストニアに関連した運動過多性構音障害の知覚的特徴については付録Bに記した．

- 全身性ジストニア generalized dystonia では呼吸機能に悪影響を及ぼし，会話の明瞭性に影響する[76]．
- 頸部ジストニア neck dystonia(cervical dystonia/spasmodic torticollis)は喉頭機能に悪影響を及ぼし，通常の声のピッチが低く制限され，発声の反応時間減少などが文献上報告されている[77]．頸部ジストニアにおける言語障害は発声筋活動の姿勢異常または声道の形態変化の影響のためであろう[4].

- **喉頭ジストニア** laryngeal dystonia または**攣縮性発声障害** spasmodic dysphonia (SD)[50]は，**内転筋型**，**外転筋型**，**混合型**があり，主に喉頭の異常につながる．内転筋型SDが最も多く，緊張して内腔が狭くなるのに対して，外転筋型SDは間欠的に息が漏れて，失声症様になる[4].
- **口部および顔面ジストニア** mouth and face dystonia または**口・下顎ジストニア** oromandibular dystonia (OMD) では，咀嚼や，下顔面，舌の筋の種々の組み合わせでおかされる．眼瞼攣縮が合併した場合は，**メージュ症候群** Meige syndrome または**ブリューゲル症候群** Brueghel syndrome としても知られる．OMDは口部・顔面機能を重度に障害する．OMDの言語としては不確な子音，低速度，不適切な息継ぎ，緊張異常が記載されている[78, 79].
- **舌ジストニア** lingual dystonia は，稀ではあるが単独でもおこりうる．片側の舌のゆがみや，うねり，膨隆などとして記載されている[80]．挺舌のみの舌ジストニア[81]やOMDとの合併[82]も同様に報告がある．舌ジストニアは口腔顔面機能にも及ぶことにより，しばしば構音障害をおこす[82]．稀な症例では，舌ジストニアと口蓋ジストニアが合併する例もある[83]．このような例では，発声時の口腔顔面系と軟口蓋の障害が予想される.
- **顎ジストニア** jaw dystonia は開口型 jaw−opening または閉口型 jaw−closing OMD に分類される．開口ジストニア jaw−opening dystonia は，一部の症例では，頸部ジストニアに関連していると報告されている[84, 85]．開口型および閉口型OMDは，発声の口腔顔面機能の要素を障害すると予想され，会話困難の出現は，この症候群の患者で報告されている[84, 85].

■局所ジストニアと考えられていた例で，実際には予想したよりも広がっていることがある．例えば，呼吸筋の障害は頸部ジストニアと眼瞼攣縮の患者で報告されている[86]．軟口蓋のジストニアでは高い確率で喉頭も障害されている（軟口蓋ジストニア soft palate dystonia もしくは本態性発声振戦 essential voice tremor）[87].

治療

■患部に軽く触るなどの感覚トリック(sensory trick/geste antagoniste)は，多くのジストニア患者の言語に有効である[4].

■ジストニアの管理にバイトブロック(個人に合わせたものを，外側の上と下の歯に挟む)の使用はOMD患者において有効であることが報告されている．このようなデバイスは会話中の顎の動きを抑制するのに有用である[88, 89].

■ジストニアに対して最も広く，受け入れられている治療はボツリヌス毒素A型(BTX)の局所筋注であり，会話に対しても効果がある[14, 90, 91].

■破壊術や脳深部刺激療法(DBS)はジストニアの治療法として徐々に使用されるようになっている．言語機能における外科治療の効果はほとんど未調査である．構音障害は，DBS治療を受けた患者において，刺激関連筋収縮によっておこることがある[92].

嚥下障害

■ジストニアが嚥下機能のいずれの要素におこっても，嚥下障害がおこりうる．

- 全身性ジストニアでは嚥下障害が合併することがある．呼吸と嚥下の協調は呼吸機能がジストニアによって障害されている患者では困難となる．
- 頸部ジストニアは，いくつかの症例シリーズで任意に抽出された患者の約50％で合併すると報告されている．最も頻度の高い嚥下障害は嚥下開始の遅延と小溝残渣である[93].
- 喉頭ジストニアもしくは攣縮性発声障害(内転筋型，外転筋型，混合型がある)では嚥下障害を訴えることがあるが，嚥下は，言語障害と比較して，通常，比較的保たれている．
- 口部および顔面ジストニアまたは口・下顎ジストニア(OMD)(メージュ症候群またはブリューゲル症候群としても知られる)は嚥下機能に負の影響を与える．任意に抽出された患者においては，90%で，食塊の早期流出と小溝残渣を含む嚥下異常がみられた[94]．OMDでみられる他の嚥下異常には咀嚼困難，食塊の口腔内調整困難などがある[95].

- 舌ジストニアはしばしば嚥下障害をきたす．挺舌型舌ジストニアを呈する患者においては OMD の有無にかかわらず，咬舌や食塊の口腔内からの押し出しなどが報告されている[82]．
- 顎ジストニアは種々の口腔・咽頭相の障害をきたし，重症となることもある．

治療

■一般的治療戦略については「嚥下障害の行動療法」の項を参照．

■嚥下障害は BTX 注入[96]や選択的神経遮断術[97]でおきたり，悪化したりすることがある．

■破壊術や DBS はジストニアの治療法として徐々に使用されるようになっている．嚥下機能における外科治療の効果はほとんど未調査である．嚥下障害は，DBS 治療を受けた患者において，刺激関連筋収縮によっておこることがある[92]．

遅発性ジスキネジアにおける言語・嚥下障害

言語障害

■運動過多性構音障害が遅発性ジスキネジア（TD）にみられる構音障害型である[4]．

■TD にみられる構音障害は口頬および舌ジスキネジアによることがほとんどであるが，喉頭ジスキネジアと呼吸ジスキネジアも報告がある[4, 98〜100]．

■運動過多性構音障害は TD の主症状となることもある[100]．

治療

TD の内科的治療がこの病態におこる構音障害の最も適切な治療でもある．

■TD のための行動療法は非常に限定的である．他の原因による運動過多性構音障害患者のための治療，例えば，姿勢調整やバイトブロックの使用が適切である．

嚥下障害

■TD における嚥下障害は，口腔内での食塊と液体の保持困難が主であるが，食塊の形成と移動も障害される．

■口腔嚥下と咽頭嚥下の協調障害が嚥下開始の遅延と嚥下後の咽頭残渣や誤嚥につながる．
■嚥下障害は体重減少をおこすほど重症となることがある[101]．

治療

■一般的治療戦略については「嚥下障害の行動療法」の項を参照．
■TD の内科的治療がこの病態におこる嚥下障害の最も適切な治療でもある．

参考文献

1）Darley FL, Aronson AE, Brown JR. Motor Speech Disorders. Philadelphia：Saunders, 1975.
2）Darley FL, Aronson AE, Brown JR. Differential diagnostic patterns of dysarthria. J Speech Hear Res 1969；12：249–269.
3）Darley FL, Aronson AE, Brown JR. Cluster of deviant speech dimensions in the dysarthrias. J Speech Hear Res 1969；12：462–496.
4）Duffy JR. Motor Speech Disorders：Substrates, Differential Diagnosis, and Management. 2nd ed. St. Louis：Elsevier, 2005.
5）Duffy JR. Pearls of wisdom–Darley, Aronson, and Brown and the classification of the dysarthrias. Perspect Neurophysiol Neurogenic Speech Lang Disord 2005；15(3)：24–27.
6）Yorkston KM, Beukelman DR, Strand EA, Bell KR. Management of Motor Speech Disorders in Children and Adults. 2nd ed. Austin, TX：PRO–ED, 1999.
7）Kent RD, Kent JF, Rosenbek JC. Maximum performance tests of speech production. J Speech Hear Disord 1987；52：367–387.
8）Wertz RT, LaPointe LL, Rosenbek JC. Apraxia of Speech in Adults：The Disorder and Its Management. Orlando, FL：Grune & Stratton, 1984.
9）Rosenbek JC, Jones HN. Principles of treatment for sensorimotor speech disorders. In：McNeil MR, ed. Clinical Management of Sensorimotor Speech Disorders. 2nd ed. New York：Thieme. In press.
10）Rosenbek JC, Robbins J, Roecker EB, et al. A penetration–aspiration scale. Dysphagia 1996；11：93–98.
11）Logemann JA. Evaluation and Treatment of Swallowing Disorders. 2nd ed. Austin, TX：PRO–ED, 998.
12）Gulyas AE, Salazar–Grueso EF. Pharyngeal dysmotility in a patient with Wilson's disease. Dysphagia 1988；2(4)：230–234.
13）Shaker R, Easterling C, Kern M, et al. Rehabilitation of swallowing by exercise in tube–fed patients with pharyngeal dysphagia secondary to abnormal UES opening. Gastroenterology 2002；122(5)：1314–1321.
14）Shaker R, Kern M, Bardan E, et al. Augmentation of deglutitive upper

esophageal sphincter opening in the elderly by exercise. Am J Physiol 1997；272(6 Part 1)：G1518-1522.
15) Sharkawi AE, Ramig L, Logemann JA, et al. Swallowing and voice effects of Lee Silverman Voice Treatment (LSVT[R])：A pilot study. J Neurol Neurosurg Psychiatry 2002；72：31-36.
16) Kim J, Sapienza CM. Implications of expiratory muscle strength training for rehabilitation of the elderly：Tutorial. J Rehab Res Dev 2005；42(2)：211.
17) Fujiu M, Logemann JA. Effect of a tongue-holding maneuver on posterior pharyngeal wall movement during deglutition. Am J Speech Lang Pathol 1996；5：23-30.
18) Robbins J, Gangnon RE, Theis SM, et al. The effects of lingual exercise on swallowing in older adults. J Am Geriatr Soc 2005；53(9)：1483-1489.
19) Rosenbek JC, Jones HN. Sensorische behandlung oropharyngealer dysphagien bei erwachsenen [Sensory therapies for oroharyngeal dysphagia in adults]. In：Stanschus S, ed. Rehabilitation von Dysphagien. Idstein, Germany：Schulz-Kirchner Verlag, 2006.
20) Hamdy S, Aziz Q, Rothwell JC, et al. Recovery of swallowing after dysphagic stroke relates to functional reorganization in the intact motor cortex. Gastroenterology 1998；115：1104-1112.
21) Muller J, Wenning GK, Verny N, et al. Progression of dysarthria and dysphagia in postmortem-confirmed parkinsonian disorders. Arch Neurol 2001；58：259-264.
22) Logemann JA, Fisher HB, Boshes B, Blonsky ER. Frequency and cooccurrence of vocal tract dysfunctions in the speech of a large sample of Parkinson patients. J Speech Hear Disord 1978；43(1)：47-57.
23) Merati AL, Heman-Ackah YD, Abaza M, et al. Common movement disorders affecting the larynx：a report from the neurolaryngology committee of the AAO-HNS. Otolaryngol Head Neck Surg 2005；133(5)：654-665.
24) Ramig LO, Countryman S, Thompson LL, Horii Y. Comparison of two forms of intensive speech treatment for Parkinson disease. J Speech Hearing Res 1995；38(6)：1232-1251.
25) Ramig LO, Countryman S, O'Brien C, et al. Intensive speech treatment for patients with Parkinson's disease：short- and long-term comparison of two techniques. Neurology 1996；47(6)：1496-1504.
26) Ramig LO. Voice treatment for patients with Parkinson's disease：development of an approach and preliminary efficacy data. J Med Speech Lang Pathol 1994；2(3)：191-209.
27) Saleem AF, Sapienza CM, Rosenbek JC, et al. The effects of expiratory muscle strength training program on pharyngeal swallowing in patients with idiopathic Parkinson's disease. Talk presented at the 57th Annual Meeting of the American Academy of Neurology, Miami, FL, 2005.
28) Leopold NA, Kagel MC. Dysphagia in progressive supranuclear palsy：

Radiologic features. Dysphagia 1997；12：140–143.
29) Leopold NA, Kagel MC. Prepharyngeal dysphagia in Parkinson's disease. Dysphagia 1996；11(1)：14–22.
30) Robbins JA, Logemann JA, Kirshner HS. Swallowing and speech production in Parkinson's disease. Ann Neurol 1986；19(3)：283–287.
31) Kluin KJ, Foster NL, Berent S, Gilman S. Perceptual analysis of speech disorders in progressive supranuclear palsy. Neurology 1993；43：563–566.
32) Linebaugh C. The dysarthrias of Shy–Drager syndrome. J Speech Hear Disord 1979；44(1)：55–60.
33) Merlo IM, Occhini A, Pacchetti C, Alfonsi E. Not paralysis, but dystonia causes stridor in multiple system atrophy. Neurology 2002；58(4)：649–652.
34) Countryman S, Ramig LO. Speech and voice deficits in Parkinsonian plus syndromes：can they be treated? J Med Speech Lang Pathol 1994；2：211–225.
35) Wenning GK, Quinn NP. Parkinsonism. Multiple system atrophy. Baillieres Clin Neurol 1997；6(1)：187–204.
36) Higo R, Tayama N, Watanabe T, et al. Videofluoroscopic and manometric evaluation of swallowing function in patients with multiple system atrophy. Ann Otol Rhinol Laryngol 2003；112(7)：630–636.
37) Higo R, Nito T, Tayama N. Swallowing function in patients with multiple–system atrophy with a clinical predominance of cerebellar symptoms (MSA–C). Eur Arch Otorhinolaryngol 2005；262(8)：646–650.
38) Gouider–Khouja N, Vidailhet M, Bonnet AM, et al. "Pure" striatonigral degeneration and Parkinson's disease：a comparative clinical study. Mov Disord 1995；10(3)：288–294.
39) Kurihara K, Kita K, Hirayama K, et al. Dysphagia in olivopontocerebellar atrophy. [Article in Japanese]. Rinsho Shinkeigaku 1990；30(2)：146–150.
40) Berciano J. Olivopontocerebellar atrophy. A review of 117 cases. J Neurol Sci 1982；53(2)：253–272.
41) Nath U, Ben–Shlomo Y, Thomson RG, et al. Clinical features and natural history of progressive supranuclear palsy：a clinical cohort study. Neurology 2003；60(6)：910–916.
42) Diroma C, Dell'Aquila C, Fraddosio A, et al. Natural history and clinical features of progressive supranuclear palsy：a clinical study. Neurol Sci 2003；24(3)：176–177.
43) Hanson WR, Metter EJ. DAF as instrumental treatment for dysarthria in progressive supranuclear palsy：a case report. J Speech Hear Disord 1980；45：268–276.
44) Litvan I, Sastry N, Sonies BC. Characterizing swallowing abnormalities in progressive supranuclear palsy. Neurology 1997；48：1654–1662.
45) Ozsancak C, Auzou P, Jan M, et al. The place of perceptual analysis of dysarthria in the differential diagnosis of corticobasal degeneration and

Parkinson's disease. J Neurol 2006 ; 253 : 92-97.
46) Frattali CM, Sonies BC. Speech and swallowing disturbances in corticobasal degeneration. In : Litvan I, Goetz CG, Lang AE, eds. Corticobasal Degeneration Advances in Neurology. Philadelphia : Lippincott Williams & Wilkins, 2000 : 153-160.
47) Kertesz A. Pick complex : an integrative approach to frontotemporal dementia : primary progressive aphasia, corticobasal degeneration, and progressive supranuclear palsy. Neurology 2003 ; 9(6) : 311-317.
48) Frattali CM, Grafman J, Patronas N, et al. Language disturbances in corticobasal degeneration. Neurology 2000 ; 54(4) : 990-995.
49) Rosenfield DB, Bogatka NS, Viswanath AE, et al. Speech apraxia in cortical-basal ganglionic degeneration [abst]. Ann Neurol 1991 ; 30 : 296-297.
50) Gibb WRG, Luthert PJ, Marsden CD. Corticobasal degeneration. Brain 1989 ; 112 : 1171-1192.
51) Graham NL, Bak TH, Patterson K, Hodges JR. Language function and dysfunction in corticobasal degeneration. Neurology 2003 ; 61 : 493-499.
52) Graham NL, Bak TH, Hodges JR. Corticobasal degeneration as a cognitive disorder. Mov Disord 2003 ; 18(11) : 1224-1232.
53) Broussolle E, Bakchine S, Tommasi M, et al. Slowly progressive anarthria with late anterior opercular syndrome : a variant form of frontal cortical atrophy syndromes. J Neurol Sci 1996 ; 144 : 444-458.
54) Soliveri P, Piacentini S, Carella F, et al. Progressive dysarthria : definition and clinical follow-up. Neurol Sci 2003 ; 24 : 211-212.
55) Rosenbek JC. Mutism, neurogenic. In : Kent RD, ed. The MIT Encyclopedia of Communication Disorders. Cambridge, MA : MIT Press, 2004.
56) Yorkston KM, Miller RM, Strand EA. Management of Speech and Swallowing in Degenerative Diseases. 2nd ed. Austin, TX : PRO-ED, 2004.
57) Beukelman DR, Mirenda P. Augmentative and Alternative Communication : Management of Severe Communication Disorders in Children and Adults. 2nd ed. Baltimore : Paul H. Brookes, 1998.
58) Yorkston KM, Beukelman DR. Ataxic dysarthria : treatment sequences based on intelligibility and prosodic considerations. J Speech Hear Disord 1981 ; 46(4) : 398-404.
59) Sapir S, Spielman J, Ramig LO, et al. Effects of intensive voice treatment (the Lee Silverman Voice Treatment [LSVT]) on ataxic dysarthria : a case study. Am J Speech Lang Pathol 2003 ; 12(4) : 387-399.
60) Jones HN, Donovan NJ, Sapienza CM, et al. Expiratory muscle strength training in the treatment of mixed dysarthria in a patient with Lance Adams syndrome. J Med Speech Lang Pathol. In press.
61) Nagaya M, Kachi T, Yamada T, Sumi Y. Videofluorographic observations on swallowing in patients with dysphagia due to neurodegenerative diseases. Nagoya J Med Sci 2004 ; 67(1-2) : 17-23.

62) Kronenbuerger M, Fromm C, Block F, et al. On-demand deep brain stimulation for essential tremor：a report on four cases. Mov Disord 2006；21(3)：401-405.
63) Hamakawa S, Koda C, Umeno H, et al. Oropharyngeal dysphagia in a case of Huntington's disease. Auris Nasus Larynx 2004；31(2)：171-176.
64) Kagel MC, Leopold NA. Dysphagia in Huntington's disease：a 16-year retrospective. Dysphagia 1992；7(2)：106-114.
65) Kagel MC, Leopold NA. Dysphagia in Huntington's disease. Arch Neurol 1985；42(1)：57-60.
66) Trejo A, Tarrats RM, Alonso ME, et al. Assessment of the nutrition status of patients with Huntington's disease. Nutrition 2004；20(2)：192-196.
67) Oder W, Grimm G, Kollegger H, et al. Neurological and neuropsychiatric spectrum of Wilson's disease：a prospective study of 45 cases. J Neurol 1991；238(5)：281-287.
68) Wang XH, Cheng F, Zhang F, et al. Living-related liver transplantation for Wilson's disease. Transpl Int 2005；18(6)：651-656.
69) Stremmel W, Meyerrose K, Niederau C, et al.Wilson disease：clinical presentation, treatment, and survival. Ann Intern Med 1991；115(9)：720-726.
70) Topaloglu H, Gucuyener K, Orkun C, Renda Y. Tremor of tongue and dysarthria as the sole manifestation of Wilson's disease. Clin Neurol Neurosurg 1990；92(3)：295-296.
71) Liao KK, Wang SJ, Kwan SY, et al. Tongue dyskinesia as an early manifestation of Wilson disease. Brain Dev 1991；13(6)：451-453.
72) Kumar TS, Moses PD. Isolated tongue involvement-an unusual presentation of Wilson's disease. J Postgrad Med 2005；51(4)：337.
73) Day LS, Parnell MM. Ten-year study of a Wilson's disease dysarthric. J Commun Disord 1987；20(3)：207-218.
74) Pellecchia MT, Criscuolo C, Longo K, et al. Clinical presentation and treatment of Wilson's disease：a single-centre experience. Eur Neurol 2003；50(1)：48-52.
75) Haggstrom G, Hirschowitz BI. Disordered esophageal motility in Wilson's disease. J Clin Gastroenterol 1980；2(3)：273-275.
76) LaBlance GR, Rutherford DR. Respiratory dynamics and speech intelligibility in speakers with generalized dystonia. J Commun Disord 1991；24(2)：141-156.
77) LaPointe LL, Case J, Duane D. Perceptual-acoustic speech and voice characteristics of subjects with spasmodic torticollis. In：Till J, Yorkston K, Beukelman D, eds. Motor Speech Disorders：Advances in Assessment and Treatment. Baltimore：Paul H. Brookes, 1994：40-45.
78) Golper LA, Nutt JG, Rau MT, Coleman RO. Focal cranial dystonia. J Speech Hear Disord 1983；48(2)：128-134.
79) Tolosa E. Clinical Features of Meige's disease (idiopathic orofacial

dystonia) : a report of 17 cases. Arch Neurol 1981 ; 38 : 147-151.
80) Edwards M, Schott G, Bhatia K. Episodic focal lingual dystonic spasms. Mov Disord 2003 ; 18(7) : 836-837.
81) Baik JS, Park JH, Kim JY. Primary lingual dystonia induced by speaking. Mov Disord 2004 ; 19(10) : 1251-1252.
82) Charles PD, Davis TL, Shannon KM, et al. Tongue protrusion dystonia : treatment with botulinum toxin. South Med J 1997 ; 90(5) : 522-525.
83) Robertson-Hoffman DE, Mark MH, Sage JL. Isolated lingual/palatal dystonia. Mov Disord 1991 ; 6(2) : 177-179.
84) Singer C, Papapetropoulos S. A comparison of jaw-closing and jaw-opening idiopathic oromandibular dystonia. Parkinsonism Relat Disord 2006 ; 12(2) : 115-118.
85) Tan EK, Jankovic J. Bilateral hemifacial spasm : a report of five cases and a literature review. Mov Disord 1999 ; 14(2) : 345-349.
86) Lagueny A, Burbaud P, LeMasson G, et al. Involvement of respiratory muscles in adult-onset dystonia : a clinical and electrophysiological study. Mov Disord 1995 ; 10(6) : 708-713.
87) Lundy DS, Casiano RR, Lu FL, Xue JW. Abnormal soft palate posturing in patients with laryngeal movement disorders. J Voice 1996 ; 10(4) : 348-353.
88) Dworkin JP. Bite-block therapy for oromandibular dystonia. In : Cannito MP, Yorkston K, Beukelman D, eds. Neuromotor Speech Disorders : Nature, Assessment and Management. Baltimore : Paul H. Brookes, 1998.
89) Dworkin JP. Bite-block therapy for oromandibular dystonia. J Med Speech Lang Pathol 1996 ; 4 : 47.
90) Brin MF, Fahn S, Moskowitz C, et al. Localized injections of botulinum toxin for the treatment of focal dystonia and hemifacial spasm. Mov Disord 1987 ; 2 : 237-254.
91) Brin M, Blitzer A, Stewart C. Laryngeal dystonia (spasmodic dysphonia) : observations of 901 patients and treatment with botulinum toxin. Adv Neurol 1998 ; 78 : 237-252.
92) Tagliati M, Shils J, Sun C, Alterman R. Deep brain stimulation for dystonia. Exp Rev Med Devices 2004 ; 1(1) : 33-41.
93) Riski JE, Horner J, Nashold BS Jr. Swallowing function in patients with spasmodic torticollis. Neurology 1990 ; 40(9) : 1443-1445.
94) Cersosimo MG, Juri S, Suarez de Chandler S, et al. Swallowing disorders in patients with blepharospasm. Medicina 2005 ; 65(2) : 117-120.
95) Mascia MM, Valls-Sole J, Marti MJ, Sanz S. Chewing pattern in patients with Meige's syndrome. Mov Dis 2005 ; 20(1) : 26-33.
96) Holzer SE, Ludlow CL. The swallowing side effects of botulinum toxin type A injection in spasmodic dysphonia. Laryngoscope 1996 ; 106 : 86-92.
97) Horner J, Riski JE, Ovelmen-Levitt J, Nashold BSJ. Swallowing in torticollis before and after rhizotomy. Dysphagia 1992 ; 7(3) : 117-125.
98) Feve A, Angelard B, Lacau St Guily J. Laryngeal tardive dyskinesia. J

Neurol 1995；242(7)：455–459.
99) Gerratt BR. Formant frequency fluctuation as an index of motor steadiness in the vocal tract. J Speech Hear Res 1983；26(2)：297–304.
100) Portnoy RA. Hyperkinetic dysarthria as an early indicator of impending tardive dyskinesia. J Speech Hear Disord 1979；44(2)：214–219.
101) Frangos E, Christodoulides H. Clinical observations of the treatment of tardive dyskinesia with haloperidol. Acta Psychiatr Belg 1975；75(1)：19–32.

付録A–1
Grandfather Passage

You wish to know all about my grandfather. Well, he is nearly 93 years old, yet he still thinks as swiftly as ever. He dresses himself in an old black frock coat, usually with several buttons missing. A long beard clings to his chin, giving those who observe him a pronounced feeling of the utmost respect. Twice each day he plays skillfully and with zest upon a small organ. Except in the winter when the snow or ice prevents, he slowly takes a short walk in the open air each day. We have often urged him to walk more and smoke less, but he always answers, "Banana oil!" Grandfather likes to be modern in his language.

Source: From Duffy JR. Motor Speech Disorders. 2nd ed. Philadelphia: Elsevier, 2005, with permission.

付録A–2
The Rainbow Passage

When the sunlight strikes raindrops in the air, they act like a prism and form a rainbow. The rainbow is a division of white light into many beautiful colors. These take the shape of a long, round arch, with its path high above and its two ends apparently beyond the horizon. There is, according to legend, a boiling pot of gold at one end. People look, but no one ever finds it. When a man looks for something beyond his reach, his friends say he is looking for the pot of gold at the end of the rainbow.

(Grant Fairbanks' Voice and Articulation Drillbook. 2nd ed. New York: Harper & Row, p127)

付録B 運動言語障害の知覚的特徴

弛緩性構音障害	痙性構音障害	失調性構音障害	運動過少性構音障害	運動過多性構音障害（舞踏運動）	運動過多性構音障害（ジストニア）	発話失行
高鼻音性* 不正確な子音 気息音（持続的）* 音程の平坦化* 鼻漏* 可聴吸気* ざらざらした声 短い語句* 音量の平坦化	不正確な子音* 音程の平坦化 強度減弱 荒い声 低い音程* 低速* 緊張性窒息様音声* 短い語句 ひずんだ母音 途切れる音高	不正確な子音 等しく過剰な強さ* 不規則な発語障害* ひずんだ母音* ざらざらした声 伸びた音素* 間隔の延長 音程の平坦化 音量の平坦化 低速 過剰な音量の変化*	音程の平坦化 強度減弱 音量の平坦化 不正確な子音 不適切な沈黙 言語の突進現象 ざらざらした声 気息声（持続的） 低い音程 種々の速度 文節の速度増加 全体的速度増加* 繰り返す音素*	不正確な子音 間隔の延長* 種々の速度* 音程の平坦化 ざらざらした声 不適切な沈黙* ひずんだ母音 過剰な音量の変化* 延長した音素* 音量の平坦化 短い語句 不規則な文節区切り 等しく過剰な強さ	不正確な子音 ひずんだ母音* ざらざらした声* 不規則な文節区切り* 緊張性窒息様音声* 音程の平坦化 音量の平坦化 不適切な沈黙* 短い語句 間隔の延長 延長した音素 音量の過剰な調節性* 緊張の減弱	子音のひずみ ひずんだ換語 ひずんだ追加 省略 遅い全体的速度 音節の分断 文節位置の模索 開始困難

＊他の構音障害型よりもより区別できるか重篤となる特徴.
出典：Duffy JR. Motor Speech Disorders. 2nd ed. Philadelphia：Elsevier, 2005

11

理学療法・作業療法によるアプローチ

Physical and Occupational Therapy

進行性の身体機能障害は，現在の薬物療法では特に進行を止めることはできないことが，運動障害疾患の患者に共通する点である．これらの疾患に対して，理学療法や作業療法がしばしば必要となり，対処法となる．失行や運動失調によっておこる上肢の障害によって，不完全な動きが生じる．歩行とバランスの障害も理学療法と作業療法による介入の対象となる[1~3]．本章では，運動障害疾患のケアとマネジメントにおける理学療法士および作業療法士の役割について述べる．最初にパーキンソン病(PD)，パーキンソン症候群やその他の運動障害疾患のためのチームにおける理学療法士と作業療法士の役割について述べ，次に転倒する患者における特殊な問題について議論する．最後に神経機能における運動の重要性に関する新しい知見について議論する．

運動障害疾患における理学療法士と作業療法士の役割

運動障害疾患は臨床症状が共通する点が多いため，リハビリテーションの観点からは一緒に対応が可能である．多くの運動障害疾患は進行性の多系統の神経変性過程を呈し，患者の臨床的ケアにおいて重要なポイントがいくつかある．

■多くの運動障害疾患では，経過とともに進行する機能障害を呈する．

- 進行性核上性麻痺(PSP)，血管性パーキンソニズム(VP)，多系統萎縮症(MSA)，レビー小体型認知症(DLB)，大脳皮質基底核変性症(CBD)などのパーキンソン症候群は比較的進行が速い[4~7]．
- 特発性パーキンソン病は進行の割合が比較的遅いが，多くの患

表 11.1　治療チーム

巧緻性，歩行，バランスの障害	理学療法士，作業療法士
嚥下機能障害，構音障害，小声	言語療法士
認知機能障害	言語療法士，臨床心理士，薬剤師，作業療法士
気分障害	神経内科医，プライマリケア医，精神科医

者で，薬剤に反応しない障害は経過とともに進行する[8]．
- 遺伝性舞踏病や運動失調，ジストニアにおいても，同様に，病気の進行に応じた割合で障害が進行する[9~11]．
- すべての運動障害疾患で，運動障害のみでなく，認知障害や言語・嚥下障害が経過とともにおこりうる．

■運動障害疾患における機能障害は，以下の各領域におこる．
- 日常生活動作(ADL)を行う際の器用さ
- 歩行とバランス
- 言語と嚥下機能
- 気分
- 認知

■これらの領域の機能障害を改善するような対処方法が有効である．
- 早期の段階では，神経学的障害を矯正することに焦点が置かれる．
- 長期には，焦点を代替法にシフトするべきである[1~3]．
- 介護者の負担を減らすことを明確なゴールとすべきである[12]．

運動障害疾患における機能障害の対処は容易ではなく，集学的なアプローチが必要である．本章では，運動障害疾患の対処における理学療法士(PT)と作業療法士(OT)の役割について特に焦点を当てているが，これらの専門家は集学的チームの一員と考えられるべきである(**表 11.1**)．

パーキンソン症候群における PT と OT の役割は，機能的な自立を高めるために，運動機能障害を改善させることである．患者にとって ADL を他人に依存してしまうことが，治療法を求める主な理由となり，この機能の低下によって患者は生活の質(QOL)の低下に気づくことが多い[13]．

理学療法士と作業療法士の役割の違い

理学療法士(PT)と作業療法士(OT)は各々の領域の専門的技術を持っており(**図 11.1**)，PT，OT に依頼する医師はその領域が，どちらの専門に属しているのかを知っておかなければならない[14,15]．

PT の役割

姿勢反射障害と歩行・バランス障害は，多くの運動障害疾患において共通の症候である(**表 11.2**)．理学療法のゴールは，患者に運動の方法や，活動レベルを保つもしくは向上させるための代償方法を教え，固縮や運動緩慢の改善や，歩行の最適化，バランスや運動の組み立ての改善をすることである．

PT へ依頼する時期

早期介入のために PT へ依頼を考慮する時期は，PD によっておこる身体的機能障害に対処しようとする時である．PT への依頼で以下を達成する．

- 運動障害に加えて，運動や行動の修正を通して改善しうる機能障害についても確認する．
- 治療の必要性を決定し，患者の機能変化を記載する．
- 疾患が大きく進行する前に，歩行・バランス障害をより大きく軽減できる方法を開発する．
- 予想される進行と運動維持の重要性を患者および家族・介護者に教育する．
- 心肺機能低下や筋力低下による機能障害の進行を遅くする．

現行の臨床における PT の役割は，ドパミン欠損によるものか他の基底核の変性過程かにかかわらず，線条体機能の喪失によって失われた能力を，変性せずに利用可能な回路を利用して再学習させることである．転倒や歩行・バランス障害が出始めている患者に関しては，早期に PT に相談するべきである．

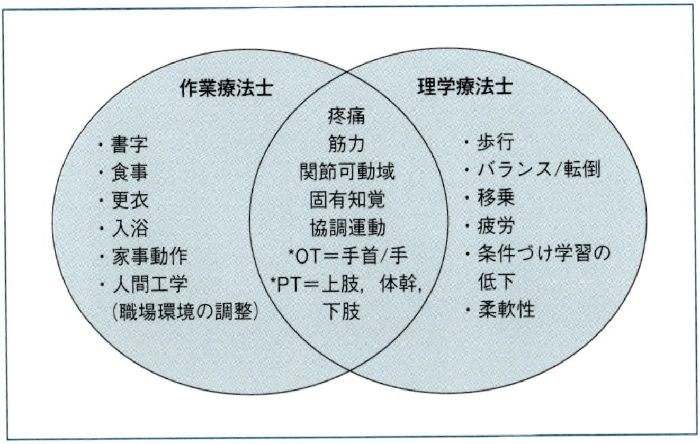
作業療法士
理学療法士
・書字
・食事
・更衣
・入浴
・家事動作
・人間工学
(職場環境の調整)
疼痛
筋力
関節可動域
固有知覚
協調運動
*OT＝手首/手
*PT＝上肢，体幹，
下肢
・歩行
・バランス/転倒
・移乗
・疲労
・条件づけ学習の
低下
・柔軟性

図 11.1　作業療法士と理学療法士の役割の違い

表 11.2　PT 治療計画

障害	治療
心肺機能低下や筋力低下	筋力訓練 持久力訓練
固縮	関節可動域および柔軟性訓練
姿勢反射障害	バランス訓練(図 11.2)，姿勢調整訓練
歩行障害	歩幅適応テクニック ・**視覚キュー**(図 11.3；障害物や介護者の足，逆さにした杖をまたいだり，目標となるドットを映し出すレーザーポインターなど) ・**聴覚キュー**(メトロノーム，数を数える，鼻歌など) ・**内因性キュー**—連続した歩行よりも一歩一歩の方が集中できる軽度の患者によい．患者は一旦止まることでリセットし，よい歩幅で再スタートできる．
日常生活動作能力の低下	**セルフケア**：寝返りや移乗，更衣，入浴，身だしなみ，食事，排泄 **家事**：買い物，雑用，介護，庭の手入れ(作業療法士と協力できるケアである)

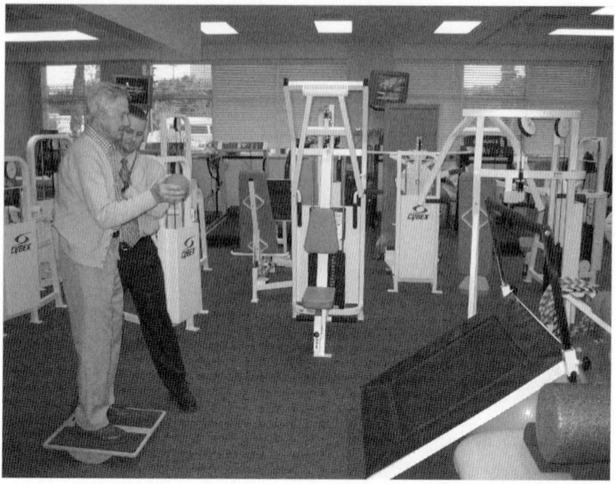
CYBEX

図 11.2　バランス訓練の一例．患者は“揺れる板”の上に立っており，上肢は多くの ADL に必要なマルチタスクを真似している．

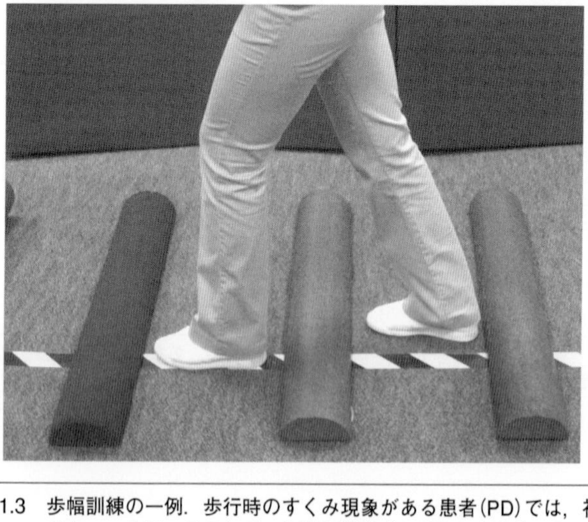

図 11.3　歩幅訓練の一例．歩行時のすくみ現象がある患者(PD)では，視覚のキューを用いることで，歩調の運動プログラムを改善できる．

OT の役割

巧緻運動の障害だけでなく，治療抵抗性の歩行とバランス障害は運動障害疾患に共通している(**表 11.3**)．OT の主な目的は，運動機能を改善し，自立機能を保つ補助器具(**図 11.4**)を不要とすることによって，病気の進行過程全体を通して生活の質の改善を助けることである[16~20]．

OT へ依頼する時期

早期に OT に依頼することで以下のことが改善できる．

- 運動障害の程度，可能な機能的運動，受動的関節運動，ADL の依存度，セルフケア動作の速度，書字能力，同時または連続動作の能力などのベースライン評価
- 病気の経過全体を通して使用される調節原理に関する指導
- 筋骨格系障害の予防
- 症状の進行にかかわらず機能を促進するための動作評価の指導
- 環境的適応の早期開始
- 病気の進行とリハビリテーション過程に関する介護者の指導
- 患者と介護者の支援

表 11.3　OT 治療計画

障害	治療
歩行リズム障害	複数の感覚キュー，認知キュー
運動の巧緻性障害	協調運動練習
疲労	省エネ法
日常生活動作能力の低下	**セルフケア**：依存性を減らすための器具や技術の提供．器具が患者の日常ルーチン作業に組み込まれるためには，監視下での訓練が必要である． **家事**：軽量な掃除機や床拭きモップ，開瓶器，柄の長い洗濯用ブラシなどによって，自立度を高められることがある．家屋調査によって，滑る絨毯など，危険性を評価し，手すりやシャワーシートなど家庭での機能を改善するための補助器具(**図 11.4**)を提供することができることがある．
書字障害	手の操作技術および独立性手指運動の改善訓練(**図 11.5**)

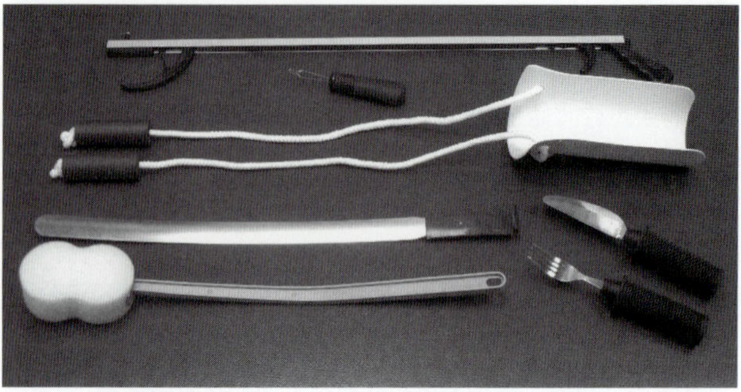

図 11.4　補助器具の例

OT は，PT が機能改善のために用いる方法と異なる方法を用いる．したがって，この 2 つの分野が同時に機能した場合に最高の結果が得られる．

パーキンソン病における理学療法と作業療法

PD では，最初の診断時には，理学療法や作業療法は必ずしも必要ではないかもしれない．PD の症状による機能障害は薬剤で対処しうるからである．病気の進行とともに，症状に対する対処法は徐々に変化する．病初期では，運動緩慢，固縮，振戦に伴う障害は薬剤によって正常化する．PT と OT による戦略も同様に，機能的パフォーマンスを正常化することに焦点を当てた練習志向性ルーチンによる機能障害の正常化に重きが置かれる．進行期には，特に歩行とバランスにおける薬剤抵抗性障害が出現し始めるため，機能的パフォーマンスは減退し続ける．したがって，焦点は座位や立位の方法を変えたり，杖，歩行器，着替え・清潔などその他の ADL を補助する適応器具などを使用したりする代替法へ変更する必要がある（**表 11.4**）．

早期の PD（Hoehn and Yahr〔H&Y〕分類 1–2）では，矯正的および代替的方法により，全体的パフォーマンスを高く維持することができ，軽度から中等度の患者の多くは一定の能力を保って仕事を続

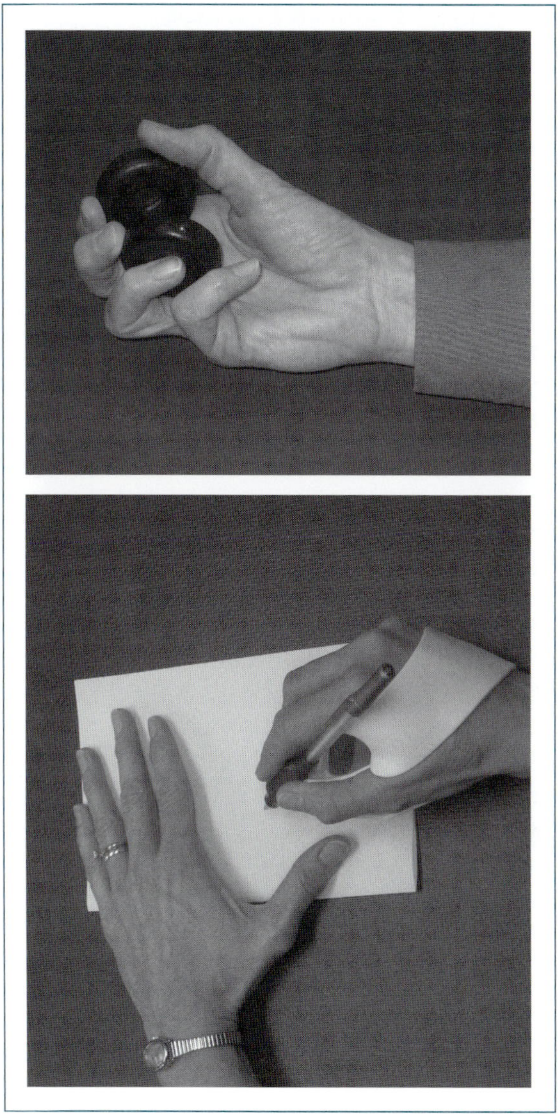

図 11.5　書字訓練の例

表 11.4 パーキンソン病における障害の対処戦略

Hoehn & Yahr 分類	矯正法 correction	代替法 compensation
1	○	
2	○	○
3	○	○
4	○	○
5		○

けたり，援助なしに日常生活を送ることができる．歩行・バランスの薬剤抵抗性の障害の出現とともに(H&Y 3 以上)，代替的方法が重要な役割を果たすようになる．終末期(H&Y 5)には，薬剤抵抗性障害が主な機能障害の要素となり，日常生活を送るためには代替的方法が必要となる．

パーキンソン症候群とその他の運動障害疾患における理学療法と作業療法

パーキンソン症候群とその他の運動障害疾患における理学療法と作業療法のための全般的戦略は PD におけるものと似ている．しかし，疾患による初期の機能障害が大きく，薬剤反応性が低く，機能の低下する割合が速い．症例は具体的なニーズに応じて，個別に治療されるべきである．

転倒する患者

転倒は高齢者の疾病の罹患や死亡の一番多い原因であり，転倒のためにしばしば介護施設への入所が必要となる[21)]．これは，歩行とバランスが障害されやすい運動障害疾患の患者においては特有の問題である．例えば，パーキンソン症候群は高齢者の調査において，転倒の主要なリスクとなる[22, 23)]．ジストニア，舞踏運動，運動失調も同様に，転倒につながる歩行障害をおこしうる．以下の要素は，運動障害疾患患者において転倒につながるか転倒のリスクとなる．

- 年齢が高い
- 罹病期間が長い
- 進行した病期
- 下肢の固縮またはジストニア
- すくみ現象または突進現象
- 重度の舞踏運動またはジスキネジア
- 運動失調
- 症候性起立性低血圧
- 他の医学・神経学的異常
- 地域の環境因子

転倒する患者を診た場合は，すべての転倒の原因が同じだと思ってはいけない．転倒やその基礎疾患は身体診察でまだ発見されていないかもしれないため，転倒の本当の頻度や原因を調べるために，注意深く問診をしなければいけない．考えられる原因を確認することは，有効な治療計画を立てるうえで重要である．**表 11.5** に種々の運動障害疾患における一般的な転倒の原因と，転倒リスクの評価のための方法をあげた．

転倒への対応

パーキンソン症候群に関連する突進現象，すくみ現象，姿勢反射障害は，病初期には薬物療法に反応する．しかし，運動失調は多様な治療にも反応せず，病気が進行した患者では薬物学的治療で改善しないことが多い．外科治療は，転倒が運動症状の変動によっておきている PD 患者においてのみ有用なことがあり，脳深部刺激療法のような外科治療は薬物療法によって(一時的にでさえも)改善できない PD においては，満足できる結果になることは稀である[24]．外科的介入は，パーキンソン症候群や運動失調性疾患の転倒改善には効果はない．姿勢反射障害のために転倒するようになった患者の多くは，いくつかの原則的な介入法が賢明である．

■理学療法：理学療法はリスクの認識を改善し，筋力を改善する．方向転換の方法や，動作中の支持のより安定した基本を提供することは，現状で指導することができる．運動または感覚トリックもすくみ現象や突進現象を改善することを指導することもできる．

11

表 11.5 運動障害疾患における転倒の評価

転倒の原因	関連する病気	評価
姿勢反射障害	パーキンソン病およびパーキンソン症候群	後方突進現象 pull テスト： 壁の近くで検者が患者の後方に立ち，素早く肩を後ろに引く．後方に足を出してバランスを保つ能力を観察する．
すくみ現象	パーキンソン病およびパーキンソン症候群	歩行を観察する．すくみ現象は，狭くなる場所（狭い診察室など）や，方向転換時（turn hesitation）や，立位で歩行を開始する時（start hesitation）に多くみられる．
運動失調	運動失調疾患，ハンチントン病	歩行を評価する．失調性歩行は開脚歩行になり，患者がゆらゆらする．つぎ足歩行が障害される．足をそろえて立てないことも多い．
内服薬	すべて	薬剤歴を聴取する．薬剤，特に向精神薬，降圧薬，アルコールなどは，転倒に影響する．
環境要因	すべて	転倒の環境要因は上記のいずれの原因にも相互作用する．

■作業療法：歩行器のような補助器具が有効かもしれない．
■家の安全性：転倒につながる環境要因を評価するべきである．

表 11.6 に転倒に対応するためのいくつかの特殊な歩行対策法を詳述する．予防は，転倒の対策として最もよい方法である[20]．転倒の根本的な原因を特定し可能ならば補正するべきである．姿勢反射障害やすくみ現象がある患者においては，治療の変更で転倒が改善するかもしれないので，ドパミン補充療法と転倒の関連性を確定することが重要である．すべての症例で，基礎となる医学・神経学的異常を同定するべきである．理学療法は筋力，心肺機能，バランスを改善できる．患者と介護者を教育することも同様に重要である．環境リスク要因を評価すべきであるが，すべてのリスク要因を改善できるわけではなく，適切な治療後であっても多くの患者が転倒を経験する．その場合は，車いすの使用が最もよい改善方法となる．

表 11.6 運動障害疾患における転倒の対処法

転倒の原因	対処法
姿勢反射障害	・内科治療：レボドパの増量で姿勢の安定性が改善する場合がある． ・外科治療：転倒の原因が PD の運動症状の日内変動である場合，脳深部刺激療法が有効な場合もある． ・理学療法：方向転換の方法やより安定した動作中の支持の基本を提供することを指導する．筋力訓練は姿勢障害に抗する能力を改善できる場合がある． ・作業療法：補助器具が有効な場合がしばしばある．
すくみ現象/突進現象	・内科治療：レボドパの増量で姿勢の安定性が改善する場合がある． ・外科治療：すくみの原因が PD の運動症状の日内変動である場合，脳深部刺激療法が有効な場合もある． ・理学療法：数字のカウントや単一動作に集中する（床のひびをまたぐなど）などの内因性キューが有効な場合がある．すくみ現象を解除するために横にずれたり，躯幹を前後に揺らしたりする方法をとる患者もいるが，転倒を避ける配慮をするべきである． ・作業療法：（レーザーによる線がでる）杖や歩行器で歩幅改善のための視覚刺激が得られる．
運動失調	理学療法と作業療法はバランスを改善し，障害に適応するのに有効であることがある．
内服薬	転倒に影響しているかもしれない内服薬は適正化もしくは中止するべきである．
環境要因	家庭環境の評価は OT の活動の範囲である．特有の介入が有効である場合がある： ・履物：サイズが合っていないか支持的でない履物は転倒を引きおこす．滑らない靴も転倒を増加させるかもしれない．OT は足専門医 podiatrist と協力して，適切な履物を提案することができる． ・家庭訪問は以下のような危険性の評価に有効である： ①不安定な小型絨毯や裂けたカーペット ②滑りやすい床 ③暗い照明環境 ④安全でない階段

11

結論

集学的治療チームが運動障害疾患における障害に適切に対処するために最適である．PT と OT は医療チームにおいて重要なメンバーであり，これらの職種の役割を尊重することがよい医療チームを育てるうえで重要な側面である．

参考文献

1）Morris ME. Movement disorders in people with Parkinson disease：a model for physical therapy. Phys Ther 2000；80：578–597.

2）Umphred DA. Neurological rehabilitation. 4th ed. St. Louis：Mosby, 2001.

3）Trombly C, Radomski M. Occupational therapy for physical dysfunction. 5th ed. Philadelphia：Lippincott Williams & Wilkins, 2002.

4）Nath U. Clinical features and natural history of progressive supranuclear palsy：a clinical cohort study. Neurology 2003；60(6)：910–916.

5）Wenning GK. Multiple system atrophy. Lancet Neurol 2004；3(2)：93–103

6）Christine CW. Clinical differentiation of parkinsonian syndromes：prognostic and therapeutic relevance. Am J Med 2004；117(6)：412–419.

7）Thanvi B, Lo N, Robinson T. Vascular parkinsonism–an important cause of parkinsonism in older people. Age Ageing. 2005；34(2)：114–119.

8）Hauser RA, Pahwa R. Current treatment challenges and emerging therapies in Parkinson's disease. Neurol Clin 2004；22(3)：ix–xi.

9）Anderson KE . Huntington's disease and related disorders. Psychiatr Clin North Am 2005；28(1)：275–290.

10）Mariotti C. An overview of the patient with ataxia. J Neurol 2005；252(5)：511–588.

11）Defazio G. Epidemiology of primary dystonia. Lancet Neurol 2004；3(11)：673–678.

12）Smallegan M. How families decide on nursing home admission. Geriatr Consult 1983；1：21–24.

13）Karlsen K, Larson J, Tandberg E, Maeland J. Influences of clinical and demographic variables in quality of life in patients with Parkinson's disease. J Neurol Neurosurg Psychiatry 66：431–435, 1999.

14）Guide to Physical Therapist Practice. 2nd ed. Alexandria, VA：American Physical Therapy Association, 2003.

15）Trombly C, Radomski M. Occupational Therapy for Physical Dysfunction. 5th ed. Philadelphia：Lippincott Williams & Wilkins, 2002.

16）Byl NN, Melnick ME. The neural consequences of repetition：Clinical implications of a learning hypothesis. J Hand Ther 1997；10：160–172.

17) Cornhill M. In-hand manipulation：The association to writing skills. Am J Occup Ther 1996；50：732-739.
18) Gauthier L, Dalziel S, Gauthier S. The benefits of group occupational therapy for patients with Parkinson's disease. Am J Occup Ther 1987；41(6)：360-365.
19) Murphy S, Tickle-Degnen L. The effectiveness of occupational therapy-related treatments for persons with Parkinson's disease：A meta-analytic review. Am J Occup Ther 2001；55(4)：385-392.
20) Pedretti LW. Occupational Therapy Practice Skills for Physical Dysfunction. 4th ed. St. Louis：Mosby, 1996.
21) Smallegan M. How families decide on nursing home admission. Geriatr Consult 1983；1：21-24.
22) Tinetti ME, Speechley M, Ginter SF. Risk factors for falls among elderly persons living in the community. N Engl J Med 1988；319：1701-1707.
23) Nevitt MC, Cummings SR, Kidd S, Black D. Risk factors for recurrent nonsyncopal falls. A prospective study. JAMA 1989；261：2663-2668
24) Olanow CW, Watts RL, Koller WC. An algorithm (decision tree) for the management of Parkinson's disease：Treatment guidelines. Neurology 2001；56(11)：S1-S88.

12

栄養学的アプローチ

Nutritional Considerations

よい栄養は，神経疾患を持つ患者において健康を保つうえで欠かせない．運動障害疾患において栄養が重要であるのにはいくつか理由がある．

- 栄養は，病気の罹患，認知機能，嚥下機能などに影響することがある．運動障害疾患は，その名の通り動きの変化を生じるため，調理や買い物のような日常生活動作(ADL)の能力低下を引きおこす．
- 認知機能障害は健康的食事を計画する能力に影響しうる．
- パーキンソン病(PD)やパーキンソン症候群および舞踏運動，運動失調等の原因となる疾患は嚥下障害を伴うことが多い．
- 運動障害疾患において栄養不良は体重減少につながる．逆に言えば，活動性の低下は座りっぱなしの生活スタイルや肥満につながり，基礎となる神経疾患を悪化させる．
- 最終的に，運動障害疾患患者は，いろいろな症状の対処法として提案されることが多いビタミン治療やハーブ療法などの，古典的もしくは新しい治療法を積極的に追い求めることが多く，患者はかかりつけの神経内科医や家庭医と栄養について相談することが多い．

上記のすべての理由から，運動障害疾患患者を治療している医師はこれらの患者の適切な栄養戦略についてよく知っておくべきである．本章では，運動障害疾患(PD・パーキンソン症候群，ハンチントン病・舞踏運動疾患，ジストニア，運動失調など)に関連する栄養問題について述べ，引き続いて，栄養不良患者の対処法と栄養サプリメントについて述べる．

栄養不良患者

運動障害疾患における意図しない体重減少

意図しない体重減少は，自主的でないにもかかわらず体重が減ることであり，食事量低下や代謝増大もしくは両者によっておこりうる．運動障害疾患患者では，ルーチンの神経学的評価の一部として定期的に体重を測定するべきである．意図しない著明な体重減少(＜10％)をみたら，可能性のある原因を迅速に議論するべきである．パーキンソン症候群，舞踏病，本態性振戦，運動失調性疾患はすべて同様に体重減少を合併しうる．運動障害疾患における体重減少は，摂取量の低下だけによるのではなく，エネルギー需要の変化とも関連する(振戦やジスキネジア、舞踏運動がある患者の場合は体重減少を合併する)[1, 2]．意図しない体重減少は運動障害疾患に共通する原因があるかもしれない(**図 12.1**)．

- ■嚥下機能障害：嚥下に問題がある患者はゆっくり食事をするので，より少ない量で満足してしまいやすい．
- ■食欲減退：アパシーや，不安，うつは，ハンチントン病やPDのような運動障害疾患にしばしば合併し，食品や調理への興味が低下することにつながる．Sinemet®(カルビドパ/レボドパ合剤)*のような薬剤は吐き気や食欲減退をおこす．嗅覚の減退(PDではよくある)などの感覚の変化は味覚や食欲の減退につながりうる．

  ＊本邦ではメネシット®．
- ■口腔衛生不良：必要な衛生に気を使うことなどのADLの遂行困難を伴う運動障害は，歯生状態の減少につながり，栄養に影響する．
- ■必要なエネルギーの増加：高頻度の中等度～重度の振戦，ジスキネジア，固縮がある患者はカロリーを早く消費してしまうことがある．
- ■心理社会的要素：進行性疾患の患者では，介護者負担が増大し，介護者が適切なケアをする能力を超えてしまうことがある．
- ■胃腸障害：PDや多系統萎縮症などの多くの疾患で，自律神経障

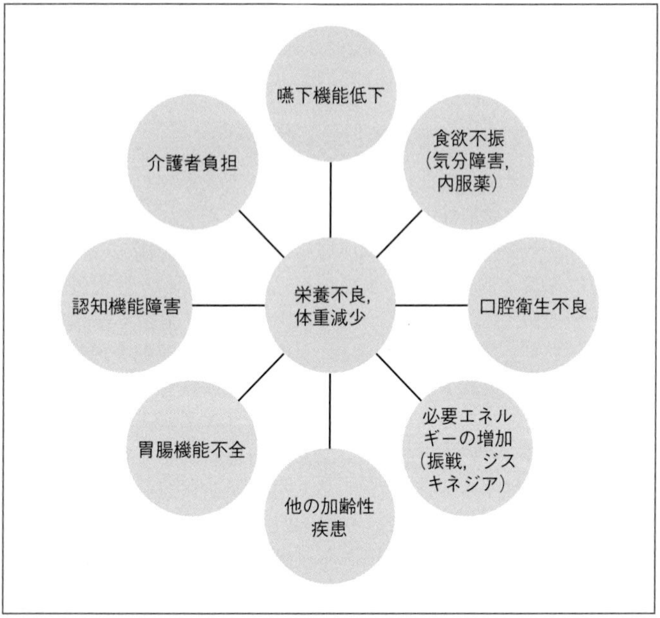
嚥下機能低下
食欲不振
（気分障害，
内服薬）
口腔衛生不良
必要エネル
ギーの増加
（振戦，ジス
キネジア）
他の加齢性
疾患
胃腸機能不全
認知機能障害
介護者負担
栄養不良，
体重減少

図 12.1 運動障害疾患における栄養不良の要因

害は，胃腸機能に影響を与え，逆流や便秘などの問題を引きおこす．

■遂行機能異常：認知機能障害，特に計画や複雑な動作の協調の障害は，サポート・ネットワークが限られている患者において，食事の計画・調理能力に影響する．

■他の加齢性疾患：体重減少は多くの運動障害疾患の特徴ではあるが，意図しない体重減少は悪性腫瘍や胃腸障害，慢性炎症，内分泌異常のような他の疾患の症状でもある．

栄養学的介入と評価は運動障害疾患を持つ患者の総合的ケアの重要な要素である．本章の目的は種々の運動障害疾患において低栄養に至る要素を議論することと，その評価と対策のための戦略について議論することである．

パーキンソン病における栄養

患者に食習慣と必要エネルギーを気づかせ，バランスのとれた食事の要素とよくない食習慣を変えるテクニックを教育することは，PDにおける栄養対策の重要な部分である．便秘を予防するために十分な食物繊維と水分を含んだバランスのとれた食事をとるべきである．PDの患者は**図 12.1** にあるような，よい栄養のための多くの障壁がある．個々に評価されたニーズに合わせてテーラーメードされた対処法を調整するべきである．

嚥下障害

口腔内通過時間の延長はPDにおける共通の所見である．対処法は以下のとおりである．

- むせや嚥下障害のある患者は原則，言語療法士に紹介する．嚥下の仕方を変えることで，機能が改善する場合がある．
- 一部の患者では，食事の硬さを(ソフト食へ)変更する．

食欲減退

体重減少がある患者には特に食欲について問診するべきである．ドパミン作動薬は食欲に影響を及ぼす．例えばレボドパは一般に食欲を減らし，嘔気をおこすことがある．一方でドパミンアゴニストは食欲を増やすことがある．気分も食欲に影響する．対処法としては以下のとおりである．

- 食事とレボドパ内服：レボドパと食中蛋白に相互作用があるため(他の栄養問題の項を参照)，レボドパ内服のタイミングは個人に合わせて最適化するべきである．
- 不安やうつの評価/治療．

必要エネルギーの上昇

治療は患者に合わせてテーラーメードにするべきである．

- 軽度のジスキネジアは進行期のPDにおいてレボドパ感受性がある患者でよい運動機能を保つのに必要であることが多く，必ずしも薬剤治療を変更する理由とはならない．その場合，食事カロリー摂取の増加が適切な対処法である.

■必要エネルギーを変更する必要があるほど重度のジスキネジアがある患者では，1日のレボドパ量を減らすことを含む薬剤変更によって症状を緩和できる.

■重度の振戦はエネルギー需要を増加させ，QOLを害する．レボドパ用量の増加，アゴニストや抗コリン薬の追加が有効な場合がある.

■薬剤変更によっても重度の振戦やジスキネジアが改善しない場合は，脳深部刺激療法(DBS)を，選ばれた患者においては考慮する.

自律神経障害

自律神経障害はPDの一般的な合併症である．多くの患者で運動障害の陰に隠れているが，PD患者の多くが，便秘や排尿障害，インポテンツ，起立性障害，体温調節異常，感覚障害など著明な自律神経障害を経験している．胃腸症状は特に栄養に影響する.

■**胃食道逆流**：胃内容排泄の低下は食道への胃酸の逆流をおこす．胃食道逆流は治療可能で，PDの嘔気の原因として見逃してはならない．逆流がある場合は一食の量を減らし，カフェインや柑橘類，トマト，アルコールなどの引き金となる食品を避けることが第一選択となる．頻回の少量の食事や間食，高濃度栄養食，中等度の脂質と食物繊維がよい．ベッドに横たわる前に胃を空にするために，一日の最後の食事は少なくとも就寝の4時間前にとるべきである.

■**便秘**：神経変性過程によって便秘をおこすことがある．レビー小体の沈着はPD患者の腸筋層間神経叢においてもみつかっている[3)]．便の通過時間が遅延することによって便秘をおこし，膨満感や腸不快感に関連する食欲の変化につながる．PDをよく管理するためには食事の変更が重要である．PDにおいては以下のことが特に推奨される.

- 1日少なくともコップ8杯の水を飲む.
- 1日のうち少なくとも2食で食物繊維を多く含む生野菜を食べる.
- オート・ブランや他の高食物繊維添加物が有効なことがある.
- 焼いた食べ物やバナナを避ける.

- 大腸にダメージをあたえ癌のリスクを増加させることがあるので，センナやカスカラサグラダなどの緩下剤の慢性的な使用を避ける．
- 身体活動度を増加させる(歩行と水泳がよい)．

■PD の便秘におけるアポモルフィン：一部の患者では骨盤底筋群ジストニアとみなされる骨盤底筋群の奇異性収縮がおこることがあり，慢性的な排泄低下につながると示唆する臨床家もいる．ある研究では，アポモルフィンの導入後に 8 例の患者で機能不全が改善したと報告している[4]．

■口内乾燥 xerostomia：アーテンや膀胱機能不全の治療薬のような抗コリン作動薬の一部は，口内乾燥をおこすことがある．口内乾燥の長期の問題としては，歯牙の問題や歯肉炎を増加させ，口腔衛生を含む ADL 障害がすでにある患者においては重大な問題となる．可能であれば原因となっている薬剤を中止することが唯一有効な治療である．

■認知および心理社会的要素：PD 患者の介護者は，経過とともに介護者負担の増大に直面し，進行期では，介護者，特に配偶者にうつが高率でみられる[5]．介護者自身も病気になったり加齢する．ADL の問題が増加すると，口腔衛生を含む全体的な衛生が低下する(食べる能力に影響しうる)．PD 患者の栄養不全がみられた場合は，以下のような十分な心理社会的評価を迅速に行うべきである．

- 生活環境を評価するための訪問理学療法・作業療法
- 介護資源を評価するためのソーシャルワーカーによる介入
- 歯科疾患の有無の評価
- 機能に影響を与える著明な認知症を推測するための神経心理学的評価

■他の疾患：PD 患者は加齢による他の疾患も合併することがあり，体重や食欲の急な変化に対して，悪性腫瘍や内分泌異常などの他に可能性のある疾患をすぐに考慮するべきである．

パーキンソン病における他の栄養問題

PD における薬物治療は，栄養に重大な影響を与える．ドパミン作動薬は一部の患者で嘔気・嘔吐をおこす．内服薬によってその他の栄養に影響する副作用をおこす場合もある．逆に，蛋白摂取によって内服薬の吸収が阻害される．全体的な栄養状態への薬剤治療の影響に対応するべきであり，特に問題となるのは以下のとおりである．

■**レボドパ関連嘔気・嘔吐**：レボドパの開始で嘔気や嘔吐がおこることがある．レボドパ誘発性嘔気を緩和する方法には以下のものがある．

- レボドパを始める場合，嘔気をおこす可能性を減らすため初期内服量を 1/2 錠を 3 回/日から開始する．
- 最初は食事と一緒にレボドパを内服する必要がある．
- ショウガ茶とショウガ飴が効果を示す患者もいる．
- カルビドパ(Lodosyn®)*追加(25〜50 mg，レボドパと同時に摂取)で，嘔気などレボドパの末梢効果を緩和する(ドンペリドンも嘔気によい)．

  ＊カルビドパ単独製剤は本邦未発売．

■**レボドパ–蛋白相互作用**：大型中性アミノ酸は，腸管からと血液脳関門からの両方でレボドパの吸収と競合する．蛋白とレボドパの相互作用は進行期の PD 患者において明確になることが多い．対処法としては以下のものがある．

- 速効型レボドパ(＊本邦では速効型しかないが，米国には徐放製剤もある)を食事の 30 分前に摂取する．
- 日中の蛋白制限を勧める臨床家もいる[6]．この方法は短期の解決法としてはよいが，長期の解決法としてはあまり有効ではない[3]．
- 嘔気と嘔吐が激しい場合は，カルビドパとドンペリドンが有効である．
- ドパミン受容体を阻害し，パーキンソン症状を悪化させるため，プロクロルペラジン(Compazine®＊本邦ではノバミン®)とメトクロプラミド(Reglan®＊本邦ではプリンペラン®)は避けるべきである．
- 運動合併症がうまくコントロールできない一部の患者では脳深部刺激療法(DBS)が考慮される．

■**ドパミン作動薬による意図しない体重増加**：プラミペキソール(ミラペックス®，ビ・シフロール®)やロピニロール(レキップ®)のようなドパミンアゴニストに関連して意図しない体重増加がおこることがある．両者ともカロリー摂取を増加させ，水分保持を増加させることがある．強迫性食事摂取がおこることもある．アマンタジンも同様に水分保持の増加をおこすことがある．対処法は以下のとおりである：

- 身体活動を増加させる．
- 塩分摂取を減らすことが有効な患者もいる．
- 原因薬剤の減量または中止が必要となるかもしれない．
- ドパミンアゴニストに関連する強迫観念的な行動は，独特で，薬剤用量に厳密に関連するわけではない．典型的には，原因薬剤の中止以外に治療法はない．強迫性食事摂取をみた場合は，病的賭博や強迫性性行為など他の強迫性行動障害についても，すみやかに問診するべきである．
- DBS は原因不明であるが体重増加をおこすことがある．

パーキンソン症候群における栄養

パーキンソン症候群における栄養の管理は PD における管理と同様である．多くの場合，嚥下障害が，栄養不良の重大かつ重要な原因である．個々の疾患に特有の問題について以下に議論する．

多系統萎縮症

多系統萎縮症（MSA）の患者は栄養に関する独特の薬理学的問題がある．多くの場合，起立による自律神経の不安定性は重要な障害をおこす．レボドパ反応性の患者もいるが，レボドパは，血圧に影響し，著明な副作用を呈することがある．血圧の変動は食物の消化に関連しておこることがある．嚥下障害は栄養に影響する．MSA における栄養問題には以下のものがある．

■嚥下障害：MSA の患者はむせや嚥下困難，誤嚥をおこす．対処法には以下のものがある．

- 言語療法士が治療チームの一員であるべきであり，早期からコンサルトするべきである．
- 進行期には嚥下障害が著明となるため，経管栄養やその他の補助栄養器具の希望について，早期から患者に確かめることは理にかなっている．

■胃腸機能不全：胃腸障害に影響する自律神経障害は特発性 PD と

同様にみられるが，より重度であることが多い．対処法はPDにおけるのと同様である．

■**食後低血圧**：一般に食後30〜90分でおこる．低血圧が重度の場合，失神や転倒をおこす．対処法は以下のとおりである．

- 食事の量を制限し，回数を増やす．
- 食後のアドレナリンを増やすためにミドドリン5〜10 mgを食前に内服する．ミドドリンは，就寝前4時間以内に処方してはいけない．
- レボドパ量を制限する．レボドパの運動機能における効果と血圧に対する影響のバランスをとるべきである．

■**認知機能障害**：進行期では遂行機能障害が，障害と介護者負担の重要な原因となり，集学的方法で対処するべきである．

■**エネルギー需要の増大**：進行期では，患者の動きが制限され褥瘡をおこしやすくなり，経口による食物摂取能力が低下するため，異化が進む．対処は難しく，家族と患者の希望に基づいて対処法を決定するべきである．

進行性核上性麻痺

進行性核上性麻痺(PSP)の患者は，レボドパ反応性がよいことはめったになく，薬剤が栄養に影響することはPDやMSAより少ない．嚥下障害と遂行機能障害が，障害の重要な原因である．対処法は以下のとおりである．

■**嚥下障害**：誤嚥はPSPにおける死亡の一般的な原因である．早期に言語療法士へコンサルトするべきである．認知機能障害が意思決定能を阻害する前に，早期から終末期の問題を話し合うべきである．

■**遂行機能障害**：遂行機能障害はPSPにおける障害の重要な原因である．比較的早期から著明な認知機能障害を呈する患者では介護者負担が増大する．

■**失行**：認知症を合併したPSPとパーキンソン症候群の患者では，進行性の運動緩慢と肢節運動失行を呈することがある．この種の失行は，食事摂取行動に影響する．進行期には，核上性麻痺と頸部の固縮によって食器を見下ろすことが障害されることが多い．結果的にPSPの患者は自立摂食の問題が進行する．

■エネルギー需要の増大：進行期では，患者の動きが制限され褥瘡をおこしやすくなり，経口による食物摂取能力が低下するため，異化が進む．末期のPSPやMSA，パーキンソン症候群の対処は難しく，家族と患者の希望に基づいて対処法を決定するべきである．

その他のパーキンソン症候群

大脳皮質基底核変性症(CBD)や，血管性パーキンソニズムなどその他のパーキンソン症候群は，通常PDや，MSA，PSPに詳述したと同様の対処法が必要となる．

舞踏運動を呈する疾患における栄養

舞踏運動疾患は病気の進行は非常に多様である(第2章参照)．これらの疾患の原因は異なるが，栄養に関しては同様の問題を共有する．

■エネルギー需要の増大：舞踏運動によるエネルギー需要の増加のためカロリー摂取を増やす必要がある．ハンチントン病では，舞踏運動の増加によって体重減少を合併する[1]．著明な舞踏運動を呈する患者のエネルギー需要増加のための栄養計画対処法の作成が必要である．

■嚥下障害：ほぼすべての舞踏運動疾患患者において嚥下障害がみられる(遅発性ジスキネジアは例外)．言語療法士は，これらの患者を管理するチームの重要な役割をになっている．

■舞踏運動：舞踏運動によって自己摂食を阻害されることがある．

■認知および気分の変動：これらは，すべての舞踏運動疾患でみられ，介護者負担に影響を与えるだけでなく，適切な栄養計画にも影響する．

運動失調患者における栄養

運動失調の遺伝的原因は，舞踏運動を呈する疾患と重複するものも多い(第8章参照)．運動失調は栄養に特殊な問題をもたらし，それらの多くは，これまでに他の運動障害疾患に関する部分で述べた．

- 嚥下障害：これはよくある所見で，嚥下評価を依頼する理由となる．多くの運動障害疾患において，言語療法士がチームの中で必要不可欠な役割を果たす．
- 運動失調：運動失調は摂食を阻害する．一部の患者では，小脳性または赤核性振戦を呈し，食物を口へ運ぶことが阻害される．作業療法では，摂食を可能にする加重器具や他の器具を用いて援助することができる．

運動障害疾患の原因としての栄養障害

稀ではあるが，異常な栄養吸収障害によって生じる運動障害疾患がある．ウィルソン病は銅代謝異常で生じる．ビタミンE欠損症は運動失調をおこす．鉄蓄積障害は舞踏運動や運動失調をおこす．疾患によって特別な栄養が必要となる．

運動障害疾患における嚥下障害

運動障害疾患における栄養摂取の障壁については最後に，嚥下機能障害について簡単に述べることで締めくくりたい．嚥下機能障害は多くの運動障害疾患においてよくある特徴である[7]．口腔咽頭嚥下障害(嚥下異常)は，脱水，栄養障害，気管支痙攣，気道閉塞だけでなく，誤嚥性肺炎や慢性肺感染症など，多くの合併症をおこす．嚥下機能障害に伴い，介護者負担や社会的孤立，うつなどを二次的におこし[8]，それゆえ，嚥下障害は機能障害の実質的要素になりうる．食事中の咳嗽やむせなどの誤嚥の徴候を，ルーチンの問診で聞き出すべきである．運動障害疾患における嚥下障害の対応は第10章に詳しく述べられているが，嚥下障害を訴える患者において言語療法士への迅速な紹介が必須である．

栄養補助食品(サプリメント)のエビデンス

文献上，大筋では多くの神経変性疾患の病態生理学において酸化ストレスが原因要素であるという仮説が支持されている[8,9]．この文献では，“スカベンジャー”もしくはフリーラジカル産生を変える栄養補助食品(サプリメント)は神経変性疾患の進行を変えるという仮説に至り，複数の栄養補助食品が提案されている．一部のサプリメントを除きほとんどの場合，よくデザインされた研究がない．この分野に競争者が多く，適切な研究デザインのコンセンサスを欠くことが一因である．現在までに神経変性疾患の進行を変える効能があると証明された栄養剤はない[10]．栄養は患者がしばしば話題にするので，臨床家はこの分野の研究をある程度知っているべきである．栄養補助食品の議論は，以下にあげたよくデザインされた臨床研究において正式に議論されている．

■ビタミンCとEは両者とも抗酸化能があり，一部の臨床家がこれらのビタミンは潜在的神経保護剤であると主張する根拠となっている．さらに，ビタミンCはレボドパ濃度を上昇させ，理論的には症状緩和効果があるかもしれない[11]．非無作為化非盲検試験では，ビタミンEとCの併用は早期PD患者における進行率を遅延させることが示唆されたが[12]，レボドパの開始を代用指標とした，高用量ビタミンE単独の無作為化盲検試験ではビタミンEとプラセボの間に違いは示されなかった[13]．ハンチントン病におけるビタミンEのトライアルでは，プライマリーアウトカムの指標(神経心理学的変化)において改善は認められなかった[14]．アルツハイマー型認知症の予防と治療におけるビタミンEとCに関しては，公正かつ重要な文献があるが，無作為化され，よくデザインされた研究はなく，現在のところ認知症関連の文献からは，ビタミン単独もしくは複合投与によって認知症の神経学的機能に影響を与えるという明らかなエビデンスはない[15]．したがって，ビタミンE治療を運動障害疾患の患者に勧める根拠はない．ビタミンCが病気の進行抑制効果を持つかどうかのエビデンスは現在のところ十分でない．

■ミトコンドリア機能異常は特発性PDにおいて示されている．コエンザイムCoenzyme Qは呼吸鎖における重要な媒介である．無作為化盲検によるコエンザイムQの安全性と効果の研究が1つだけあり，コエンザイムQの高用量群(1,200 mg)において，ポジティブな傾向がみられ(P=0.09)，Unified Parkinson Disease Rating Scale(UPDRS)のベースラインから変化が減り，障害が少なかったことが示された[16]．しかし，ハンチントン病におけ

12

るコエンザイムQの初期の研究では，進行率において変化が見られなかった[17]．特殊な疾患群での，コエンザイムQが神経変性を変えるかどうかについてのさらなる研究が必要である．

■最近の研究で，クレアチンはハンチントン病において安全で，進行性の神経損傷を反映するとされるいくつかの検査バイオマーカーを減らしたことが示された[18, 19]．1日8gならば忍容性が高い．クレアチンは，この栄養補助剤に関してPDにおけるさらなる試験が正当化されるかを評価するための“無益性試験”も，無作為化二重盲検法によって行われている[20]．臨床的機能変化の明らかな証拠は認められなかったが，両疾患におけるクレアチンが両疾患の病気の進行を遅らせる治療効果を持つかどうかを評価する追試が，予備試験に基づいて行われている．

結論

運動障害疾患を持つ患者には適切な栄養のための障壁がしばしばある．嚥下機能の低下，食欲減退，必要エネルギーの増大，心理社会的要素，認知機能の要素などはすべて，適切な栄養を保つ能力に影響を与える．これらの疾患における栄養についての臨床的対応はさらなる障害を予防するのに有効である．言語療法士や栄養士を，これらの神経変性疾患をケアする集学的チームに含めることはよりよい成果につながるだろう．

参考文献

1）Mahant N, McCusker EA, Byth K, et al. Huntington's disease：clinical correlates of disability and progression. Neurology 2003；61(8)：1085–1092.

2）Uc EY, Struck LK, Rodnitzky RL, et al. Predictors of weight loss in Parkinson's disease. Mov Disord 2006；21(7)：930–936.

3）Olanow CW, Watts RL, Koller WC. An algorithm (decision tree) for the management of Parkinson's disease (2001)：treatment guidelines. Neurology 2001；56(11)：S1–S88.

4）Edwards LL, Quigley EM, Harned RK, et al. Defecatory function in Parkinson's disease：response to apomorphine. Ann Neurol 1993；33(5)：490–493.

5）Carter JH, Stewart BJ, Archbold PG, et al. Living with a person who has Parkinson's disease：the spouse's perspective by stage of disease. Mov

Disord 1998 ; 13(1) : 20–28.
6) Pincus JH. Influence of dietary protein on motor fluctuations in Parkinson's disease. Arch Neurol 1987 ; 44(3) : 270–272.
7) Hammond CA, Goldstein LB. Cough and aspiration of food and liquids due to oral–pharyngeal dysphagia. ACCP Evidence–Based Clinical Practice Guidelines. Chest 2006 ; 129(1 Suppl) : 186S–196S.
8) Olanow CW. A radical hypothesis for neurodegeneration. Trends Neurosci 1993 ; 16 : 439–444.
9) Simonian NA, Coyle JT. Oxidative stress in neurodegenerative disease. Ann Rev Pharmacol Toxicol 1996 ; 36 : 53–106.
10) Suchowersky O, Gronseth G, Perlmutter J, et al. Practice parameter : Neuroprotective strategies and alternative therapies for Parkinson disease (an evidence–based review). Neurology 2006 ; 66 : 976–982.
11) Ferry P, Johnson M, Wallis P. Use of complementary therapies and non–prescribed medication in patients with Parkinson's disease. Postgrad Med J 2002 ; 78 : 612–614.
12) Fahn S. A pilot trial of high–dose alpha–tocopherol and ascorbate in early Parkinson's disease. Ann Neurol 1992 ; 32(Suppl) : S128–S132.
13) The Parkinson Study Group. Effects of tocopherol and deprenyl on the progression of disability in early Parkinson's disease. N Engl J Med 1993 ; 328 : 176–183.
14) Peyser CE, Folstein M, Chase GA, et al. Trial of d–alpha–tocopherol in Huntington's disease. Am J Psychiatry 1995 ; 152(12) : 1771–1775.
15) Boothby LA, Doering PL. Vitamin C and vitamin E for Alzheimer's disease. Ann Pharmacother 2005 ; 39(12) : 2073–2080. Epub Oct 14, 2005. Review.
16) Shults CW, Oakes D, Kieburtz K, et al. Effects of coenzyme Q10 in early Parkinson's disease : evidence of slowing of functional decline. Arch Neurol 2002 ; 8 : 271–276.
17) Huntington Study Group. A randomized, placebo–controlled trial of coenzyme Q10 and remacemide in Huntington's disease. Neurology 2001 ; 57(3) : 397–404.
18) Hersch SM, Gevorkian S, Marder K, et al. Creatine in Huntington disease is safe, tolerable, bioavailable in brain and reduces serum 8OH2'dG. Neurology 2006 ; 66(2) : 250–252.
19) Bender A, Auer DP, Merl T, et al. Creatine supplementation lowers brain glutamate levels in Huntington's disease. J Neurol 2005 ; 252(1) : 36–41.
20) NINDS NET–PD Investigators. A randomized, double–blind, futility clinical trial of creatine and minocycline in early Parkinson disease. Neurology 2006 ; 66(5) : 664–671.

索引

和文

あ

い

う

こ

さ・し

す

せ・そ

ね・の

は

ひ

欧文

A

B

C

D

E

F

G

H

I

J

R

S

T

U・V

W

X～Z